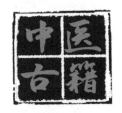

乳岩中医古籍精选汇编

RUYAN ZHONGYI GUJI JINGXUAN HUIBIAN

主编 李静蔚 时光喜 孙子渊 刘晓菲

U0339986

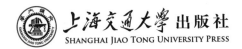

上海交通大学出版社
SHANGHAI JIAO TONG UNIVERSITY PRESS

内容提要

本书收集了大量的中医古籍，按照朝代的顺序，对历代古籍中关于乳岩的论述进行整理汇编，并对较难翻译的文字做了一定的注释以帮助读者正确理解原文的意思；同时参考了部分中药古籍，让读者体会前代名医的治疗经验。本书可供中医和中西医结合专业本科生、研究生及各级临床医师学习参考使用，也可作为一本工具书供查询之用。

图书在版编目（CIP）数据

乳岩中医古籍精选汇编 / 李静蔚等主编. --上海：上海交通大学出版社，2023.10

ISBN 978-7-313-27438-0

Ⅰ．①乳… Ⅱ．①李… Ⅲ．①乳腺癌－中医疗法－中医典籍－汇编 Ⅳ．①R273.79

中国版本图书馆CIP数据核字（2022）第168774号

乳岩中医古籍精选汇编
RUYAN ZHONGYI GUJI JINGXUAN HUIBIAN

主　　编：李静蔚　时光喜　孙子渊　刘晓菲

出版发行：上海交通大学出版社　　　　　　　　地　　址：上海市番禺路951号

邮政编码：200030　　　　　　　　　　　　　电　　话：021-64071208

印　　制：广东虎彩云印刷有限公司

开　　本：787mm×1092mm 1/16　　　　　　经　　销：全国新华书店

字　　数：442千字　　　　　　　　　　　　印　　张：19.75

版　　次：2023年10月第1版　　　　　　　　插　　页：4

书　　号：ISBN 978-7-313-27438-0　　　　　　印　　次：2023年10月第1次印刷

定　　价：128.00元

编委会

主　审　宋爱莉

主　校　孙贻安

主　编　李静蔚　时光喜　孙子渊　刘晓菲

副主编　孙庆颖　王　蕾　陈翰翰　朱建敏

编　委

孙小慧	董妍伶	赵鹏玲	刘　杨	浦冬青
杨丽爽	赵　娜	杜晓红	许凯丽	谢　瑞
刘苗苗	毕超群	丁　雪	孙　雪	罗润佳
王星宇	徐茜茜	冯丹丹	权樱洁	曾奕斐
陈廷婵	张梦棣	张　雁	高　尚	闫美娟
马　娟	陈　璐	王　博	孙沛沛	刘秀文
刘　涵	邢基祥	闫鹏飞	陈延君	许继升
刘孟晨	梁鸿艺	王　静	牟思霖	刘炳蔚
刘春妘	房小芳	孟晓凡	李　莎	刘蒙蒙
王艺涵	侯　婕	乔　雪		

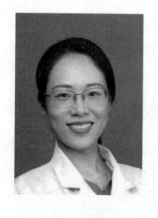

李静蔚

　　山东中医药大学附属医院乳腺、甲状腺外科主任医师，山东中医药大学中医外科学博士研究生导师。兼任中华中医药学会乳腺病专业委员会副主任委员、中华中医药学会外科分会委员、中国民族医药学会肿瘤分会理事、山东中医药学会外科专业委员会委员、山东省临床肿瘤学会乳腺肿瘤分会常务委员、山东省抗癌协会乳腺肿瘤分会委员、山东省健康管理协会乳腺健康管理分会委员、山东预防医学会内分泌及代谢疾病分会委员。2005年获山东中医药大学医学博士学位，2010-2013年从事中西医结合博士后研究。2013年于山东大学齐鲁医院乳腺外科、甲状腺外科进修。2013-2014年赴美国康奈尔大学威尔医学院休斯敦卫理会医院研究所访学。2017年参加"第三期专科医生赴英国曼彻斯特研修项目"赴英国北威尔士波德尔威登医院访学。自2005年毕业在山东中医药大学附属医院工作至今，主要从事中医及中西医结合乳腺甲状腺疾病的临床诊治、科研和教学工作。擅长中西医结合诊治乳腺癌、乳腺结节、急性/肉芽肿性/浆细胞性乳腺炎、乳腺纤维腺瘤等各类乳腺疾病，以及甲状腺癌、甲状腺结节、急性/亚急性/桥本甲状腺炎、甲状腺腺瘤等甲状腺疾病。致力于乳腺癌的中医药干预治疗、乳腺增生症的规范化诊疗及乳腺疾病诊断和辨证客观化方面的研究，重视中医药在预防乳腺癌的发生及复发转移方面的应用研究。负责课题5项、参研课题20余项；发表学术论文80篇；主编专著2部；参编教材及著作6部；成果获得山东省教育厅、医学会、中医药学会等科学技术二等奖2项、三等奖2项。

时光喜

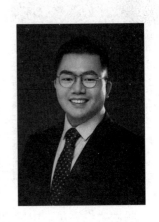

山东中医药大学附属医院乳腺、甲状腺外科副主任，副主任医师，山东中医药大学兼职讲师。兼任中国中西医结合学会疡科专业委员会青年委员、山东中西医结合学会普通外科专业委员会委员、山东省研究型医院协会甲状腺外科学分会委员、山东省抗癌协会肿瘤心脏病分会委员、山东省临床肿瘤学会乳腺专家委员会青年委员、山东省老年医学学会肿瘤靶向与维持治疗专业委员会委员。毕业于山东中医药大学中医外科专业，擅长中西医结合治疗乳腺癌、甲状腺癌及其他良恶性肿瘤、非哺乳期乳腺炎、甲状腺结节、乳腺结节、乳腺增生症等。主持山东省医药卫生科技发展计划项目1项，作为主要研究者参与国家自然基金面上项目（基于ER/PI3K-AKT-mTOR交互信号通路研究阳和化岩汤抑制乳腺癌内分泌耐药的机制）1项、国家自然基金青年基金项目1项。参编专著4部。获得山东中医药科学技术一等奖1项、山东省高等学校科学技术（本科高校类）二等奖1项。

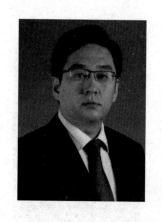

孙子渊

　　山东中医药大学附属医院乳腺、甲状腺外科主任，主任医师，山东中医药大学兼职副教授，中西医结合临床专业硕士研究生导师，第五批全国名老中医药专家学术经验继承人。第十二届全国青联委员，第十二、十三届山东省青联委员，第四届山东省青年医务工作者协会副会长。兼任中华中医药学会外科分会委员，中国抗癌协会肿瘤微创治疗专业委员会乳腺、甲状腺学组委员，中国研究型医院学会乳腺、甲状腺疾病专业委员会委员，中国中西医结合学会疡科专业委员会委员，山东省医师协会乳腺、甲状腺医师分会副主任委员，山东省医药教育协会乳腺专业委员会副主任委员，山东省研究型医院协会乳腺肿瘤MDT专业委员会副主任委员，山东省老年学与老年医学学会乳腺专业委员会副主任委员。毕业于山东大学医学院临床医学七年制普外科专业，擅长中西医结合诊治乳腺、甲状腺疾病，尤其是良恶性肿瘤的早期诊断与手术治疗；擅长甲状腺结节细针穿刺、射频消融、腔镜甲状腺手术及乳腺麦默通微创手术，突出微创美容及功能保护的外科理念。主持山东省重点研发项目3项，发表论文近20篇，主编著作5部。获山东省科技进步二等奖1项，山东省高等学校科学技术二等奖及山东医学科学技术二等奖各1项，山东中医药科学技术二、三等奖各1项。

刘晓菲

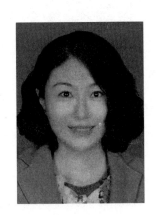

　　山东中医药大学中医外科学博士、中西医结合临床基础博士后。山东中医药大学附属医院（山东省中医院）乳腺、甲状腺外科教授，主任医师，博士研究生导师，第六批全国名老中医药专家学术经验继承人。擅长乳腺癌癌前病变、乳腺癌、乳腺增生症、乳腺导管内乳头状瘤、急性乳腺炎、浆细胞性乳腺炎、肉芽肿性乳腺炎、男性乳房异常发育、甲状腺肿、甲状腺腺瘤、甲状腺癌、亚急性甲状腺炎、桥本甲状腺炎及各类体表感染等疾病的中医诊治，侧重乳腺增生症、乳腺癌癌前病变的中医辨证论治及干预治疗，积极开展乳腺癌高危人群临床筛查及乳腺癌二级预防工作。致力于乳腺癌及癌前病变的中医药干预治疗、乳腺疾病诊断和辨证客观化方面的研究。主持国家自然基金青年项目、山东省自然基金等课题8项，获得发明专利1项、实用新型专利2项，近3年以第一/通讯作者发表SCI收录论文2篇、双核心论文10余篇，作为主编、副主编参编学术专著及教材6部。获得山东中医药科学技术一等奖1项，山东省高等学校科学技术二等奖、中国民族医药协会科学技术三等奖各1项，山东医学科技创新成果二等奖、山东中医药科学技术二等奖各1项。

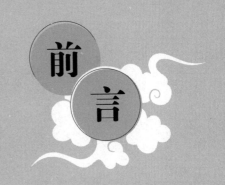

前言

  中医学有着数千年的悠久历史，是中华民族传统文化的重要组成部分，是历代先贤在长期的生产、生活和医疗实践中，认识生命、维护健康、防治疾病的经验积累和总结。这些经验不是凭空想象的，而是从实践中来的素材，或记载于竹简、帛、书，或经口、耳相传，历尽沧桑，历代传承并发展创新形成了中医的典籍专著。它记载着极多有益于人民解除疾病痛苦的内容，是中华民族繁衍昌盛的伟大源泉和经验累积，是中华民族文化遗产中的宝贵财富。

  乳岩即乳腺癌，在中医文献中又称为"乳石痈""妒乳"等。最早描述本病的记载见于《肘后备急方·治痈疽妒乳诸毒肿方》，后南宋陈自明在《妇人大全良方》中首次提出"乳岩"之名。历代医家经过临床观察和经验总结，对乳岩的病因、病机、治疗及预后均有了一定的认识。《外科正宗·乳痈论》的论述较为全面，指出乳岩的病因乃"忧郁伤肝，思虑伤脾，积想在心，所愿不得志者，致经络痞涩"。但在古代中医发展的历史长河中，乳岩长期以来属于"百无一救"的绝症。随着现代社会的飞速发展，女性身心承受的压力与日俱增，乳岩（乳腺癌）的发病率也日渐升高，截至 2020 年，乳腺癌已成为世界上发病率最高的恶性肿瘤，防治乳腺癌已经成为维护女性健康的重中之重。

  中医药防治乳岩具有得天独厚的优势，前辈医家的经验在现今的疾病诊治过程中仍然发挥着不可低估的指导作用。工作中要想再学习提高，就要探究、学习古籍，温故而知新，但是紧张的医疗工作和繁重的教学、科研任务使我们很少有时间和精力去寻找分散在各处的中医乳岩的古代文献。帮助临床医师在诊治过程中最快地获得所需的古籍资料就是编写本书的主要动机。

本书收集了大量的中医古代书籍，尤其是中医外科和中医妇产科方面的书籍，经过甄选精读，然后做成条目，适当翻译，最后汇编成册，终成本书。

今日书成，有以下几点需要说明：

第一，本书的目的就是方便读者阅读中医古籍中有关于乳岩的论述。在编写过程中，我们参阅了多种不同的古籍，基本上包括了所有的重要文献资料。

第二，本书是按照朝代的顺序编排的，这样就可以清晰地看到各个朝代中医乳岩的发展脉络，便于读者按照时间查询。

第三，本书在编写过程中，对于较难翻译的文字做了一定的注释，希望借此能够帮助读者正确理解原文。

第四，中医离不开中药，因此本书参考了部分中药古籍，摘录条文，以备读者查询。

本书收集宏富，罗列清楚，且深入浅出，通俗实用。不仅对现今乳岩找觅资料有极具价值之工具作用，还可促进历代外疡、妇病中有关乳岩的经验传承。

本书可供中医和中西医结合专业的本科生、研究生及各级临床医师学习、参考使用，也可作为一本工具书供查询之用。由于时间和经验的关系，本书不足之处在所难免，还望各位读者在使用时多提宝贵意见，以便日后改进。

《乳岩中医古籍精选汇编》编委会

2022 年 3 月

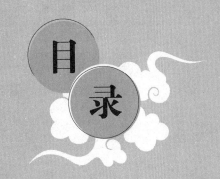

目 录

第一章 绪 论

一、概述

乳岩是乳房的恶性肿瘤，其特点是乳房出现无痛、无热、皮色不变，而质地坚硬的肿块，或推之不移，或表面不光滑，凹凸不平，或乳头溢液，晚期溃烂，凹似岩穴，凸如泛莲。

对乳房疾病的记载最早见于《灵枢》，把乳岩归于痈疽类疾病。第一个较详细描述乳岩的文献是东晋葛洪的《肘后备急方》将其归于石痈类疾病，此后隋代巢元方《诸病源候论》里称其作"乳石痈"，唐代孙思邈《备急千金要方》曰："妇人女子乳头生小浅热疮，痒搔之黄汁出，浸淫为长百种，治不差者，动经年月，名为妒乳。"描述"妒乳"的病症很可能是一种恶性肿瘤的病变。另外，唐代王焘《外台秘要》所述："乳痈大坚硬，赤紫色，衣不得近，痛不可忍。"近似乳痈或炎性乳癌。而"乳岩"病名则首见于宋代名医陈自明的《妇人大全良方》，"若初起内结小核，或如鳖棋子，不赤不痛，积之岁月渐大，岩崩破如熟榴，或内溃深洞，血水滴沥，此属肝脾郁怒，气血亏损，名曰乳岩，为难疗。"此病名沿用至今，并为乳腺癌的常用中医病名。

历代医家对乳岩的病名、证候、病因、病机、治法、调护有着翔实的记载，对其认识是一个由模糊到清晰的过程，乳岩又名乳石痈、妒乳、辅奶、石奶、审花奶等。病因主要为正气不足，正气不足导致的气血阴阳虚弱、脏腑功能衰退，是乳岩发生的内在原因。其中主要为阳气不足，阳气不足时，肝失调达，气机不畅，气血瘀滞于乳络，脾阳不足，蒸腾运化失司，聚而生痰凝滞于乳络。外感六淫，邪气侵袭，积滞于乳络，聚而成瘤，邪气留滞是乳岩发生的外在因素。七情内伤是乳岩发生的重要因素，郁怒忧思，损伤肝脾，肝失疏泄，气机郁滞，脾虚痰凝，结于乳络，经年累月，内生结核。饮食失调，恣食肥甘厚味，辛辣刺激之物，损伤脾胃，脾胃运化失司，遂生痰湿，气血运行受阻，气滞血瘀于乳络，遂生结核。

治疗上，内治法以疏肝理气、益气养血健脾为主，外治法有灸法、敷药法等，治疗方法丰富，并指出戒七情、远厚味的调护方法。通过对历代医家有关乳岩方面的文献梳理，看到大量记载翔实的参考资料，充分反映了祖国医学在防治乳岩方面的特有理论体系，为现代临床治疗乳岩提供了重要参考价值。

二、乳腺癌病名探源及病因、病机

中医古代文献中对于乳腺癌的命名有许多，各个时期均不相同，但大多都是根据乳腺癌的临床表现、症状来命名，如乳石痈、乳岩、乳癌、石奶、乳石、翻花奶、乳栗、奶岩、乳痞、妒乳等。在中医古代文献中，乳腺癌最初被归为痈疽类疾病，早期被称为乳石痈，对于乳腺癌的记载，最早见于东晋时期葛洪《肘后备急方·治痈疽妒乳诸毒肿方》中，其中记载了乳腺癌的基本症状特点：石痈结肿坚硬如石，或如大核，色大变，或做石痈不消、若发肿至坚而有根者，名曰石痈，隋代巢元方的《诸病源候论·石痈候》中也有对石痈的记载：石痈者，亦是寒气客于肌肉……其肿结确实，至牢有根，核皮相亲，不甚热，微痛，热时自歇久久热气乘之，乃有脓也。在《诸病源候论·乳石痈候》详细描述了乳腺癌的症状特点，将乳腺癌命名为乳石痈，区别于一般痈证：乳石痈之状，微强不甚大，不赤，微痛热，热自歇有下于乳者，其经虚，为风寒气客之而寒多热少者，则无大热，但结核如石，谓之乳石痈，这些与现代乳腺癌的肿块坚硬如石、与皮肤粘连、皮肤表面无红肿热痛等症状相一致。

宋朝时期，首次出现了乳岩这一名词。南宋的陈自明在《妇人大全良方》记载：若初起，内结小核，或如鳖棋子，不赤不痛，积之岁月渐大，巉岩崩破，如熟石榴，或内溃深洞，血水滴沥，此属肝脾郁怒，气血亏损，名曰乳岩，为难疗，不但说明了乳腺癌的发展演变及预后，而且指出了乳岩的病因为肝脾郁怒，气血两虚。

元代的朱丹溪在《格致余论·乳硬论》中所说的"忧怒郁闷，昕夕积累，脾气消阻，肝气横逆，遂成隐核，如大棋子，不痛不痒，数十年后，方为疮陷，名曰奶岩。以其疮形嵌凹似岩穴也，不可治矣"与现代乳腺癌的症状、表现相吻合。朱震亨根据该病的症状、局部病灶特点，将乳腺癌命名为奶岩，并说明了疾病的预后，将乳腺癌的病因总结为肝郁脾虚。

明代薛己所著的《女科撮要·卷上·乳痈乳岩》中也提道：乳岩属肝脾二脏郁怒，气血亏损，故初起小核，结于乳内，肉色如故，其人内热夜热，五心发热，肢体倦瘦……若荏苒日月渐大，乳岩色赤，出水腐溃深洞……若误用攻伐，危殆迫矣。这与陈自明的观点不谋而合。

明代的陈实功在《外科正宗》中，对乳腺癌早、晚期的临床表现描述更为具体确切：忧郁伤肝，思虑伤脾，积想在心，所愿不得者，致经络痞备，聚积成核，初如豆大，渐如棋子……不痛不痒，渐渐而大，始生疼痛，痛则无解，……或如覆碗，色紫气移，渐渐溃烂，深者如岩穴，凸者若泛莲其时五脏俱衰，四大不救，名曰乳岩。同时，陈实功在《外科正宗·乳痈论》中所描述的又一妇左乳结肿，或小或大，或软或硬，俱不为痛，已半年余，方发肿如复腕，坚硬木痛，近乳头垒垒遍生疙瘩，时痛时痒，诊之脉弦而数，肿皮惨黑不泽，此气血已死，辞不可治，也符合晚期乳腺癌的临床表现。

清代医家高锦庭所著的《疡科心得集·辨乳癖乳痰乳岩论》中有这样的记载：夫乳岩之起也，由于忧郁思虑，积想在心，所愿不遂……初如豆大，渐若棋子，不红不肿，不疼不痒，或半年一年，或两载三载，渐长渐大：始生疼痛，痛则无解日，后肿如堆栗，或如覆碗，紫色气秽，渐渐溃烂，深者如岩穴，凸者如泛莲，疼痛连心，出血则臭，并无脓水，其时五脏俱衰，遂成四大不救。凡犯此者，百人百死。对乳腺癌的病程、体征、预后均有较详细的论述。

清代顾世澄所著的《疡医大全》中记载：乳岩乃性情每多疑忌，或不得志于翁姑，或不得意于夫子，失于调理，忿怒所酿，忧郁所积，浓味酿成，以致厥阴之气不行，阳明之血腾沸，孔窍不通，结成坚核，形如棋子……或因岁运流行，或因大怒触动，一发起烂开如翻花石榴者，名曰乳栗。凡三十岁内血气旺者可治，四十以外气血衰败者难治。提到乳栗为乳岩的别称，即乳岩破溃后恶肉外突如石榴状者。翻花石榴是乳腺癌破溃后局部的主要体征，元代所著的《秘传外科方》中记载：翻花石榴，发乳者，此二证不可治之。

清代吴谦的《医宗金鉴·外科心法要诀·胸乳部》中记载：自乳中结核起，初如枣栗，渐如棋子……年深日久，即潮热恶寒，始觉大痛，牵引胸腋……形如堆栗，高凸如岩，顶透紫色光亮，肉含血丝……有时涌冒臭血，腐烂深如岩壑，翻花突如泛莲，疼痛连心。若复因急怒，暴流鲜血，根肿愈坚，斯时五脏俱衰，即成败证，百无一救。书中还以歌诀的形式描写道：乳岩初结核隐痛，肝脾两损气郁凝，核无红热身寒热，速灸养血免患攻。耽延续发如堆栗，坚硬岩形引腋胸，顶透紫光先腐烂，时流污水、增疼，遗后翻花怒出血，即成败证药不灵。

清代所著的《外科大成》中也提道：乳中结核，如梅如李……亦乳岩之渐也。通过这些记载可以看出，乳中结核即为乳岩，是早期的乳腺癌。男性乳腺癌虽较为罕见，但在古代的文献中已经有关于男子患乳腺癌的记载。明代王肯堂的《证治准绳》中对男性乳腺癌有这样的描述：左乳侧疮口大如碗，恶肉紫黯，嶙峋嵌深，宛如岩穴之状，臭不可近……夫男子患乳岩者少矣，其起又甚微渺，而三为盲医所误遂至此。《外科正宗·下部痈毒门·乳痈论》中将男子的乳腺癌称为乳节，书中描述道：又男子乳节与妇人微异，女损肝胃，男损肝肾……以致肝虚血燥，肾虚精怯，血脉不得上行，肝经无以荣养，遂结肿痛，对男女乳腺癌的病因及病机已做了鉴别。可见古代各医家对乳腺癌已经有了比较全面的认识。

乳腺癌在古代文献中有多个名称，但目前乳腺癌的中医病名统一为乳岩。晋代提出的石痈一词，主要体现了乳腺癌肿块的性质为坚硬如石，可以说是乳岩及乳腺癌命名的起源。通过古代文献中对乳腺癌的描述可以看出，中医对乳腺癌的临床表现早已有了较广泛的认识，而且已指出了该病的难治性及不良预后，并能明确鉴别乳腺癌与良性乳腺疾病。

（一）乳腺癌的病因、病机

古代中医文献中有关乳腺癌病因、病机的记载较多，宋金元时期的医家已经逐渐认识到情志因素对本病的影响，到了明清时期，各大医家对乳腺癌病因、病机的认识已经比较成熟、全面。中医学对乳腺癌病因、病机的认识大多从整体出发，依据脏腑经络进行分析。

1. 阴极阳衰

宋代的窦汉卿提出了阴极阳衰的病因学说，认为乳岩的病机是阴盛阳虚："乳岩乃阴极阳衰，虚阳积而与，血无阳安能散？致血渗于心经，即生此疾。"清代林珮琴的《类证治裁》中说道："乳岩结核色白，属阴，类由凝痰，一溃难治。"也指出了乳腺癌属阴邪，乃阳气亏虚所致。

2. 肝脾郁怒

明代的《医学正传》中提到"此症多生于忧郁积忿中年妇女"，《外科正宗》中也指出："忧郁伤肝，思虑伤脾，积虑在心，所愿不得者，致经络痞涩，聚结成核。"

可见情志内伤、忧思郁怒是乳腺癌发生的重要因素。清代的《医宗金鉴》详细指出了乳岩由肝脾两伤、气郁凝结而成。《妇人大全良方》亦谓肝脾郁怒，气血亏损，名曰乳岩。乳房为阳明经所司，乳头为厥阴肝经所属，情志伤肝，肝郁而气滞，思虑伤脾，脾虚则痰凝，肝脾两伤，气滞痰凝，经络阻塞，痰瘀互结于乳而成核。因此，乳腺癌与肝脾二脏的失调有密切关联。

陈实功在《外科正宗》中提到乳岩的病因：又忧郁伤肝，思虑伤脾所愿不得志者，致经络痞涩，聚结成核；朱震亨的《丹溪心法》中认为：若不得于夫，不得于舅姑，忧怒郁闷，昕夕累积，脾气消阻，肝气横逆，遂成隐核……数十年后，方为疮陷，名曰奶岩；薛己也认为：乳岩乃七情所伤，肝经血气枯槁之证，宜补气血解郁结药治之；明代张觉人的《外科十三方考》中亦记载乳岩则因七情气郁而成；清代王维德的《外科全生集·阴证门·乳岩》中指出，乳岩症与瘰恶核相若，是阴寒结痰，此因哀哭忧愁，患难惊恐所致。可见怒、忧、恐、思、悲、惊六情均能导致乳腺癌的形成，损伤脏腑主要为肝、脾二脏。

3. 气血亏虚

宋代的陈自明认为乳岩的病因为气血两虚、肝脾郁怒，他所著的《妇人大全良方》中记载：内结小核此属肝脾郁怒，气血亏损，名曰乳岩，为难疗，这是目前所见的最早的关于乳腺癌病因的记载。他所著的《外证医案汇编》中也认为正气虚则成岩，故而治乳症，不出一气字……若治乳从一气字着笔，无论虚实新久，温凉攻补，各方之中，挟理气疏络之品，使其乳络疏通。可见气血亏虚，正气不足，无力御邪，是乳腺癌发病的决定因素。清代的傅山对乳腺癌有如下论述：一发起烂开如翻花石榴者……凡三十岁内血气旺者可治，四十以外气血衰败者难治。他在《青囊秘诀》中还指出，由于气血亏虚，形成乳岩后久不愈合……变成乳岩，现出无数小口，而疮口更加腐烂……人以为毒深结于乳房也，谁知是气血大虚乎？顾世澄的《疡医大全》记录了陈士铎、陈实功、窦汉卿、冯鲁瞻等医家有关乳腺癌的论述，可以算是古代有关乳腺癌的专论文集。书中记载，陈士铎认为乳腺癌为气血大亏，复又泄精伤元导致：人以为毒深结于乳房也，谁知气血大亏乎……况又泄精损伤元气……今既因虚而成岩，复见岩而败毒，不已虚而虚乎？治法必须大补气血；冯鲁瞻认为乳岩形成是气血亏损、七情内伤所致：妇人有忧怒抑郁，朝夕累积……气血亏损，筋失荣养，郁滞于痰，结成隐核……名曰乳岩……此乃七情所伤，肝经血气枯槁之证。顾氏所总结的关于乳腺癌病因的阐述，是当时的医家比较统一的认识。

（二）各时期医家对乳腺癌病因、病机的认识

通过前面的整理可以推断出，在晋隋唐时期，对乳腺癌病因、病机的认识比较浅显，认为主要是气滞血瘀、瘀热阻滞两个方面；到了宋金元时期，各医家对乳腺癌病因、病机的认识逐渐完善，认识到了其实情志内伤、肝脾郁怒、气血亏虚是导致乳腺癌产生的主要因素，并针对乳腺癌的病因，首次提出了阴极阳衰这一学说；到了明清时期，对乳腺癌病机的认识更加的深刻，又总结出了肝肾不足、冲任失调的这一重要的病机。在乳腺癌的病因方面，有外因也有内因，外因是致病的条件，而内因则是决定性因素。

总结、整理古代的文献可以看出，乳腺癌的病因、病机主要是由于身体正气亏虚，脏腑功能低下，另外再加上情志不遂，饮食失调，导致冲任失调，气滞血瘀，瘀毒凝结于乳中，形成乳腺癌；其中正气亏虚为本，气郁、痰瘀为本病之标。冲任二脉为阴脉之海、气血之海，上荣为乳，下行为经，乳腺也随着冲任二脉的通盛、虚衰的变化在月经周期中有先充盈后疏泄的变化。现代的一些研究也显示，月经周期不规律、流产次数多、活产数少、非自然方式绝经的女性是乳腺癌的高危人群，这与中医所说的天癸竭及肾气亏虚相关。天癸一词最早见于《黄帝内经素问上古天真论》，论述的是人体发育阶段：女子七岁，肾气盛……二七而天癸至，任脉通，太冲脉盛七七任脉虚，太冲脉衰少，天癸竭，地道不通……丈夫八岁，肾气实二八肾气盛，天癸至，精气溢……八八天癸竭，精少，肾脏衰，形体皆极，可见天癸与肾气以及人体的生长发育、生理功能有着十分密切的联系。天癸是肾中精气蓄极、促进大脑发育成熟由大脑产生的一种客观存在于血液中的微量体液；《黄帝内经素问灵枢注证发微》中提到：天癸者，阴精也，盖肾属水，癸亦属水，由先天之气蓄极而生，故谓阴精为天癸。天癸是先天即有、与生俱来的精气，是推动人的生长发育和生殖机能的一种物质，与冲任二脉关系密切。肾气充盈是天癸发挥作用的先决条件，只有肾气充足，天癸的作用才能更好地表现出来；天癸竭则是肾气亏虚、冲任失调的表现。

三、鉴别诊断及治疗发展

中医治疗乳腺癌（乳岩）有上千年的历史。早在秦汉时期，文献中就已有乳腺癌相关症状的记载。魏晋至隋唐时期，医药典籍中出现关于乳腺癌理、法、方、药等方

面的记载，逐渐形成了理论体系。到宋金元时期，医家对乳腺癌的临床表现、病因、病机、辨证施治及预后等有了较全面的认识。至明清时期，医家对乳腺癌的认识更为完善，逐渐重视对乳腺癌分时期、分阶段治疗，形成了一整套较为成熟的理论体系。清末至民国时期，西医逐渐占据了主流地位，中医的发展受到严重影响，但在治疗乳腺癌方面依然有重要的发展。新中国成立后，中医的发展得到较大的改善，中医治疗乳腺癌也有明显的进步，特别在术后治疗等方面效果显著，已形成了一套新的思路。

胡文焕在《女科经纶》对乳岩和乳痈进行了对比，"病虽均在乳，而有痈与岩之分。痈轻而岩重，痈之来也骤，而岩之成也渐，故治痈易而治岩难。大抵痈属外感之风热，内伤之浓味，儿吮俱多；岩本于七情郁怒，脏气不平，肝脾亏损。故治岩之法，与治痈微有不同，一宜补少而泻多，一宜泻少而补多也。"提出乳痈与幼儿吮吸相关，治疗以泻为主；乳痈源于情志郁怒，以补为多。

薛己、张介宾、薛立斋认为，乳岩初期胃虚实夹杂，初起肝脾郁怒，气血亏损，病人多表现为初起小核，肉色如故，内热夜热，五心发热，肢体倦瘦，月经不调，用加味归脾汤、加味逍遥散、神效瓜蒌散，多自消散。到了后期肿块渐大，颜色变红，出水腐溃深洞，益补益气血，用前归脾汤等药，可延岁月。并明确发对使用攻伐药物。对于乳岩日久难愈者，隐核不痛不痒，年久方陷下，用华皮、油胡桃等烧炭做散，加以香油涂敷。

傅滋《新刊医学集成》描述，"奶岩者，始有核，隐结如鳖棋子，不痛不痒，五七年方成疮。初便宜服疏气行血之药，更须情思如意，则可。如成疮之后，则如岩穴之凹，或如人口有唇，流清汁赤脓，胸胁气攻疼痛，用五灰膏、金宝膏去其蠹肉，生新肉，渐渐收敛。此疾多生于中年妇人。未破者尚可治疗，若成疮终不可治。"相较于前者，傅滋提出乳岩初期使用行气活血的药物，后期外用五灰膏、金宝膏去腐生新，收敛创面。申拱辰、芮经认为乳岩应急散郁消肿祛毒。《杏苑生春》提到运用消毒通气汤治疗乳岩。

到了清代无论是总体的理论阐述，还是临床各期的实际诊治方法，中医药治疗有了完备的体系。沈登阶《青霞医案》观察到乳岩表现出乳头凹陷的症状。廖润鸿《勉学堂针灸集成》对于乳岩的高危因素进行丰富，提到"年四十以前犹可治，年四十以后则难治。是早年寡妇及无产女患此则死"，指出高龄者、无孕育者、早年丧夫者预后差。王清源同样认为，未婚、丧夫女子因情志郁结，日久血分内耗，易得乳岩。

陈当务在《证治要义》中描述了乳痈不愈转为乳岩的改变。"痈久不愈，烂肉伤筋，嵌凹若岩，是为乳岩。乳岩者，气血将败，能复其元神者生，不能复者死，是皆厥阴之郁也。"认为乳岩患者多以气血衰败为病机。陈士铎《辨证录》中也有乳痈转为乳岩的描述，"人有先生乳痈，虽已收口，后因不慎房事，以致复行溃烂，变成乳岩，现成无数小疮口，如管非管，如漏非漏，竟成蜂窝之状，肉向外生，终年累月而不愈。服败毒之药，身愈狼狈，而疮口更加腐烂，人以为毒深结于乳房也，谁知气血之大亏乎。"治疗上提到"不必别分阴阳以定治法，但当别先后为虚实耳。"认为乳岩治法必须大补其气血，以生其精，不必再泄其毒，以其病原无毒之可泄耳，方用化岩汤。

吴谦《外科心法要诀》对于乳岩的治法描述详细且治法丰富。乳岩初期，肝脾两损气郁凝。速灸养血免患攻，初宜服神效瓜蒌散，次宜清肝解郁汤，外贴鲫鱼膏。反复不愈，疮势已成，不可过用克伐峻剂，致损胃气，宜用香贝养荣汤。或心烦不寐者，宜服归脾汤；潮热恶寒者，宜服逍遥散。如得此证者，于肿核初起，即加医治，宜用豆粒大艾壮，当顶灸七壮，次日起疱，挑破，用三棱针刺入五、六分，插入冰螺散捻子，外用纸封糊，至十余日其核自落，外贴绛珠膏、生肌玉红膏，内服舒肝、养血、理脾之剂，生肌敛口自愈。

目前乳岩治疗主要以化疗、放疗及手术为主，在此基础上研究获得了治疗乳腺癌的新型抗体药物和最新医疗方法。但由于大多数抗癌药物往往会对正常乳腺细胞产生毒性或者癌细胞对药物产生耐药性。中医中药治疗主要强调以阴阳平衡为目标，通过调节与平衡作用进而治愈和提高机体内部免疫能力。中医中药在一定程度上具有现代医学治疗乳腺癌所未有的优势，例如，中药可逆转肿瘤的多药耐药性、改善调养机体及一些化疗中所附带来的机体伤害。并且，中药也可显著抑制乳腺癌的转移和增殖，可阻滞乳腺癌细胞周期及诱导癌细胞发生凋亡。因此，中医辅助疗法作为有效治疗乳腺癌疾病的发展趋势越来越高，中药治疗弥补了现代医学治疗乳腺癌所带来的毒副作用，如手术后的复发、转移、放疗和化疗带来的机体伤害。

四、常用本草

传统医学对乳岩认识已久，早在东晋时期，便有医家开始使用中药对乳岩的治疗进行初步探索，乳岩是以乳房部肿块，质地坚硬，高低不平，病久肿块溃烂，脓血污秽恶臭，疼痛日增为主要表现的肿瘤性疾病。相当于西医的乳腺癌，为女性最常见的恶性肿瘤之一。《黄帝内经》将其归为痈疽篇描述其症状及病机，如"疽者，上之皮夭以坚，上如牛领之皮"是描述恶性肿瘤表皮改变的最早记载，大致与现代乳腺癌出现的"橘皮样"相一致。在病机的认识方面，认为痈的病机为气滞血瘀，"营卫稽留于经脉之中，则血泣而不行，不行则卫气从之而不通……曰痈"，疽的病机为气血两虚，"筋髓枯，内连五藏，血气竭……曰疽"，病因病机的初步探究对后世医家利用中药治疗乳岩产生了深远影响。

在东晋时期，治疗乳岩的文献并不多见，《圣惠方》指出，"治乳石发动，壅热，心闷吐血。以生刺蓟，捣，取汁。每服三合，入蜜少许，搅匀。服之。"生刺蓟主凉血止血。用于衄血、吐血、尿血、便血、崩漏、外伤出血。在东晋这一时期，已认识到乳岩其病情凶险，预后差，提出"痈结肿坚如石""若发肿至坚，而有根者"等发病特点。南北朝则有"单地黄煎，主补虚除热，散乳石痈疽疮疖等热方。"在此阶段，对乳岩的认识及治疗还没有形成系统，但是已经开始了对乳岩治疗的尝试。

至唐代开始，传统医学对乳岩的研究进一步加深，随着《新修本草》等对药物认识的发展，传统医学对治疗乳岩疾病的药物也逐渐增多，如蜂房、芦根、五加根等。此阶段药物多受先前治法的影响，以滋补祛邪为主，方中多含地黄、麦冬、蜂房等物。北宋时期，开始出现以形治疗乳岩的初势，如白石英等玉石类药物，并用滑石等滑利之品欲化解乳岩。至南宋，治疗乳岩的药物开始与北宋有别，认识到乳岩的形成亦与情志有关，如《校注妇人良方》中提出"一妇人因怒，左乳作痛发热，因表散太过……"故在之前补益药物的基础上，配以行气散结之品，如青皮、柴胡、香附等物。

明清时期对于乳岩有了更加全面的认识，标志着乳岩的诊疗理论在这一时期已经走向成熟阶段。在《乳痈乳岩治法》篇中提出乳岩病的分期治疗原则，初期解表散邪为主，可配以桔梗、木香、防风、紫苏等物；中期疏肝行气，托里消毒，以青皮、枳壳等物为主；晚期大补气血，养血清肝，多见以补益药物如当归、黄芪、人参、官桂等物。张景岳在其《景岳全书》中，有专门论述乳岩的篇章，"乳岩属肝脾二脏郁怒，气血亏损……不作脓或脓不溃，补气血为主。不收敛或脓稀，补脾胃为主。脓出反痛，或发寒热，补气血为主。或晡热内热，补血为主。若饮食少思，或作呕吐，补胃为主。饮食难化，或作泄泻，补脾为主。劳碌肿痛，补气血为主。怒气肿痛，养肝血为主。"介绍了乳岩形成的原因，更重要的意义在于：张景岳认为治疗乳岩的药物不宜攻伐而应以补益气血为主，兼以解表散邪，疏肝清热。薛己在其所著《女科撮要》中提出本病应以"补法"为主，误用攻伐。"乳岩属肝脾二脏郁怒，气血亏损……若误用攻伐，危殆迫矣。"其中补气、补血、补脾、养肝之法对后世影响深远。并提出"大抵男子多由房劳，耗伤肝肾"的观点，这一时期，对于乳岩的治疗理论有了新的认识，认识到本病的发病而致使机体极度虚弱，治之以本，从根本出发，提出了以补益药物为主，勿用攻伐药物的指导思想。

纵观历代对本病的认识，先从表面症状开始，进而开始寻找病因，以外邪为主，进而开始趋向于里；从气血开始，进而至于脏腑，然后至于经络，而最终认识于情志。而情志属"神"这一范畴，而无论是外邪、气血、脏腑、经络皆属于"形"，以大补气血为主要治疗药物，忌用攻伐之药。初期以解表散邪药物为主；中期施以疏肝行气，托里消毒药物；晚期则利用大补气血，养血清肝的药物对乳岩进行治疗。纵览各代医家对于乳岩病的论治，依据不同时期的治法及各代医家的用药经验，对乳岩治疗的药物日益精炼，逐渐形成了治疗乳岩的系统。

五、外治法

战国时期《五十二病方》最早记载了中医外治法，并沿用至今。清《理瀹骈文》曰："外治之理，即内治之理，外治之药即内治之药，所异者法耳。"同时，清代徐灵胎指出："若其病即有定处，在皮肤筋骨之间，可按而得着，用膏药贴之……"均为中医外治法开创了典范。中医学认为外敷中药通过卫气的周身流动而到达内在之脏腑，作用于脏腑气血发挥作用。现代医学研究也认识到药物贴敷后经皮肤吸收到达深部组织，在局部组织器官形成较高的药物浓度，随着血液循环到达全身而发挥治疗作用。乳腺癌已成为中国乃至全世界女性发病率最高的恶性肿瘤，且发病率呈逐年升高的趋势，研究中医外治法对乳腺癌的治疗有着重大意义。

明清之前，乳腺癌的外治法并不常见，多以内治法为主，至明清时期之后，乳岩外治手段逐渐展露在各医家的视野中，如"鲫鱼敷方"（《疡医大全》）、"木香饼灸之"（《外科理例》）、"外用蒜灸"（《外科枢要》）、"降霜点之"（《外科启玄》）、溃烂脓水不干用致和散为末掺之（《外科大成》）。陈实功擅长外治，《外科正宗》描述乳岩外治法为初起用艾灸核顶，起泡后挑破，披针插入四分，冰蛳散条插入核内盖封，核落后以玉红膏生肌收口。而王维德认为乳岩肿块日渐肿大，皮色变异，可以大蟾蜍破腹连杂外敷，尤其强调"大忌开刀，开刀则翻花，万无一活，男女皆然"，这在当时的医疗情况下此说是颇有见地的。此时的乳岩外治法，多对乳岩进行分期治疗，乳岩初期时，"乳岩初起，若用加味逍遥散、加味归脾汤二方间服，亦可内消。周季芝云：乳痈、乳岩结硬未溃，以活鲫鱼同鲜山药捣烂，入麝香少许，涂块上，觉痒极，勿搔动，隔衣轻轻揉之，以七日一换，旋涂将消"（《外科秘传》）。一切乳毒初起，生半夏一个研为末，葱白半寸捣，和为丸，绵裹塞鼻。左乳疮塞右鼻，右乳疮塞左鼻，一夜即愈，神效（《海上方》）。在《医宗金鉴》中记载，乳岩日久难愈，肿块坚硬不消，宜用腐蚀溃坚法，将冰螺捻子插入针孔，外用纸糊封，至 10 余天其核自落。冰螺捻(硇砂、大田螺、冰片、白砒组成)腐蚀溃坚。方中药物共研细末，用稠米糊搓成捻子。乳岩溃破后，外治法多使用促进腐肉溃烂，新肉生长的散剂及膏药，如《徐评外科正宗》中记载"乳岩溃后，宜贴阳和解凝膏，近见刻本《经验良方》载以鸦片灰作糁药，亦有得愈者。附记于此。"《新刊医学集成》中亦记载"奶岩者，用五灰膏、金宝膏去其蠹肉，生新肉，渐渐收敛。"

外治法具有简、便、廉、验的特点。在应用方面，由于外治法的操作比较简便，容易在短时间内熟悉掌握，这也是其他一些治疗手段所不可比拟的。而对于医患双方来说，外治法通常都不需要特殊的医疗设备及高技术人员的加入，且对于一些简便的外治法，患者在获知应用方法和注意事项后可以自行应用，无论是在经济上还是推广性上都有自己的优势。

第二章 病因、病机

1.南宋-校注妇人良方-陈自明-卷二十四（补遗）疮疡门-乳痈乳岩方论第十四

经云：乳头属足厥阴肝经，乳房属足阳明胃经。若乳房忽壅肿痛，结核色赤，数日之外，焮痛胀溃，稠脓涌出，脓尽而愈。此属肝胃热毒，气血壅滞，名曰乳痈，为易治。若初起内结小核，或如鳖棋子，不赤不痛，积之岁月渐大，巉岩崩破，如熟榴，或内溃深洞，血水滴沥，此属肝脾郁怒，气血亏损，名曰乳岩，为难疗。治法：焮痛寒热，宜发表散邪。肿焮痛甚，宜疏肝清胃。或不作脓，脓成不溃，宜用托里。或肌肉不生，脓水清稀，宜补脾胃。或脓出反痛，恶寒发热，宜补气血。或肿焮作痛，晡热内热，宜补阴血。或饮食少思，时作呕吐，宜补胃气。或饮食难化，泄泻腹痛，宜补脾气。或劳碌肿痛，宜补气血。怒气痛肿，宜养肝血。慎不可用克伐之剂，复伤脾胃也。乳岩初患，用益气养荣汤、加味逍遥、加味归脾，可以内消。若用行气破血之剂，则速其亡。

2.元-格致余论-朱丹溪-乳硬论

乳房，阳明所经。乳头，厥阴所属。乳子之母，不知调养，怒忿所逆，郁闷所遏，厚味所酿，以致厥阴之气不行，故窍不得通而汁不得出；阳明之血沸腾，故热甚而化脓。亦有所乳之子，膈有滞痰，口气焮热，含乳而睡，热气所吹，遂生结核。于初起时，便须忍痛，揉令稍软，吮令汁透，自可消散。失此不治，必成痈疖。治法：疏厥阴之滞以青皮，清阳明之热细研石膏，行汗浊之血以生甘草之节，消肿导毒以瓜蒌子，或加没药、青橘叶、皂角刺、金银花、当归，或汤或散，或加减随意消息，然须以少酒佐之。若加以艾火两三壮于肿处，其效尤捷。彼村工喜于自炫，便用针刀引惹拙痛，良可哀悯。若夫不得于夫，不得于舅姑，忧怒郁闷，昕夕积累，脾气消阻，肝气横逆，遂成隐核，如大棋子，不痛不痒，数十年后方为疮陷，名曰奶岩，以其疮形嵌凹似岩穴也，不可治矣。若于始生之际，便能消释病根，使心清神安，然后施以治法，亦有可安之理。予族侄妇年十八时，曾得此病，察其形脉稍实，但性急躁，伉俪自谐，所难者后姑耳。遂以《本草》单方青皮汤，间以加减四物汤，行以经络之剂，两月而安。

3.元－丹溪心法－朱震亨－卷五－痈疽八十五

乳痈，乳房阳明所经，乳头厥阴所属。乳子之母，不知调养，怒忿所逆，郁闷所遏，厚味所酿，以致厥阴之气不行，故窍不得通而汁不得出，阳明之血沸腾，故热甚而化脓。亦有所乳之子，膈有滞痰，口气燉热，合乳而睡，热气所吹，遂生结核。于初起时，便须忍痛，揉令稍软，吮令汁透，自和消散。失此不治，必成痈疖，治法：疏厥阴之滞，以青皮；清阳明之热，细研石膏；行污浊之血，以生甘草之节；消肿导毒，以瓜蒌子或加没药、青橘叶、皂角刺、金银花、当归。或汤或散，或加减，随意消息，然须以少酒佐之。若加以艾火两三壮于肿处，其效尤捷。不可辄用针刀，必至危困。若不得于夫，不得于舅姑，忧怒郁闷，昕夕积累，脾气消阻，肝气横逆，遂成隐核，如大棋子，不痛不痒。数十年后，方为疮陷，名曰奶岩。以其疮形嵌凹似岩穴也，不可治矣。若于始生之际，便能消释病根，使心清神安，然后施之治法，亦有可安之理。

乳痈方：青皮、瓜蒌、橘叶、连翘、桃仁、皂角刺、甘草节，破多加参、芪。以水煎，入酒服。

乳痈奶劳燉肿：石膏（煅）、桦皮（烧）、瓜蒌子、甘草节、青皮，以水煎服。

治乳有核：南星、贝母、甘草节、瓜蒌（各一两）、连翘（半两），以水煎，入酒服。

又方：人参、黄芪、川芎、当归、青皮、连翘、瓜蒌、白芍、甘草节、乳岩小破加柴胡、川芎。以水煎，入酒服。

乳硬痛：没药（一钱）、甘草（三钱）、当归（三钱），作一服，水煎，入酒少许热饮。

吹奶：金银花、大荞麦、紫葛藤（等分），以醋煎，洗患处立消。如无下二物，只金银花亦可。

乳栗破：少有破，必大补。

人参、黄芪、白术、当归、川芎、连翘、白芍、甘草节，以水煎服。

4.元－丹溪治法心要－朱震亨－卷六－乳痈（第一百二）

乳房，阳明所经。乳头，厥阴所属。乳子之母，或厚味，或忿怒，以致气不流行，而窍不得通，汁不得出，阳明之血，热而化脓。亦有儿之口气燠热，吹而结核。于初起时，便须忍痛揉令软，气通自可消散。失此不治，必成痈疖。若疏厥阴之滞，以青皮清阳明之热，以石膏行去污血，以生甘草节消肿毒，以栝蒌子或加青橘叶、没药、皂角刺、金银花、当归头或散，或汤，或加减。佐以少酒，仍加艾火三二壮于肿处。甚效。勿妄用针刀引惹拙病。

又有积忧结成隐核，有如鳖棋子，不痛不痒，十数年方为疮陷，名曰奶岩，以其凹似岩穴也，不可治矣。若于生时便消释病根，使心清神安，施以治法，亦有可安之理。予侄妇，年十八时得此证，性急、脉实。所难者后故耳。遂以青皮单煮汤与之，间以加减四物汤，两月而安。

5.明－新刊外科正宗－陈实功－卷之三下部痈毒门－乳痈论第二十六（附：乳岩）

夫乳病者，乳房阳明胃经所司，乳头厥阴肝经所属，乳子之母，不能调养，以致胃汁浊而壅滞为脓。又有忧郁伤肝，肝气滞而结肿，初起必烦渴呕吐，寒热交作，肿痛疼甚，宜牛蒡子汤主之。厚味饮食、暴怒肝火妄动结肿者，宜橘叶散散之。又忧郁伤肝，思虑伤脾，积想在心，所愿不得志者，致经络痞涩，聚结成核，初如豆大，渐若棋子；半年一年，二载三载，不疼不痒，渐渐而大，始生疼痛，痛则无解，日后肿如堆栗，或如覆碗，紫色气秽，渐渐溃烂，深者如岩穴，凸者若泛莲，疼痛连心，出血则臭，其时五脏俱衰，四大不救，名曰乳岩。凡犯此者，百人百必死。如此症知觉若早，只可清肝解郁汤或益气养荣汤，患者再加清心静养，无挂无碍，服药调理只可苟延岁月。若中年以后，无夫之妇得此，死更尤速。故曰：夫乃妇之天也。惟初生核时，急用艾灸核顶，待次日起泡挑破，用披针针入四分，用冰蛳散条插入核内，糊纸封盖；至十三日，其核自落，用玉红膏生肌敛口，再当保养不发。又男子乳节与妇人微异，女损肝胃，男损肝肾，盖怒火房欲过度，以此肝虚血燥，肾虚精怯，血脉不得上行，肝经无以荣养，遂结肿痛。治当八珍汤加山栀、牡丹皮，口干作渴者加减八味丸，肾气素虚者肾气丸，已溃作脓者十全大补汤。怀孕之妇乳疾曰内吹。因胎气旺而上冲，致阳明乳房作肿，宜石膏散清之，亦可消散。迟则迁延日久，将产出脓，乳汁亦从乳窍流出，其口难完，有此者，纯用补托生肌，其口亦易完矣。

乳痈乳岩看法

初起红赤肿痛，身微寒热，无头眩，无口干，微痛者顺。已成焮肿发热，疼痛有时，一囊结肿，不侵别囊者轻。已溃脓黄而稠，肿消疼痛渐止，四边作痒，生肌者顺。溃后脓水自止，肿痛自消，新肉易生，脓口易合者顺。

初起一乳通肿，木痛不红，寒热心烦，呕吐不食者逆。已成不热不红，坚硬如石，口干不眠，胸痞食少者逆。已溃无脓，正头腐烂，肿势愈高，痛势愈盛，流血者死。溃后肉色紫黑，痛苦连心，涎气日深，形体日削者死。

乳痈乳岩治法

初起发热恶寒，头眩体倦，六脉浮数，邪在表，宜散之。发热无寒，恶心呕吐，口干作渴，胸膈不利者，宜清之。忧郁伤肝，思虑伤脾，结肿坚硬微痛者，宜疏肝行气。已成焮肿发热，疼痛有时，已欲作脓者，宜托里消毒。脓已成而胀痛者，宜急开之。又脾胃虚弱，更兼补托。溃而不敛，脓水清稀，肿痛不消，疼痛不止，大补气血。结核不知疼痛，久而渐大，破后惟流污水，养血清肝。

6.明－徐评外科正宗－陈实功－徐评外科正宗卷七－乳痈乳岩论

夫乳病者，乳房为阳明胃经所司，乳头为厥阴肝经所属，乳子之母不能调养，以致胃汁浊而壅滞为脓；又有忧郁伤肝，肝气滞而结肿。初起必烦渴呕吐，寒热交作，肿痛甚者，宜牛蒡子汤主之。厚味饮食、暴怒肝火妄动结肿者，宜橘叶散散之。又忧郁伤肝，思虑伤脾，积想在心，所愿不得，致经络痞涩，聚结成核。初如豆大，渐若围棋子，半年一年，二载三载，不疼不痒，渐渐而大，始生疼痛。痛则无解，日后肿如堆栗，或如覆碗，紫色气秽，渐渐溃烂，深者如岩穴，高者若泛莲，疼痛连心，出血则臭，其时五脏俱衰，四大不救，名曰乳岩。凡犯此者，百人必百死。如此证知觉若早，只可用清肝解郁汤，或益气养荣汤，患者再加清心静养，无挂无碍，服药调理，尚可苟延岁月。若中年已后，无夫之妇得此，其死尤速。故曰夫乃妇之天也。惟初生核时，急用艾灸核顶，待次日起泡挑破，用披针针入四分，（此句徐勒。批曰：必更肿，此法断不可用。）用冰蛳散条插入核内，（此四字徐勒。）糊纸封盖，至十三日，其核自落，用玉红膏生肌敛口，再当保养，庶不再发。又男子乳疖，与妇人微异，女损肝胃，男损肝肾，盖怒火房欲过度，以致肝虚血燥，肾虚精怯，血脉不得上行，肝筋无以荣养，遂结肿痛，治当八珍汤加山栀、牡丹皮，（八珍汤徐勒。）口干作渴者，加减八味丸。（八味丸徐勒。）肾气素虚者，肾气丸已溃作脓者，十全大补汤。怀孕之妇乳疾曰内吹，因胎气旺而上冲，致阳明乳房作肿，宜石膏散清之，（此句徐勒。批曰：不可用寒。）亦可消散。迟则迁延日久，将产出脓，乳汁亦从脓窍流出，其口难完。有此者纯用补托生肌，其口亦易完矣。

徐曰：乳病有数种，种种各别，须知之。

又曰：乳肿不同，俱系阳明。结气结痰，各有专方。一概瞎药，皆有损无益也。

乳痈乳岩看法

初起红赤肿痛，身微寒热，无头眩，无口干，微疼者顺。已成焮肿发热，疼痛有时，一囊结肿，不侵别囊者轻。已溃脓黄而稠，肿消疼痛渐止，四边作痒，生肌者顺。溃后脓水自止，肿痛自消，新肉易生，脓口易合者顺。初起一乳通肿，木通不红，寒热心烦，呕吐不食者逆。已成不热不红，坚硬如石，口干不眠，胸痞食少者逆。已溃无脓，正头腐烂，肿势愈高，痛势愈盛，流血者死。溃后肉色紫黑，痛苦连心，哕气日深，形体日削者死。

徐曰：乳痈与乳岩，各有看法。此乃乳痈看法也。

乳痈乳岩治法

初起发热恶寒，头眩体倦，六脉浮数，邪在表，宜散之。发热无寒，恶心呕吐，口干作渴，胸膈不利者宜清之。忧郁伤肝，思虑伤脾，结肿坚硬微痛者，宜疏肝行气。已成焮肿发热，疼痛有时，已欲作肿者，宜托里消毒。脓已成而胀痛者，宜急开之。又脾胃虚弱，更兼补托。溃而不敛，脓水清，肿不消，疼不止，宜大补气血。结核不知疼痛，久而渐大，破后惟流污水，宜养血清肝。

徐曰：此亦是乳痈治法。乳岩无治法，不过使之迁延岁月，不致痛苦恶具而已。

7.明－徐评外科正宗－陈实功－徐评外科正宗卷三－痈疽图形

乳岩：中空如岩穴，边肿若泛莲，真死候也（图2-1）。

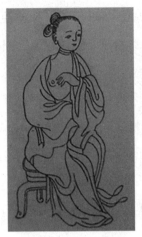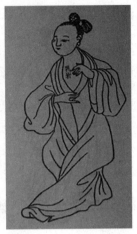

图2-1　乳岩

8.明－徐评外科正宗－陈实功－徐评外科正宗卷三－痈疽诸名歌

妇人之乳有数种，高肿为痈坚硬疽，还有乳岩真恶症，肿如顽石破如墟。钮叩之风生颈项，裙带风疮脚下居，又有湿臁疮等疾，总名烂腿蔓难图。

9.明－徐评外科正宗－陈实功－徐评外科正宗卷十－翻花疮

翻花者乃头大而蒂小，小者如豆，大者若菌，无苦无疼，揩损每流鲜血，久亦虚人。以津调冰螄散遍搽正面，上用软油纸包裹，根蒂细处用线连纸扎紧，十日后其患自落，换珍珠散掺之收口。又有根蒂如鳖棋子样难扎，以前药搽上，用面糊绵纸封上二重，用心勿动，十日外亦落，换掺珍珠散。

徐曰：此又一种最轻者。如真翻花大如杯碗，脓血淋漓，无药可治。乳岩即此类也。

又曰：杨梅毒亦有此症。

翻花疮应用方：冰螄散（见瘰疬门）、珍珠散（见下疳门）。

10.明－丹溪心法附余－方广－卷之十六火郁门－痈疽（七十七附肠痈乳痈）

《丹溪心法》乳痈：乳房阳明所经，乳头厥阴所属。乳子之母，不知调养，怒忿所逆，郁闷所遏，厚味所酿，以致厥阴之气不行，故窍不得通，而汗不得出，阳明之血沸腾，故热甚而化脓。亦有所乳之子膈有滞痰，口气焮热，含乳而睡，热气所吹，遂生结核。于初起时，便须忍痛，揉令稍软，吮令汁透，自可消散。失此不治，必成痈疖。

治法：疏厥阴之滞，以青皮清阳明之热，细研石膏，行瘀浊之血，以生甘草之节消肿导毒，以瓜蒌子，或加没药、青橘叶、皂角刺、金银花、当归，或汤或散，或加减，随意消息，然须以少酒佐之。若加以艾火两三壮于肿处，其效尤捷。不可辄用针刀，必至危困。若不得于夫，不得于舅姑，忧怒郁闷，昕夕积累，脾气消阻，肝气横逆，遂成隐核如大棋子，不痛不痒，数十年后方为疮陷，名曰奶岩。以其疮形嵌凹似岩穴也，不可治矣。若于始生之际，便能消释病根，使心清神安，然后施之治法，亦有可安之理。

入方

乳痈方：青皮、瓜蒌、橘叶、连翘、桃仁、皂角刺、甘草节，如破多，加参、芪。上以水煎，入酒服。

乳痈奶劳煅肿：石膏（煅）、桦皮（烧）、瓜蒌子、甘草节、青皮，上以水煎服。

治乳有核：南星、贝母、甘草节、瓜蒌（各一两）、连翘（半两），上以水煎，入酒服。

又方：人参、黄芪、川芎、当归、青皮、连翘、瓜蒌、白芍、甘草节（等分），乳岩小破，加柴胡、川芎。上以水煎，入酒服。

乳硬痛：没药（一钱）、甘草、当归（各三钱），上作一服，水煎，入酒少许，热饮。

吹奶：金银花、大荞麦、紫葛藤（等分），上以醋煎洗患处立消。如无下二物，只金银花亦可。

乳栗破，少有生，必大补。

人参、黄芪、白术、当归、川芎、连翘、白芍、甘草节（等分），上以水煎服。

11.明－新刊医学集成－傅滋－卷之十－奶岩一百二十二

奶岩者，始有核，隐结如鳖棋子，不痛不痒，五七年方成疮。初便宜服疏气行血之药，更须情思如意，则可。如成疮之后，则如岩穴之凹，或如人口有唇，流清汁赤脓，胸胁气攻疼痛，用五灰膏、金宝膏去其蠹肉，生新肉，渐渐收敛。此疾多生于中年妇人。未破者尚可治疗，若成疮终不可治。

橘皮汤：治奶岩。（即前乳梗之方加蒲公英）

十六味流气饮。

单煮青皮汤：治妇人百不随意，久积忧郁，乳上有核，如棋子状。

青皮（四钱）水煎，徐徐服之。

12.明－针灸聚英－高武－卷之一－足阳明经脉穴

乳中，当乳中是。《铜人》：微刺三分，禁灸。灸则不幸生蚀疮，疮中有脓血清汁可治；疮中有息肉若蚀疮者死。《素问》云：刺乳上，中乳房，为肿根蚀。丹溪曰：乳房，阳明胃所经；乳头，厥阴肝所属。乳（去声）子之母，不知调养，忿怒所逆，郁闷所遏，厚味所酿，以致厥阴之气不行，窍不得通，汁不得出，阳明之血沸腾，热甚化脓。亦有所乳之子，膈有滞痰，口气燉热，含乳而睡，热气所吹，遂生结核。初起时，便须忍痛揉令稍软，吮令汁透，自可消散，失此不治，必成痈疖；若加以艾火两三壮，其效尤捷；粗工便用针刀，卒惹拙病。若夫不得夫与舅姑，忧怒郁闷，脾气消阻，肝气横逆，遂成结核如棋子，不痛不痒，十数年后为疮陷，名曰奶岩，此疮形如嵌凹，似岩穴也，不可治矣。若于始生之际，便能消息病根，使心清神安，然后施治，亦有可安之理。

13.明－济世全书－龚廷贤－离集卷六－乳病

妇人奶岩，始有核肿如鳖，棋子大，不痛不痒，五七年方成。疮初，便宜多服疏气行气之药，须情思如意则可愈。如成疮之后，则如岩穴之凹，或如人口，有唇，赤汁脓水浸淫胸胁，气攻疼痛，用五灰膏去其蛊血，生新肉，渐渐收敛。此疾多生于忧郁积忿。中年妇人未破者，尚可治。成疮者，终不可治，宜服十六味流气饮加青皮。

十六味流气饮：治乳岩。

当归、川芎、白芍、黄芪、人参、官桂、厚朴、桔梗、枳壳、乌药、木香、槟榔、白芷、防风、紫苏、甘草。

上锉剂，水煎，频频温服。乳痛加青皮。

14.明－寿世保元－龚廷贤－庚集七卷－乳岩

妇人乳岩，始有核肿，如棋子大，不痛不痒，五七年方成疮。初，便宜多服疏气行血之药，亦须情思如意则可愈。如成疮之后则如岩穴之凹，或如人口有唇，赤汁脓水浸淫胸胁，气攻疼痛，用五灰石膏出其蠱肉，生新肉，渐渐收敛。此症多生于忧郁积忿中年妇人，未破者尚可治，成疮者终不可治。宜服十味流气饮：

当归、川芎、白芍（酒炒）、黄芪（蜜水炒）、人参、官桂、厚朴（姜炒）、桔梗、枳壳（去穣）、乌药、木香、槟榔、白芷、防风、紫苏、甘草。

上剉，生姜煎服。乳痈加青皮。亦治痘疹后余毒作痈瘤。

治妇人乳岩永不愈者：桦皮、油核桃（各等分，烧灰存性）、枯矾、轻粉（二味加些），共为末，香油调敷。

治妇人乳痈乳岩初起，先服荆防败毒散一剂以败其毒，次进蒲公英连根叶捣汁，入酒饮之，将渣敷患处，立效。败毒散即人参败毒散（方见伤寒）去人参，加防风、荆芥、连翘是也。

15.明－万病回春－龚廷贤－卷之六－乳岩

妇人乳岩，始有核肿，如鳖，棋子大，不痛不痒，五七年方成疮。初便宜多服疏气行血之药，须情思如意则可愈。如成之后，则如岩穴之凹，或如人口有唇，赤汁脓水浸淫胸腹，气攻疼痛。用五灰膏去蠹肉，生新肉，渐渐收敛。此疾多生于忧郁积忿，中年妇人。未破者，方可治；成疮者，终不可治。宜服十六味流气饮。

十六味流气饮：治乳岩。

当归、川芎、白芍、黄芪、人参、官桂、厚朴、桔梗、枳壳、乌药、木香、槟榔、白芷、防风、紫苏、甘草。

乳痈加青皮。亦治痘疹余毒作痈瘤。

上锉一剂，水煎，食远临卧频服。

16.明－女科经纶－胡文焕－卷八杂证门－乳证

妇人之乳属肺肝二经。

《医暇卮言》曰：女人产育哺养以乳，乳之体，居经络气血之间也。盖自寅时始，于手太阴肺经，出于云门穴，穴在乳上，阴阳继续，以行周十二经，至丑时归于足厥阴肝经，入于期门穴，穴在乳下，出于上，入于下，肺领气，肝藏血，乳正居于其间也。

慎斋按：以上一条，序原妇人乳汁之所自出，属肺肝二经气血之化也。

乳岩属愤怒抑郁肝脾气逆。

朱丹溪曰：妇人有愤怒抑郁，朝夕累积，脾气消阻，肝气横逆，遂成隐核如棋子，不痛不痒，数年而发，名曰奶岩，以疮形似岩穴也，不可治。

乳岩属肝脾郁怒气血亏损所致。

薛立斋曰：乳岩乃七情所伤，肝经血气枯槁之证，不赤不痛，内有小核，积之岁月渐大，内溃深烂，为难治。因肝脾郁怒，气血亏损故也。治法：焮痛寒热初起，即发表散邪，疏肝清胃为主，宜益气养荣汤、加味逍遥散，可以内消。若用行气破血，则速其亡矣。

17.明－医学纲目－楼英－卷十九心小肠部－痈疽所发部分名状不同

[丹] 乳硬论：乳房阳明所经，乳头厥阴所属。乳子之母，不知调养，怒忿所逆，郁闷所遏，厚味所酿，以致厥阴之气不行，故窍不通，而汁不得出；阳明之血沸腾，故热甚而化脓。亦有所乳之子，膈有滞痰，口气焮热，含乳而睡，热气所吹，遂生结核。于初起时，便须忍痛，揉令稍软，吮令汁透，自可消散。失此不治，必成痈疖。治法：疏厥阴之滞，以青皮；清阳明之热，细研石膏；行污浊之血，以生甘草节；消肿导毒，以瓜蒌子；或加没药、青橘叶、皂角刺、金银花、当归头，或汤或散，加减随意消息，然须以少酒佐之。若加以艾火两三壮于肿处，其效尤捷。彼村工喜于自炫，便妄用针刀，引惹拙病，良可哀悯。若夫不得于夫，不得于舅姑，忧怒郁遏，时日积累，脾气消沮，肝气横逆，遂成隐核，如鳖棋子，不痛不痒，十数年后，方为疮陷，名曰乳岩。以其疮形嵌凹似岩穴也，不可治矣。若于始生之际，便能消释病根，使心清神安，然后施之治法，亦有可安之理。予族侄妇年十八岁时，曾得此，察其形脉稍实，但性躁急，伉俪自谐，所难者后姑耳。遂以单方青皮汤，间以加减四物汤行经络之剂，两月而安。此病多因厚味湿热之痰，停蓄膈间，与滞乳相搏而成。又有滞乳，因儿口气吹嘘而成。又有拗怒气激滞而生者，煅石膏、烧桦皮、瓜蒌子、甘草节、青皮，皆神效药也。妇人此病，若早治之，便可立消。有月经时，悉是轻病，五六十后，无月经时，不可作轻易看也。

18.明－本草单方－缪希雍－卷十三女科－乳痈

妇人乳岩，因久积忧郁，乳房内有核，如指头，不痛不痒，五七年成痈，名乳岩，不可治也。

用青皮四钱，水一盏半，煎一盏，徐徐服之，日一服，或用酒服。（丹溪方）

此方还该加贝母、橘叶、连翘、自然铜等药。然体弱人亦须酌量施治。

19.明－杏苑生春－芮经－卷二－乳硬

乳房阳明所经，乳头厥阴所属。乳子之母，不知调养，怒忿所逆，郁闷所遏，厚味所酿，以致厥阴之气不行，故窍不得通，而汁不得出，阳明之血沸腾，故热甚而化脓。亦有所乳之子，膈有滞痰，口气烚热，含乳而睡，热气所吹，遂生结核。于初起时，便须忍痛揉，令稍软，吮令汁透，自可消散。失此不治，必成痈疖。治法疏厥阴之滞，以青皮清阳明之热，细研石膏行污浊之血，以生甘草之节消肿导毒，以瓜蒌子或加没药、青橘叶、皂角刺、金银花、当归，或汤或散，或加减，随意消息，然须以少酒佐之。若加以艾火两三壮于肿处，其效尤捷。彼村工喜于自炫，便用针刀，引惹拙病，良可哀悯。若夫不得于夫，不得于舅姑，忧怒郁闷，昕夕积累，脾气消阻，肝气浑逆，遂成隐核，如大棋子，不痛不痒，数十年后，方为疮陷，名曰乳岩，以其疮形嵌凹，似岩穴也，不可治矣。若于始生之际，便能消释病根，使心清神安，然后施之以治法，亦有可安之理。

20.明－杏苑生春－芮经－卷七－诸疮

[病] 妇人乳硬，其中生核如棋子，于初起时便须忍痛，探令稍软，吮令汁透，自可消散。因其不痛不痒，隐忍年久，发为乳岩，不可治也。预以消毒通气汤散之。

[方] 消肿通气汤：石膏（一钱五分）、青皮、当归、皂角刺（各一钱）、白芷、天花粉（各六分）、金银花、甘草节（各五分）、瓜蒌仁（七分）、橘叶（三十片）、连翘（八分）、没药（四分）、升麻（四分）。

上㕮咀，用水酒各半煎，食远温服。

21.明－外科启玄－申拱辰－卷之五－乳痈

乳肿最大者曰乳发，次曰乳痈，初发即有头曰乳疽，令人憎寒壮热恶心是也。乳房属足阳明胃经，多血多气；乳头属足厥阴肝经，多血少气；有孕为内吹，有儿为外吹奶。急散之，毒舒肝气清，阳明胃气已溃则出脓矣。如妇人年五十以外，气血衰败，时常郁闷，乳中结核，天阴作痛，名曰乳核。久之一年半载，破而脓水淋漓，日久不愈，名曰乳漏。有养螟蛉子为无乳，强与吮之，久则成疮，经年不愈，或腐去半截，似破莲蓬样，苦楚难忍，内中败肉不去，好肉不生，乃阳明胃中湿热而成，名曰乳疳。

宜清胃热，大补血气汤丸，再加补气血膏药贴之，加红粉霜妙。又有乳结坚硬如石，数月不溃，时常作痛，名曰乳岩，宜急散郁消肿祛毒，不然难疗，用降霜点之。如乳脑上赤肿有二三寸，围圆无头，名曰乳疖。以上乳症共十款，详审明矣。

22.明–宋氏女科撮要–宋林皋–乳岩门（附方一道）

妇人乳岩，始有核肿，如鳖棋子大，不痛不痒，五七年方成疮，初起便宜多服疏气行血之药，须情思如意则可愈。如成之后，则如岩穴之凹，或如人口有唇，赤汁脓水浸淫胸腹，气攻疼痛，用五灰膏去蠹肉，生新肉，渐渐收敛。此疾多生于郁抑积忿中年妇人。未破者，尚可治，若成疮，终不可治。盖不治适得其天年，治之乃所以速其死也。宜服十六味流气饮，治之于早可也。

十六味流气饮：治乳岩。

当归、川芎、白芷、白芍、黄芪、人参、官桂、厚朴、桔梗、枳壳、乌药、木香、槟榔、防风、紫苏、甘草。

上剉，水煎服，食后临卧频服。乳痛加青皮。

23.明–丹台玉案–孙文胤–卷之六小儿科–乳痈门（附乳岩、肠痈、囊痈）

夫乳病者，乳房阳明胃经所司，乳头厥阴肝经所属。乳子之母不善调养，以致乳汁浊而壅滞，因恼怒所伤，气滞凝结而成痈毒。又有忧郁伤肝，思虑伤脾，积想在心，所愿不得志者，致于经络痞涩，聚结成核。初如豆大，渐若棋子，半年、一载、二载、三载，不疼不痒，渐渐而大，始生疼痛，痛则无解。日后肿如堆粟，或如覆碗，紫色气秽，渐渐溃烂，深者如岩穴，凸者若泛莲，疼痛连心，出血作臭。其时五脏俱衰，四大不救，名曰乳岩。凡犯此症，百无一生，宜清肝解郁、益气养荣。患者清心静养，无挂无碍，服药调理，苟延岁月而矣。

24.明–赤水玄珠–孙一奎–第二十四卷–乳痈乳岩

经云：乳头属足厥阴肝经，乳房属足阳明胃经。若乳房忽壅肿痛，结核色赤，数日之外，焮痛胀溃，稠脓涌出。脓尽而愈。此属胆胃热毒，气血壅滞，名曰乳痈，为易治。若初起内结小核，或如鳖棋子，不赤不痛，积之岁月，渐大，巉岩，崩破如熟榴，或内溃深洞，血水滴沥，此属肝脾郁怒，气血亏损，名曰乳岩，为难疗。治法：焮痛寒热，宜发表散邪；肿焮痛甚，宜疏肝清胃。或不作脓，脓成不溃，宜用托里。或肌肉不生，脓水清稀，宜补脾胃。或脓出反痛，恶寒发热，宜补气血。或肿焮作痛，晡热内热，宜补阴血。或饮食少思，时作呕吐，宜补胃气。或饮食难化，泄泻腹痛，宜补脾气。或劳碌肿痛，宜补气血。怒气肿痛，宜养肝血。甚不可用克伐之剂，复伤脾胃也。乳岩初患，用益气养荣汤，加味逍遥，加味归脾，可以内消。若用行气破血之剂，则速其亡。

妇人乳硬，其中生核如棋子，于初起时便须忍痛，揉令稍软，吮令汁透，自可消散。因其不痛不痒，隐忍年久，发为乳岩，不可治也。预以消毒通气汤散之。若乳痈初起，服之亦消，失治以致脓血溃烂，加黄芪一钱。若坚疼掣连胸背，以香附子散。

25.明－原病集－唐椿－原病集元类要法卷之下－乳硬

乳房，阳明所经，乳头，厥阴所属，乳子之母，不知调养，怒忿所逆，郁闷所遏，厚味所酿，以致厥阴之气不行，故窍不得通而汁不得出，阳明之血沸腾，故热甚而化脓，亦有所乳之子，膈有滞痰，口气焮热，含乳而睡，热气所吹，遂生结核。于初起时，便须忍痛，揉令稍软，吮令汁透，自可消散，失此不治，必成痈疖。治法，疏厥阴之滞，以青皮清阳明之热，细研，石膏，行汗浊之血，以生甘草之节，消肿导毒，以瓜蒌子或加没药、青橘叶、皂角刺、金银花、当归，或汤，或散，或加减，随意消息，然须以少酒佐之，若加以艾火两三壮于肿处，其效尤捷。彼村工喜于自炫，便用针刀引惹拙病，良可哀悯。若夫不得于夫，不得于舅姑，忧怒郁闷，昕夕积累，脾气消阻，肝气横逆，遂成隐核，如大棋子，不痛不痒，数十年后，方为疮陷，名曰奶岩，以其疮形嵌凹，似岩穴也，不可治矣。若于始生之际，便能消释病根，使心清神安，然后施之以治法，亦有可安之理。

26.明－重刻万氏家传济世良方－万表－卷之四－痈疽

治妇人乳岩久不愈者。
忧怒阻积遂成隐核，不痛不痒，年久方陷下，名曰乳岩，此极难愈。
用桦皮、油胡桃烧灰存性，入枯矾、轻粉少许，香油涂敷。

27.明－济阴纲目－武之望－卷之十四－乳病门

丹溪云：妇人不得于夫，不得于舅姑，忧怒郁遏，时日积累，脾气消沮，肝气横逆，遂成隐核，如鳖棋子，不痛不痒，十数年后，方为疮陷，名曰乳岩。以其疮形嵌凹，似岩穴也，不可治矣。若于始生之际，便能消释病根，使心清神安，然后施之治法，亦有可安之理。予族侄妇年十八岁时曾得此证，审其形脉稍实，但性急躁，伉俪自偕，所难者从姑耳，遂以单方青皮汤，间以加减四物汤，行经络之剂，两月而安。

此病多因厚味湿热之痰停蓄膈间，与滞乳相搏而成，又有滞乳因儿口气吹嘘而成，又有拗怒气激滞而生者。煅石膏烧桦皮栝蒌子甘草节青皮，皆神效药也。妇人此病，若早治之便可立消，有月经时悉是轻病，五六十后无月经时，不可作轻易看也。（眉批：经通肝气能散，经止则血枯矣。）

一妇年六十，厚味郁气而形实多妒，夏无汗而性急，忽左乳结一小核，大如棋子，不痛，自觉神思不佳，不知食味，才半月，以人参调青皮、甘草末，入生姜汁细细呷，一日夜五六次，至五七日消矣。此乃妒岩之始，不早治，隐至五年十年以后发，不痛不痒，必于乳下溃一窍如岩穴，出脓，又或五七年十年，虽饮食如故，洞见五内乃死。（眉批：惜哉。）惟不得于夫者有之，妇人以夫为天，失于所天，乃能生此。此谓之岩者，以其如穴之嵌岈空洞，而外无所见，故名曰岩。患此者必经久淹延，惟此妇治之早，正消患于未形，余者皆死，凡十余人。又治一初嫁之妇，只以青皮甘草与之安。

龚氏曰：妇人乳岩始有核肿，如鳖棋子大，不痛不痒，五七年方成疮。初便宜多服疏气行血之药，须情思如意则可愈，如成疮之后，则如岩穴之凹，或如人口有唇，赤汁脓水浸淫胸腹，气攻疼痛，用五灰膏去蠹肉生新肉，渐渐收敛。此疾多生于忧郁积忿，中年妇人未破者尚可治，成疮者终不可治，宜服十六味流气饮。

薛氏曰：乳岩乃七情所伤，肝经血气枯槁之证，大抵郁闷则脾气阻，肝气逆，遂成隐核，不痛不痒，人多忽之，最难治疗。若一有此，宜戒七情，远厚味，解郁结，更以养血气之药治之，庶可保全，否则不治。惟一妇服益气养荣汤百余剂，血气渐复，更以木香饼灸之，喜其谨疾，年余而消。余不信，乃服克伐行气之剂，如流气饮败毒散，反大如覆碗，自出清脓，不敛而殁。

李氏曰：有郁怒伤肝脾，结核如鳖棋子大，不痛不痒，五七年后，外肿紫黑，内渐溃烂，名曰乳岩，滴尽气血方死，急用十六味流气饮及单青皮汤兼服，虚者只用清脾解郁汤，或十全大补汤，更加清心静养，庶可苟延岁月。经年以后，必于乳下溃一穴出脓，及中年无夫妇人，死尤速。惟初起不分通何经络，急用葱白寸许，生半夏一枚，捣烂，为丸如芡实大，以绵塞之，如患左塞右鼻，患右塞左鼻，二宿而消。（眉批：有如是之神。）

青皮散：治乳岩初起如鳖棋子，不痛不痒，须趁早服之，免致年久溃烂。

青皮、甘草。

上为末，用人参煎汤，入生姜汁调，细细呷之，一日夜五六次，至消乃已，年少妇人只用白汤调下。

十六味流气饮：治乳岩。

当归、川芎、白芍、黄芪、人参、官桂、厚朴、桔梗、枳壳、乌药、木通、槟榔、白芷、防风、紫苏、甘草。

上锉一剂，水煎，食远临卧频服，外用五灰膏去其蠹肉，生新肉，渐渐收敛。乳痈加青皮。（眉批：五灰膏见痔漏门。乳岩之病，大都生于郁气，盖肝主怒，其性条达，郁而不舒，则曲其挺然之质，乳头属厥阴经，其气与痰时为积累，故成结核，兹以风药从其性，气药行其滞，参、芪、归、芍以补气血，官桂血药以和血脉，且又曰木得桂而枯，乃伐木之要药，其不定分两者，以气血有厚薄，病邪有浅深，又欲人权轻重也。）

益气养荣汤：治抑郁及劳伤血气，颈项两乳或四肢肿硬，或软而不赤不痛，日晡微热，或溃而不敛，并皆治之。

人参、白术（炒，各二钱）、茯苓、陈皮、贝母、香附子、当归（酒拌）、川芎、黄芪（盐水拌炒）、熟地黄（酒拌）、芍药（炒）、桔梗、甘草（炒，各一钱）。

上锉一剂，加生姜三片，水煎，食远服。胸痞，减人参、熟地黄各三分；口干，加五味子、麦门冬；往来寒热，加软柴胡、地骨皮；脓清，加人参、黄芪；脓多，加川芎、当归；脓不止，加人参、黄芪、当归；肌肉迟生，加白蔹、官桂。（眉批：此方以六君子汤去半夏加贝母，合四物汤，外加香附黄芪桔梗者也，为调理之剂。）

木香饼：治一切气滞结肿，或痛或闪肭，及风寒所伤作痛，并效。

木香（五钱）、生地黄（一两）。

上木香为末，地黄杵膏和匀，量患处大小作饼，置肿处，以热熨火熨之。

28.明－女科撮要－薛己－卷上－乳痈乳岩

妇人乳痈，属胆胃二腑热毒，气血壅滞。故初起肿痛，发于肌表，肉色焮赤，其人表热发热，或发寒热，或憎寒头痛，烦渴引冷，用人参败毒散、神效瓜蒌散、加味逍遥散治之，其自消散。若至数日之间，脓成溃窍，稠脓涌出，脓尽自愈。若气血虚弱，或误用败毒，久不收敛，脓清脉大，则难治。乳岩属肝脾二脏郁怒，气血亏损，故初起小核，结于乳内，肉色如故，其人内热夜热，五心发热，肢体倦瘦，月经不调，用加味归脾汤、加味逍遥散、神效瓜蒌散，多自消散。若荏苒日月渐大，岩色赤，出水腐溃深洞，用前归脾汤等药，可延岁月，若误用攻伐，危殆迫矣。大凡乳症，若因恚怒，宜疏肝清热。焮痛寒热，宜发表散邪。肿焮痛甚，宜清肝消毒，并隔蒜灸。不作脓，或脓不溃，补气血为主。不收敛，或脓稀，补脾胃为主。脓出反痛，或发寒热，补气血为主。或晡热内热，补血为主。若饮食少思，或作呕吐，补胃为主。饮食难化，或作泄泻，补脾为主。劳碌肿痛，补气血为主。怒气肿痛，养肝血为主。儿口所吹，须吮通揉散。成痈，治以前法。潮热暮热，亦主前药。大抵男子多由房劳，耗伤肝肾。妇人郁怒，亏损肝脾。治者审之。（世以孕妇患此，名曰内吹。然其所致之因则一，惟用药不可犯其胎耳。）

治验

妇人久郁，右乳内肿硬，用八珍汤加远志、贝母、柴胡、青皮及隔蒜灸，兼服神效瓜蒌散，两月余而消。

妇人左乳内肿如桃，不痛不赤，发热渐瘦，用八珍加香附、远志、青皮、柴胡百余剂，又兼服神效瓜蒌散三十余剂，脓溃而愈。

妇人右乳内结三核，年余不消，朝寒暮热，饮食不甘，此乳岩，以益气养荣汤，百余剂，血气渐复，更以木香饼熨之，喜其谨疾，年余而消。

郭氏妾，乃放出宫女，乳内结一核如栗，亦服流气等药，大如覆碗，坚硬如石，出水而殁。

29.明－外科心法－薛己－卷四－乳痈

郭氏妾，乃放出宫人，年四十，左乳内结一核坚硬，按之微痛，脉弱懒言。此郁结症也，名曰乳岩。须服解郁结、益血气药，百贴可保。郭谓不然，别服十宣散、流气饮，疮反盛。逾二年，复请予，视其形如覆碗，肿硬如石，脓出如泔。予谓脓清脉大，寒热发渴，治之无功，果殁。

30.明－针灸大成－杨继洲－卷六－足阳明经穴主治

丹溪曰：乳房阳明胃所经，乳头厥阴肝所属。乳（去声）子之母，不知调养，忿怒所逆，郁闷所遏，厚味所酿，以致厥阴之气不行，窍不得通，汁不得出，阳明之血沸腾，热甚化脓。亦有所乳之子，膈有滞痰，口气燉热，含乳而睡，热气所吹，遂生结核。初起时，便须忍痛，揉令稍软，吮令汁透，自可消散。失此不治，必成痈疖，若加以艾火两三壮，其效尤捷。粗工便用针刀，卒惹拙病，若不得夫与舅姑忧怒郁闷，脾气消沮，肝气横逆，遂成结核如棋子，不痛不痒，十数年后为疮陷，名曰奶岩。以疮形如嵌凹，似岩穴也。不可治矣。若于始生之际，能消息病根，使心清神安，然后医治，庶有可安之理。

31.明－医源经旨－余世用－卷之七－乳痈门六十六

夫男子之肾，妇人之乳，皆性命之根也。盖乳房属阳明，乳头属厥阴，乳子之母不知调养，忿怒所逆，或不得志于舅姑夫婿，郁闷所积，或食多厚味，酿成热毒，以致厥阴之气不行，故窍不通而汁不出矣，遂生结核，疼痛难忍。速宜揉令软，吮令汁出，自可消矣。久而不治，必成痈疖，嵌凹如岩，名曰奶岩，遂成废疾，可不慎之？

32.明－景岳全书－张介宾－卷之三十九人集·妇人规（下）乳病类－乳痈乳岩（六十五）

肿痛势甚，热毒有余者，宜以连翘金贝煎先治之，甚妙。

立斋法曰：妇人乳痈，属胆胃二腑热毒，气血壅滞，故初起肿痛发于肌表，肉色燉赤，其人表热发热，或发寒热，或憎寒头痛，烦渴引冷，用人参败毒散、神效栝蒌散、加味逍遥散治之，肿自消散。若至数日之间，脓成溃窍，稠脓涌出，脓尽自愈，若气血虚弱，或误用败毒，久不收敛，脓清脉大则难治。乳岩属肝脾二脏郁怒，气血亏损，故初起小核结于乳内，肉色如故，其人内热夜热，五心发热，肢体倦瘦，月经不调，用加味逍遥散、加味归脾汤、神效栝蒌散，多自消散。若积久渐大，巉岩色赤出水，内溃深洞为难疗，但用前归脾汤等药可延岁月，若误用攻伐，危殆迫矣。大凡乳证，若因恚怒，宜疏肝清热。燎痛寒热，宜发表散邪。燎肿痛甚，宜清肝消毒，并隔蒜灸。不作脓或脓不溃，补气血为主。不收敛或脓稀，补脾胃为主。脓出反痛，或发寒热，补气血为主。或晡热内热，补血为主。若饮食少思，或作呕吐，补胃为主。饮食难化，或作泄泻，补脾为主。劳碌肿痛，补气血为主。怒气肿痛，养肝血为主。儿口所吹，须吮通揉散，成痈治以前法，潮热暮热，亦主前药。大抵男子多由房劳耗伤肝肾，妇人郁怒亏损肝脾，治者审之。世有孕妇患此，名曰内吹，然其所致之因则一，惟用药不可犯其胎耳。

33.明－景岳全书－张介宾－卷之四十七贤集·外科钤（下）－乳痈乳岩（五十一）

妇人久郁，右乳内结三核，年余不消。朝寒暮热，饮食不甘，此乳岩也，乃七情所伤，肝经血气枯槁之证，宜补气血、解郁结药治之，遂以益气养营汤，百余剂血气渐复，更以木香饼灸之，喜其谨疾，年余而消。若用克伐之剂以复伤血气，则一无可保者。一妾乃放出宫人，乳内结一核如栗，欲用前汤，彼不信，乃服疮科流气饮及败毒散，三年后大如覆碗，坚硬如石，出水不溃而殁。大抵郁闷则脾气阻，肝气逆，遂成隐核，不痛不痒，人多忽之，最难治疗。若一有此，宜戒七情，远厚味，解郁结，更以养血气之药治之，庶可保全，否则不治。亦有数载方溃而陷下者，皆曰乳岩，盖其形似岩穴而最毒也，慎之则可保十中之二。（薛按）

34.明－妇人规－张景岳－乳病类－四、乳痈、乳岩

肿痛势甚，热毒有余者，宜以连翘金贝煎先治之，甚妙。

立斋法曰：妇人乳痈，属胆胃二腑热毒，气血壅滞，故初起肿痛发于肌表，肉色燎赤，其人表热发热，或发寒热，或憎寒头痛，烦渴引饮，用人参败毒散、神效栝蒌散、加味逍遥散治之，肿自消散。若至数日之间，脓成溃窍，稠脓涌出，脓尽自愈，若气血虚弱，或误用败毒，久不收敛，脓清脉大则难治。乳岩属肝脾二脏郁怒，气血亏损，故初起小核结于乳内，肉色如故，其人内热夜热，五心烦热，肢体倦瘦，月经不调，用加味逍遥散、加味归脾汤、神效栝蒌散，多自消散。若积久渐大，岩色赤出水，内溃深洞，为难疗。但用前归脾汤等药可延岁月，若误用攻伐，危殆迫矣。大凡乳证，若因恚怒，宜疏肝清热；痛寒热，宜发表散邪；燎肿痛甚，宜清肝消毒，并隔蒜灸。

不作脓或脓不溃，补气血为主；不收敛或脓稀，补脾胃为主；脓出反痛或发寒热，补气血为主。或晡热内热，补血为主。若饮食少思或作呕吐，补胃为主。饮食难化，或作泄泻，补脾为主。劳碌肿痛，补气血为主。怒气肿痛，养肝血为主。儿口所吹，须吮通揉散，成痈治以前法。潮热暮热，亦主前药。大抵男子多由房劳耗伤肝肾，妇人郁怒亏损肝脾，治者审之。世有孕妇患此，名曰内吹，然其所致之因则一，惟用药不可犯其胎耳。

35.明–脉理正义–邹叟–卷之六外诊–察痈疽形色第十六

丹溪云：乳房阳明所经，乳头厥阴所属。乳子之母，不知调养，忿怒所逆，郁闷所遏，厚味所酿而致。治法：疏厥阴之滞以青皮，清阳明之热细研石膏，行污浊之血以生甘草节，消肿导毒以瓜蒌子，通用没药、青橘叶、皂角刺、蒲公英、金银花、当归、川芎，加减消息，须以少酒佐之。若以艾火灸三五壮，尤妙，不可轻用针刀，必致危困。其有不得于夫，不得于姑舅，忧怒积累，脾气消阻，肝气横逆，遂成隐核，不痛不痒，数十年后，方成疮陷，名曰乳岩，不可治矣。若能于始生之时，清心释虑以施治，庶可安耳。陈若虚曰：男子乳疾，与妇人微异，女损肝胃，男损肝肾，因怒火而加之房欲，肾虚血不上行，肝无以养，遂结肿痛，治以八珍汤加山栀、牡丹皮、加减八味丸。已溃，十全大补汤。

36.清–验方新编–鲍相璈–卷十一–阴疽

阴疽论名

与痈毒门痈疽论参看。

王洪绪曰：阴毒之症，皆皮色不变。然有肿与不肿者，有痛与不痛者，有坚硬难移，有柔软如绵者，不可不为之辨。夫肿而不坚，痛而难忍者，流柱也；肿而坚硬微痛者，贴骨、鹤膝、横痃、骨槽等类也；不肿而痛，骨骺麻木，手足不仁者，风湿也；坚硬如核、初起不痛者，乳岩、瘰疬也；不痛而坚、形大如拳者，恶核、失荣也；不痛不坚，软而渐大者，瘿瘤也；不痛而坚，坚如金石，形大如升斗者，石疽也。此等症候尽属阴虚，无论平塌大小，毒发五脏，皆曰阴疽。如其疼痛者易消，重按不痛而坚者，毒根深固，消之不易，则治之尤不容缓也。

37.清 – 喉证杂治经验良方合璧 – 蔡钧 – 乳岩方

此症初起，乳中结一小核，或如棋子大，不赤不痛，积久渐大，七八年后方破。内溃深洞，血水淋沥，有巉岩之势，故名乳岩。此属脾肺郁结，气血亏损所致。初起即宜救治，恐一溃则难治矣。经验方列后。

神效瓜蒌散：治乳岩。

大瓜蒌（一枚，去皮，焙为末）、当归（五钱，酒浸，焙）、生甘草（五钱）、明乳香（二钱，去油净）、没药（二钱，去油）。

上药共研粗末，分作三服，每日一服，用醇酒三钟，放瓦器内，慢火熬至一钟，去渣，食饭后温服。如乳岩服此，可杜病根。如毒已成，能化脓为黄水；毒未成，则于大小便中通利；病甚则再服一料，以瘥为度。此方并治乳痈。

鲫鱼敷方：治乳岩未破者，用活鲫鱼一条、鲜山药一段（若鱼长），二味同入石臼内，捣烂，加正麝香少许，敷患处，扎好，如患处觉痒，不可解开搔动，隔衣轻轻揉之。七日一敷，以消为度。

蟹壳散：治乳岩初起者，用生蟹壳数十枚，炭火上焙焦为末，每服一钱，好酒调下，每日一服，勿间断以消为度。

38.清 – 医书汇参辑成（下） – 蔡宗玉 – 卷二十二 – 乳病

乳少、乳汁不通、乳汁自出、吹乳、妒乳、乳岩。

总论

《大全》云：凡妇人乳汁，或行或不行者，皆由气血虚弱，经络不调所致也。乳汁勿令投于地，虫蚁食之，令乳无汁。若乳盈溢，可泼东壁上，佳。产后必有乳，若乳虽胀，而产后臖作者（［批］臖，兴，去声，肿起也），此年少之人初经产乳，有风热耳。须服清利之药，则乳行。若累经产而无乳者，亡津液故也，须服滋益之药以助之。若虽有乳，却又不甚多者，须服通经之药以动之，仍以羹臛引之。盖妇人之乳，资于冲脉，与胃经通故也。有累经产，而乳汁常多者，亦妇人气血不衰使然也。大抵妇人素有疾在冲任经者，乳汁少，而其色带黄，所生之子，亦怯弱而多病。

［批］乳岩

乳岩：始有核，肿如棋子大，不痛不痒，五七年方成疮，初宜多服疏气行血之药。

至成疮如岩穴，或如人口有唇，赤汁脓水浸淫，多不可治。

39.清－证治要义－陈当务－卷六妇科－乳病

乳病论

妇人气血所化，上为乳汁，下为经血，天癸至而乳汁行，天癸竭而乳汁止。哺儿则经断，停乳则经行，则是乳汁者，当救于阳明、厥阴二经。故阳明盛，饮食进，肌体充，乳汁盈溢者，本有余也；阳明虚，饮食少，肌体瘦，乳汁不行者，本不足也。素无乳汁者，经血下荫而多子也；素多乳汁者，经血上涌而不下荫者，是皆阳明之偏也。乃有胃气消沮，肝气横逆，乳间微结小核，不痒不痛，日积月累，溃烂痛脓，是为乳痈。痈久不愈，烂肉伤筋，嵌凹若岩，是为乳岩。乳岩者，气血将败，能复其元神者生，不能复者死，是皆厥阴之郁也。若但抱儿睡卧，儿本有热有痰，含乳而睡，热气吹入乳间，肿硬如石，是为吹乳。或儿为疾病之故，不能呔乳，令乳牢强掣痛，是为妒乳。二者初起，忍痛揉之，揉之不已，则捣葱白熨之，熨之不已，则饮六和汤加神曲、麦芽，呔去瘀浊之汁自愈。若愈而复肿者，排其脓而清其热，回其汁而解其毒，以其起于暂，而亦可以急治也。至有产后瘀血上攻，两乳细长下垂过腹者，谓之乳悬，宜饮行血去瘀汤。若乳间本有微疮，被儿呔破，不过皮肤小恙，又非吹乳、妒乳比也。其治乳痈、乳岩之法，照依外科发背流注之例，自不至于错误。虽然妇人之乳，犹夫男子之肾，其中盈虚消长，视乎冲任之盛衰，以冲任与厥阴相通，又与阳明相继，二经宽舒，多而且浓，二经涩滞，少而且清。浓者儿肥，清者儿瘦。世有择乳母养儿者，不论妇之强弱，只论乳之清浓，且能调理乳母饮食，不亦深为保赤之要乎。

治乳方

任素思曰：生产三日后，乳汁当行。若不行而胀急者，可服涌泉汤，不胀急者，服猪蹄汤。若虚人无乳，切不可用药取之，恐元气受伤而不能再孕也。若乳上有疮，用膏药盖护。乳内有核，用食盐、橘叶、葱白，炒热熨之，要熨得核消方住。盖核之所结，有风寒湿热燥火之不同，此核久而成痈，痈久成岩，为害不浅。

40.清－辨证录－陈士铎－卷之十三外科－乳痈门（四则）

人有乳上生肿，先痛后肿，寻常发热，变成痈痈。此症男妇皆有，而妇人居多。盖妇人生子，儿食乳时后偶尔贪睡，儿以口气吹之，使乳内之气，闭塞不通，遂至生痫。此时即以解散之药治之，随手而愈，倘因循失治而乳痈之症成矣。若男子则不然。乃阳明胃火炽盛，不上腾于口舌，而中拥于乳房，乃生此病。故乳痈之症阳病也，不比他痈有阴有阳，所以无容分阴阳为治法，但当别先后为虚实耳。盖乳痈初起多实邪，久经溃烂为正虚也。虽然，邪之有余，仍是正之不足，于补中散邪，亦万全之道，正不必分先宜攻而后宜补也。方用和乳汤：贝母（三钱）、天花粉（三钱）、当归（一两）、蒲公英（一两）、生甘草（二钱）、穿山甲（土炒，一片，为末）水煎服。一剂而乳房通，肿亦消矣，不必二剂。

此方用贝母、天花粉者，消胃中之壅痰也。痰壅而乳房之气不通，化其痰则胃火失其势，而后以蒲公英、穿山甲解其热毒，利其关窍，自然不攻而自散矣。又恐前药过于迅逐，加入当归、甘草补正和解，正既无伤，而邪又退舍矣，此决不致火毒不行而变为乳岩之病也哉。

人有先生乳痈，虽已收口，后因不慎房事，以致复行溃烂，变成乳岩，现成无数小疮口，如管非管，如漏非漏，竟成蜂窝之状，肉向外生，终年累月而不愈。服败毒之药，身愈狼狈，而疮口更加腐烂，人以为毒深结于乳房也，谁知气血之大亏乎。凡人乳房内肉外长，而筋束于乳头，故伤乳即伤筋也。此处生痈，原须急散，迟则有筋弛难长之虞。况又加泄精以损伤元气，安得不变非常乎！当时失精之后，即大用补精填髓之药，尚不至于如此之横。今既因虚而成岩，复见岩而败毒，不已虚而益虚乎。毋怪其愈败愈坏也。治法必须大补其气血，以生其精，不必再泄其毒，以其病原无毒之可泄耳。方用化岩汤：人参（一两）、白术（二两）、黄芪（一两）、当归（一两）、忍冬藤（一两）、茜根（二钱）、白芥子（二钱）、茯苓（三钱）水煎服。连服二剂，而生肉红润。再服二剂，脓尽痛止。又二剂，漏管重长。又二剂全愈。再二剂永不再发。

41.清－辨证奇闻－陈士铎－辨证奇闻卷十四－乳痈

乳痈已收，不慎房帏，复溃烂，变乳岩，现无数小口，如管非管，如漏非漏，似蜂窝，肉向外生，经年不愈。服败毒药狼狈，疮口更腐，此气血大亏也。凡乳房肉向外，筋束于乳头，故伤乳即伤筋，须急散，迟则筋弛难长。况泄精以伤元气乎。当泄精后，即用药补精填髓，尚不如此。既因循成岩，复见岩败毒，不虚虚乎。必大补气血以生精，不必再消毒。用化岩汤：参、芪、归、忍冬藤一两，白术二两，茜根、白芥子二钱，茯苓三钱。八剂愈，再二剂不发。此全补气血，不消毒，实为有见。虽忍冬消毒，性亦补，况同入补药中。但失精变岩，何不补精而补气血？盖精不可以速生，不若补气血，转易生精。且乳房属阳明胃，既生痛，未必能多气血。补之，则阳明之经旺，自生津液，滤注乳房。何必复补精，以牵制参芪乎。

42.清－伤寒辨证录－陈士铎－卷之十三－乳痈门（四则）

人参（一两）、白术（二两）、黄芪（一两）、当归（一两）、忍冬藤（一两）、茜根（二钱）、白芥子（二钱）、茯苓（三钱）。

水煎服。连服二剂，而生肉红润。再服二剂，脓尽痛止。又二剂，漏管重长。又二剂全愈。再二剂永不再发。

此方全去补气血，不去消毒，实为有见。虽忍冬藤乃消毒之药，其性亦补，况同入于补药中，彼亦纯于补矣。惟是失精变岩，似宜补精，乃不补精，而只补气血何也？盖精不可以速生，补精之功甚缓，不若补其气血，转易生精。且乳房属阳明之经，既生乳痛，未必阳明之经能多气多血矣。补其气血，则阳明之经旺，自然生液生精以灌注于乳房，又何必复补其精，以牵掣参、芪之功乎，此方中所以不用生精之味耳。

43.清－外科辨证奇闻－陈士铎－乳痈门

人有先生乳痛，虽已收口，后因不慎房帏，以致复行溃烂，变成乳岩，现成无数小疮口，如管非管，如漏非漏，形似蜂窠之状，肉向外生，终年累月而不愈，服败毒之药，身愈狼狈，而疮口更加腐烂，人以为毒深结于乳房也，谁知是气血之大亏乎？凡人乳房肉向外长，而筋束于乳头，故伤乳即伤筋也，此处生痛，原须急散，迟则有筋弛难长之虞，况又加泄精以损伤元气，安得不变出非常乎？当时失精之后，即大用补精填髓之药，尚不至如此之横，既因虚而成岩，复见岩而败毒，不已虚而益虚乎，毋怪愈败而愈坏也。治之法必须大补其气血，以生其精，不必再消其毒，以其病原无毒之可泄耳，方用化岩汤。

人参（一两）、白术（二两）、黄芪（一两）、当归（一两）、忍冬藤（一两）、茜根（二钱）、白芥子（二钱）、茯苓（三钱）。

水煎服，连服二剂，而生肉红润，再服二剂而脓尽痛止，再服二剂而漏管重长，再服二剂全愈，再服二剂，不再发也。

此方全去补气补血，不去消毒，实为有见，虽忍冬藤乃消毒之味，然其性亦补，况同入于补药之中，彼亦纯乎补矣，惟是失精以致变岩，似宜补精，乃不补精而止补气血何故？补精不可以速生，补精之功甚缓，不若补其气血，转易生精，且乳房属阳明之经，既生乳痈，则阳明之经未必能多气多血矣，补其气血，则阳明之经旺，自能生津生液，以灌注于乳房，又何必复补其精，以牵掣参芪之功乎？此方终所以不用填精之味也。

44.清－外科秘传－陈万镒－上卷－痈疽总论

乳岩

初起乳中生一小块，不痛不痒，症与恶核、瘰疬相似，皆是阴寒痰结，因哀哭忧愁患难惊恐所致。初起用犀黄丸十服痊愈，或用阳和汤加土贝五钱煎服，数日可消。如误用膏贴、药敷，定主日渐肿大，内作一抽之痛，已觉治迟。倘皮色变异，难以挽回，勉用阳和汤日服，或用犀黄丸日服，或用二药每日早晚轮服。服至自溃而痛者，内服千金托里散，外用老蟾拔毒法。取蟾六只，每日早晚用蟾一只贴于疽孔，连贴三日，三日后接贴犀黄丸，十之中可救三四。溃后不痛、但极痒者，无一毫挽回。此症男女皆有，忌开刀，开误则翻花，痛苦最惨，万无一生。

乳痈乳岩（附）乳缩乳卸

《经》云：乳头属足厥阴肝经，乳房属足阳明胃经。若乳房忽然肿痛，数日之外，焮肿而溃，稠脓涌出，脓尽而愈，此属肝胃热毒、血气壅滞所致，名曰乳痈，犹为易治。若乳岩者，初起内结小核如棋子，不赤不痛，积久渐大崩溃，形如熟榴，内溃深洞，脓水淋漓，有巉岩之势，故名曰乳岩；此属脾肺郁结，血气亏损，最为难治。乳痈初起，若服人参败毒散，瓜蒌散加忍冬藤、白芷、青橘皮、生茋、当归、红花之类，敷以香附饼，即见消散；如已成脓，则以神仙太乙膏贴之，吸尽脓水自愈矣。乳岩初起，若用加味逍遥散、加味归脾汤二方间服，亦可内消。及其病势已成，虽有卢扁，亦难为力。但当确服前方，补养气血，纵未脱体，亦可延生。周季芝云：乳痈、乳岩结硬未溃，以活鲫鱼同天生山药捣烂，入麝香少许，涂块上，觉痒勿搔动，隔衣轻轻揉之，以七日一涂，旋涂旋消；若用行血破气之剂，是速其危也。更有乳缩症，乳头缩收肉内，此肝经受寒，气敛不舒，宜当归补血汤加干姜、肉桂、白芷、防风、木通之类主之。又有乳卸症，乳头拖下，长一二尺，此肝经风热发泄也，用小柴胡汤加羌活、防风主之；外用羌活、防风、白蔹火烧熏之；仍以蓖麻子四十九粒、麝香一分，研极烂涂顶心，俟至乳收上，急洗去。此系属怪症，妇人盛怒者多得之，不可不识。

45.清－医医偶录－陈修园－卷一－肝气

肝气者，妇女之本病。妇女以血为主，血足则盈而木气盛，血亏则热而木气亢，木盛木亢，皆易生怒，故肝气唯妇女为易动焉。然怒气泄，则肝血必大伤，怒气郁，则肝血又暗损，怒者血之贼也。其结气在本位者，为左胁痛。移邪于肺者，右胁亦痛。气上逆者，头痛，目痛，胃脘痛。气旁散而下注者，手足筋脉拘挛，腹痛，小腹痛，瘕疝，乳岩，阴肿，阴痒，阴挺诸症。其变病也不一，随症而治之。

左胁痛，肝气不和，柴胡疏肝散。若七情郁结，用逍遥散、解恨煎。

右胁痛，用推气散。如肝燥而皮泡胀痛者，瓜蒌散。

头痛者，痛或连眉棱骨眼眶，逍遥散主之。

目痛者，蒺藜汤加柴胡、山栀。

胃脘痛者，沉香降气散、柴胡疏肝散并主之。

手足筋脉拘挛者，肝气热也，五痿汤加黄芩、丹皮。

腹痛者，木乘土也，芍药甘草汤主之。

小腹痛者，癥瘕之气，橘核丸主之。

瘕疝者，血燥有火也，消瘰丸散之，兼服逍遥散。

乳岩者，逍遥散、归脾汤二方间服。

阴肿阴痒阴挺诸症，逍遥散主之，甚则龙胆泻肝汤。

46.清－医学心悟－程国彭－卷六外科证治方药－乳痈（乳岩）

乳痈者，乳房焮痛作脓，脓尽则愈。其初起，宜服瓜蒌散，敷以香附饼，即时消散。若已成脓，则用太乙膏贴之，若溃烂，则用海浮散掺之，外贴膏药，吸尽脓而愈。乳岩者，初起内结小核如棋子，积久渐大崩溃，有巉岩之势，故名乳岩。宜服逍遥散、归脾汤等药。虽不能愈，亦可延生，若妄行攻伐，是速其危也。

瓜蒌散：瓜蒌（一个）、明乳香（二钱），酒煎服。

香附饼：敷乳岩，即时消散，一切痛肿皆可敷。香附（细末，一两）、麝香（二分），上二味研匀，以蒲公英二两煎酒去渣，以酒调药，热敷患处。

太乙膏：治一切痈疽肿毒，用之提脓极效。

肉桂（一钱五分）、白芷、当归、玄参、赤芍、生地、大黄、土木鳖（各五钱）、乳香（末，二钱）、没药（末，二钱）、阿魏（一钱）、轻粉（一钱五分）、血余（一团）、黄丹（六两五钱）。以上各药，用真麻油一斤浸入，春五、夏三、秋七、冬十日，倾入锅内，文武火熬至药枯浮起为度，住火片时，用布袋滤净药渣，将锅展净，入油，下血余再熬，以柳枝挑看，俟血余熬枯浮起，方算熬熟。每净油一斤，将炒过黄丹六两五钱徐徐投入，不住手搅，候锅内先发青烟，后至白烟叠叠旋起，其膏已成，将膏滴入水中，试软得中，端下锅来，方下阿魏散膏面上，候化尽，次下乳香、没药、轻粉，搅匀，倾入水内，以柳木搅成一块。

47.清－外科秘授著要－程让光－乳痈

女人忧思郁结，乳结成核，年而发溃，则破陷如空洞，名曰乳岩，是不治之症。或用八珍汤与六味丸间服，庶或可久。

48.清－医述－程文囿－卷十三·女科原旨－杂病

乳疾

乳痈者，乳房肿痛，数日之外，焮肿而溃，稠脓涌出，此属胆胃热毒，气血壅滞所致，犹为易治。乳岩者，初起内结小核如棋子，不赤不痛，积久渐大，崩溃形如熟榴，内溃深洞，血水淋沥，有巉岩之势，故曰乳岩。此属脾肺郁结，气亏血损，最为难治。乳痈初起，服瓜蒌散，敷香附饼，即消。如已成脓，则以神仙太乙膏贴之，脓尽自愈。乳岩初起，用加味逍遥散、加味归脾汤，二方间服，亦可内消。病势已成，虽有卢扁，亦难为力。但服前方，补养气血，亦可延生，妄用行气破血，速其危也。更有乳卸，乳头拖长一、二尺，此肝经风热发泄，用小柴胡汤加防风、羌活，外用羌活、防风、白敛烧烟熏之，仍以萆麻子四十九粒、麝香一分，研涂顶心，乳收洗去。此证，女人盛怒者多得之。（薛立斋）

49.清－本草纲目易知录－戴葆元－卷三－果部

青皮（青橘皮）：辛、苦而温。色青气烈，入肝、胆气分。泻肺气，疏肝气，散滞气，破坚癖。治伤寒疟疾，胸膈气逆，左胁肝经积气，及多怒胁疼，腹痛疝气，消乳肿、乳岩，去下焦诸湿。最能发汗，汗多及无滞气者，勿用。

妇人乳岩：久积忧郁，乳房内有核如指头，不痛痒，五七年成痈，名乳岩，不治。青皮四钱，水煎，徐徐服，日一服。

50.清－医级－董西园－女科卷之六－乳病（附瘰疬结核游风）

再详乳病，列叙诸因。乳房属阳明胃腑，乳珠本厥阴肝经。谷入胃而津液生，化赤下营冲任。

乳者，谷食之气所化。未孕之先，其所化之津液，游溢入心，则色变化而赤，是为血，下归血海，应象而行月事；既孕之后，其所化下资冲任，留闭胞宫，以养胎元，若既产，则化为乳汁以食儿。故乳与血，皆本水谷之精气所化，在上为乳，在下为经，本同出于脾胃之所化也。

立斋曰：妇人乳痈，由胆胃二腑热毒，发则寒热渴烦，以败毒散、神效瓜蒌散、加味逍遥散治之自愈，即或溃脓，脓尽亦愈。若气血虚弱，脓清不敛，脉大者为难治。若乳岩之候，乃肝脾二经郁毒。初起小核，结于乳内，肉色如常，其人五心烦热，肢体倦怠，月经不调，用丹栀逍遥散、加味归脾汤或神效瓜蒌散治之，亦渐消散。若积久不治，郁火复加，历年渐积，根深蒂固，渐见色变，赤肿成痈，内溃深洞，状如岩穴，已经成岩，难言愈矣。但用归脾补养之剂，可延岁月，设或妄攻，愈促其危矣。大抵乳症，焮痛寒热者，宜散表邪；若因恚怒肿痛，宜养血疏肝，清火消毒。若不作脓，或脓不溃，或脓出反痛，发寒热，或晡热内热，劳则倍痛，皆当培养气血为亟；若不敛脓稀，呕吐泄泻，食减难敛，皆当先补脾胃为主，毋专事清寒，反致深重难愈也。

51.清－冯氏锦囊秘录－冯兆张－女科精要卷十六－女科杂症门

妇人有忧怒抑郁，朝夕积累，脾气消阻，肝气横逆，气血亏损，筋失荣养郁滞与痰，结成隐核，不赤不痛，积之渐大，数年而发，内溃深烂，名曰乳岩，以其疮形似岩穴也。慎不可治，此乃七情所伤，肝经血气枯槁之证，治法：焮痛寒热初起，即发表散邪，疏肝之中，兼以补养气血之药，如益气养荣汤，加味逍遥散之类。以风药从其性，气药行其滞，参芪归芍补气血，乌药、木通疏积利壅，柴防、苏叶表散，白芷除脓通荣卫，官桂行血和脉，轻者，多服自愈，重者，尚可延年。若以清凉行气破血，是速其亡也。

52.清－冯氏锦囊秘录－冯兆张－外科大小合参卷十九－乳痈

乳房，阳明所经，乳头，厥阴所属，乳子之母，不知调养，忿怒郁闷所遏，厚味炙煿所酿，以致厥阴之气不行，故窍不得通，而汁不得出，阳明之血沸腾，故热胜而化脓，亦有所乳之子，膈有滞痰，口气焮热，含乳而睡，热气所吹，遂生结核。于初起时便须忍痛揉吮令通，自可消散，失此不治，必成痈疖。凡四十岁以前者易治。若五十内外者难痊，盖阳明厥阴两经之气血渐衰耳。治法：疏厥阴之滞。以青柴，清阳明之热以石膏，行瘀浊之血以甘草节，消肿导毒，以栝蒌子或加没药、青橘叶、皂角刺、金银花、赤芍、连翘、当归之类，然须以少酒佐之。若加灼艾二三十壮于肿处，其效尤捷，不可辄用针刀，必致危困。若因忧怒郁闷，年月积累，脾气消阻，肝气横逆，遂成隐核。如大棋子，不痛不痒，数十年后，方为疮陷，名曰奶岩。以形凸凹，似岩穴也，不可治矣。惟于始生便须消释病根，心清神安，然后施之治法，亦有可安之理。

53.清－傅青主女科－傅山－产后编下卷－产后诸症治法

乳痈（第四十一）

乳头属足厥阴肝经。乳房属足阳明胃经。若乳房痛肿、结核、色红，数日外，肿痛溃稠脓，脓尽而愈。此属胆胃热毒，气血壅滞，名曰乳痈，易治。若初起内结小核，不红、不肿、不痛，积之岁月渐大如晚岩山，破如熟榴，难治。治法：痛肿寒热，宜发表散邪；痛甚，宜疏肝清胃；脓成不溃，用托里；肌肉不生，脓水清稀宜补脾胃；脓出及溃，恶寒发热，宜补血气，饮食不进，或作呕吐，宜补胃气。乳岩初起用益气养荣汤加归脾汤，间可内消。若用行气补血之剂，速亡甚矣。

54.清－傅氏外科－傅山－上卷－乳痈论

人有先生乳痈，收口后不慎房事，以致复行溃烂，变成乳岩，现出无数小口，而疮口更加腐烂，似蜂窝之状，肉向外生，终年累月不愈，服败毒之药而愈甚。人以为毒深结于乳房也，谁知是气血大虚乎？夫乳痈成岩，肉向外生，而筋束乳头，则伤乳即伤筋也。此症必须急救，否则有筋弛难长之虞矣。夫筋弛而又泄精，泄精则损伤元气，安得不变出非常乎？当失精之后，即用补精填髓之药，尚不致如此之横，今既因虚而成岩，复见岩而败毒，不已虚而益虚乎？无怪其愈治而愈坏也。治之法，必须大补其气血以生其精，不必再泻其毒，以其病无毒可泻耳。方用化岩汤：

茜草根、白芥子（各二钱）、人参、忍冬藤、黄芪、当归（各一两）、白术（土炒，二两）、茯苓（三钱）。

水煎服，连服二剂而生肉红润，再服二剂而脓尽痛止，又二剂漏管重长，又二剂痊愈，再二剂永不复发矣。此方全在补气补血，而不事消痰化毒之治。忍冬虽为消毒之药，其性亦补，况入于补药之中，亦纯乎补矣。惟是失精变岩，似宜补精，乃不补精而止补气血，何也？盖精不可以速生，补精之功甚缓，不若补其气血，气血旺则精生矣。且乳房属阳明之经，既生乳痈，未能多气多血，补其气血，则阳明之经既旺，自然生液生精以灌注于乳房，又何必复补其精，以牵制参芪之功乎？此所以不用生精之味耳。

秘诀：化岩汤中茜草根，二钱白芥一两参，忍冬芪归亦一两，白术二两苓三钱。

方用延仁汤亦效：人参、当归、白术、熟地、麦冬（各一两）、山茱萸（五钱）、甘草（一钱）、陈皮（五分），水煎服，四剂效。

秘诀：乳岩宜用延仁汤，参归术地麦两襄，山萸五钱一钱草，陈皮五分四剂良。

55.清－疡科心得集－高秉钧－方汇－补遗－（新方）疏肝导滞汤

治肝经郁滞，欲成乳癖、乳痈、乳岩等证。

川楝子、延胡、青皮、白芍、当归、香附、丹皮、山栀。

56.清－疡科心得集－高秉钧－卷上－疡证总论

人身一小天地也。天有日月星辰，地有山川草木，人有五脏六腑，不外乎阴阳气化而已；气化不能有全而无偏，有顺而无逆，故天有时而失常，地有时而荒芜，人有时而疾病。夫病之来也，变动不一，总不越乎内证、外证两端。而其致病之由，又不越乎内因、外因二者。何谓内因？喜、怒、忧、思、悲、恐、惊，七情也，阴也。何谓外因？风、寒、暑、湿、燥、火，六气也，阳也。发于阳者，轻而易愈，发于阴者，重而难瘳，内科外科，俱是一例。今以内科论之，如疯、痨、臌、膈诸证，此发于脏者也，阴也，治之不易愈；如伤寒、疟、痢诸证，此发于腑者也，阳也，治之易愈。伤寒之传经，在阳经者易愈，在阴经者不易愈，夫人能知之。而外科之证，何独不然。有由脏者，有由腑者，有在皮肤肌骨者，无非血气壅滞，营卫稽留之所致。发于脏者，其色白，其形平塌，脓水清稀，或致臭败，神色痿惫，阴也；发于腑者，其色红而高肿，脓水稠粘，神清气朗，阳也，此其大概也。细论之，发于脏者为内因，不问虚实寒热，皆由气郁而成，如失营、舌疳、乳岩之类，治之得法，止可带疾终天而已。若发于腑，即为外因，其源不一，有火热助心为疡，有寒邪伤心为疡，有燥邪劫心为疡，有湿邪壅滞为疡，此俱系天行时气，皆当以所胜治之。又有寒邪所客，血泣不通者，反寒热大作，烦躁酸疼而似热，热邪所胜，肉腐脓腥，甚至断筋出骨，以致声嘶色败而似寒；又有劳汗当风，营逆肉里，而寒热难辨者。又有不内外因者，膏粱之积，狐蛊之感，房劳之变，丹石之威，无不可作大疔、成大痈；即如误食毒物，跌压杖棒，汤火虫兽等伤，亦皆作痛作脓，总由营气不从之所致也。然则治之奈何？亦在审其脉以辨其证而已。大约疮疡未溃之先，脉宜有余；已溃之后，脉宜不足。有余者，毒盛也；不足者，元气虚也。倘未溃而现不足之脉，火毒陷而元气虚也；已溃而现有余之脉，火毒盛而元气滞也。按定六部之脉，细察虚实，其间宜寒、宜热、宜散、宜收、宜攻、宜补、宜逆、宜从，总以适事为故，未可卤莽图治也。再疮疡之部位，其经络气血之循行，即伤寒之经络也。伤寒无定形，故失治则变生。外证虽有一定之形，而毒气之流行亦无定位。故毒入于心则昏迷，入于肝则痉厥，入于脾则腹疼胀，入于肺则喘嗽，入于肾则目暗手足冷；入于六腑，亦皆各有变象，兼证多端，七恶叠见。《经》曰：治病必求其本。本者何？曰脏也，腑也，阴阳也，虚实也，表里也，寒热也。得其本，则宜凉、宜温、宜攻、宜补，用药庶无差误；倘不得其本，则失之毫厘，谬以千里，可不慎诸！

57.清－疡科心得集－高秉钧－卷中－辨失营马刀生死不同论

乳疡之不可治者，则有乳岩。夫乳岩之起也，由于忧郁思虑，积想在心，所愿不遂，肝脾气逆，以致经络痞塞结聚成核。初如豆大，渐若棋子，不红不肿，不疼不痒，或半年一年，或两载三载，渐长渐大，始生疼痛，痛则无解日，后肿如堆栗，或如覆碗，紫色气秽，渐渐溃烂，深者如岩穴，凸者如泛莲，疼痛连心，出血则臭，并无脓水，其时五脏俱衰，遂成四大不救。凡犯此者，百人百死。如能清心静养，无挂无碍，不必勉治，尚可苟延。当以加味逍遥散、归脾汤，或益气养营汤主之。此证溃烂体虚，亦有疮口放血如注，实时毙命者，与失营证同。

58.清－改良外科图说－高文晋－卷一－治疡提纲

若桃夭赋晚，血滞三阴及雁泣离群，悲伤八脉，以致厥阴论事，营卫失行，而患乳岩翻花者，则用甘温育阴之剂，如寿脾（煎）、逍遥（饮）、景岳三阴（煎），外加芪枣、阿胶。若握算运筹，烦劳太过，偏损心脾，而患乳疽、海底管漏者，则用甘温培中之品，如保元（汤）、归脾（汤）之类。若金谷荒芜，志图恢复及心存君国，缓解无聊。虽有失营失精之分，总不外乎心脾二损，营卫乖离之故，须议养心（汤）、异功（散）、建中（汤）、都气（丸）之类。若先天赋弱，精海不充，血涸于阴，而成骨疽骱漏者，法宜气血双培，兼乎益肾。若萌芽太早，勤种蓝田，虚火常炎，炽成痔疡肛漏者，切勿疮药两歧，须崇顾本治法。

59.清－本草汇笺－顾元交－卷之六－陈皮（山果之五，合青皮、橘叶、橘核）

橘叶能散阳明、厥阴二经滞气。其治妇人妒乳、内外吹乳、乳痈、乳岩之症，盖乳房属阳明，乳头属厥阴故耳。

60.清－本草汇－郭佩兰－卷六－外科病机略

痈疽所发部分名状不同：疔疮、石痈、瘰疬、马刀、结核、瘿瘤、天蛇头、代指、甲疽、乳痈、乳岩、囊痈、阴头痈、便毒痈、内痈。

乳痈乳岩：乳痈，结核肿痛；乳岩，隐核下痛。乳痈，在行滞气，活血祛痰，有热者清之。乳岩在早治，清心疏厥阴。乳房，阳明所经；乳头，厥阴所属。此病多因厚味湿热之痰停蓄膈间，与滞乳相搏而成。又有因口气吹嘘，或怒气郁闷而成也。治法，疏厥阴之滞，以青皮清阳明之热，细研石膏，行污浊之血，以生甘草节消肿导毒，以瓜蒌子，或加没药、青橘叶、皂角刺、金银花、当归头，或汤或散，随意消息，然须以酒少佐之。《山居》：妇人吹乳，用桑树、蛀屑，饭捣成膏，贴之。乳头裂破，丁香末敷之。

61.清－外科明隐集－何景才－卷二－五总论歌

《内经》云：诸疮疼痒，皆属心火。其语乃系止言属阳之诸疮而矣，非将阴疽、瘿瘤、痰肿、郁结、石疽、乳岩等症，概言在内也。今人不精于学，始终不解《内经》之旨，多有将毒火二字认真，不管属阴属阳，无论患之形色，投方便用清降凉消之剂，患者每因被治所害。生阴疽者，命中想必应遭如此之劫数。

62.清－妇科良方－何梦瑶－乳证

乳岩

乳根结成隐核，如围棋子大，不痛不痒，肉色不变，其人或内热夜热，数年后，方从内溃出，嵌空玲珑，洞窍深陷，有如山岩，故名。由其人中气虚寒，或抑郁不舒，致气血凝滞，宜早服十六味流气饮或逍遥散，外以木香、生地捣饼敷上，热器熨之。鹿角胶一味消岩圣药，隔蒜灸亦佳。不时以青皮、甘草为末，煎浓姜汤调服亦可。宜戒七情厚味，便可消散。若溃后惟宜培补，十全大补汤、八珍汤、归脾汤、人参养荣汤酌用。

63.清－簳山草堂医案－何书田－下卷－乳岩

性情拘执，郁火蒸痰，右乳成块，大如覆杯，脉弦细而数，久恐延为乳岩之候，不易消去也。拟方候外科名家酌之。

羚羊片、冬桑叶、川贝母、郁金、山栀、夏枯草、石决明、牡丹皮、瓜蒌仁、橘络、蒲公英汁。

64.清－妇科备考－何应豫－卷一－产后章

乳岩

妇人乳岩，原非产后之病，但乳岩、乳痈皆痰生乳房。治此症者，混同施治，误世不浅，不得不分别论明也。其乳痈起于吹乳之一时，非同乳岩由气血亏损于数载，始因妇女或不得意于翁姑夫胥，或诸事忧虑郁遏，致肝脾二脏久郁而成。初起小核，结于乳内，肉色如故，圆棋子大，不痛不痒，十余年后方成疮患，烂见肺腑，不可治矣。初起之时，其人内热夜热，五心烦热，肢休倦瘦，月经不调，宜早为治疗，益气养荣汤、加味逍遥散（列方），多服渐散。气虚，必大剂人参，专心久服，其核渐消。若服攻坚解毒，伤其正气，必致溃败，多有数年不溃者，最危，溃则不治。周季芸云：乳癖、乳岩，结硬未溃，以活鲫鱼同生山药捣烂，入麝香少许，涂块上，觉痒极勿搔动，隔衣轻轻揉之。七日一涂，旋涂渐消。若荏苒岁月，以致溃腐，渐大类岩，色赤出水，深洞臭秽，用归脾汤（列方）等药，可延岁月。若误用攻伐，危殆迫矣。曾见一妇，乳房结核如杯，数年诸治不效，因血崩后日服人参两许，月余参尽二斤，乳结霍然。此症有月经者尚轻，如五六十岁无经者，不可轻易看也。

65.清－经验选秘－胡增彬－卷二－痈疽总论

乳岩

初起乳中生一小块，不痛不痒，症与瘰疬，恶核相若，是阴寒结痰。此因哀哭忧愁，患难惊恐所致。

其初起以犀黄丸每服三钱，酒送；十服全愈，或以阳和汤加土贝母五钱煎服，数日可消。倘误以膏贴药敷，定主日渐肿大，内作一抽之痛，已觉迟治。若皮色变异、难以挽回，勉以阳和汤日服，或以犀黄丸日服，或二药每日早晚轮服，服至自溃。用大蟾六只，每日早晚取蟾，破腹连杂，以蟾身刺孔贴于患口，连贴三日。内服千金托里散，三日后接服犀黄丸，十人之中可救三四，溃后不痛而痒极者，断难挽回。大忌开刀，开则翻花最惨，万无一活，男女皆有此症。

66.清－古今医彻－怀抱奇－卷之三杂症－乳症

经云：怒则气上，思则气结，上则逆而不下，结则聚而不行。人之气血，贵于条达，则百脉畅遂，经络流通。苟或怫郁，则气阻者血必滞，于是随其经之所属而为痈肿。况乎乳房，阳明胃经所司，常多气多血。乳头，厥阴肝经所属，常多血少气。女子心性偏执善怒者，则发而为痈，沉郁者则渐而成岩。痈之为患，乳房红肿，寒热交作，宜化毒为主，瓜蒌、忍冬之属，可使立已。岩之为病，内结成核，久乃穿溃，宜开郁为要，贝母、远志之类，不容少弛。若男子则间有，不似妇人之习见也。陈氏则云微有异者，女损肝胃，男损肝肾，肝虚血燥，肾虚精怯，血脉不得上行，肝筋无以荣养，遂结痈肿，似亦有见。至既溃之后，气血必耗。惟以归脾、逍遥、人参养荣无间调之。又必患者怡情适志，寄怀潇洒，则毋论痈症可痊，而岩症亦庶几克安矣。倘自恃己性，漫不加省，纵有神丹，亦终无如何也。

乳痈，恶寒发热，乳房红肿，用橘叶散。

乳吹，乳房作胀，枳壳散，乳汁不通，膨闷，王不留行汤。

郁怒伤肝，左乳结核，加味逍遥散，入贝母、金银花、青皮、香附。思虑伤脾，右乳结核，加味归脾汤入贝母、金银花。

乳疬溃后不敛，人参养荣汤、归脾汤，八珍汤调养之。余毒未解，入忍冬花。

乳岩溃后，须前方久服勿辍，调和情性。若郁结不舒者，不治。

橘叶散：金银花、瓜蒌、青皮、当归、皂针、连翘（各一钱）、橘叶（十片）、柴胡（七分）、甘草节（三分），水煎，心思不遂者。加远志贝母。

枳壳散：枳壳、木通、生地、当归、广皮、金银花（各一钱）、甘草（三分）、钩藤（二钱），灯心一握，水煎。

王不留行汤：穿山甲（炒）、麦门冬（去心）、王不留行（炒）、当归、白芍药（酒炒）、熟地黄、茯苓、通草（各一钱）、川芎（五分）、甘草（三分），用猪前蹄煮汁二碗煎药，食远服之。以热木梳梳其乳房，其乳立至。

67.清－寿身小补家藏－黄兑楣－卷之五－乳痈乳岩两证（指方）

若产后因郁怒伤肝，乳内结核，坚硬疼痛，肉色如故，故名曰乳岩。致令五心发热，肢体倦瘦，面无血色，若渐久渐大，内溃深洞，终为难治，宜用四五扶脾养元法，或用又八人参养营汤，可延岁月，若用消耗，危始速矣。每有孕妇亦有此证，名曰内吹。凡用药亦如之，然不可用牛膝、瞿麦等药，以犯其胎。

乳岩初起，内结小核，不赤不痛，渐大而溃，形如熟榴，内溃深洞，此脾肺郁结，气血亏损，最为难治。初起用加味逍遥散、加味归脾汤，二方并服，亦可内消。及其病势既成，虽有卢扁，亦难为力。

乳卸者，乳头拖下一二尺，此肝经风热发泄，用小柴胡汤加羌、防主之，蓖麻子四十九粒，麝香一分，研涂顶心，俟乳头收上，即洗去。

68.清－笔花医镜－江涵暾－卷四女科证治－肝气

肝气者，妇女之本病。妇女以血为主，血足则盈而木气盛，血亏则热而木气亢，木盛木亢，皆易生怒，故肝气唯妇女为易动焉。然怒气泄则肝血必大伤，怒气郁则肝血又暗损。怒者，血之贼也。其结气在本位者，为左胁痛；移邪于肺者，右胁亦痛；气上逆者，头痛目痛，胃脘痛；气旁散而下注者，手足筋脉拘挛，腹痛、小腹痛，瘰疬、乳岩、阴肿、阴痒、阴挺诸症。其变病也不一，随症而治之。

左胁痛，肝气不和，柴胡疏肝散，若七情郁结，用逍遥散、解恨煎；右胁痛，用推气散，如肝燥而皮泡胀痛者，瓜蒌散；头痛者，痛或连眉棱骨眼眶，逍遥散主之；目痛者，蒺藜汤加柴胡、山栀；胃脘痛者，沉香降气散、柴胡疏肝散并主之；手足筋脉拘挛者，肝气热也，五痿汤加黄芩、丹皮；腹痛者，木乘土也，芍药甘草汤主之；小腹痛者，疝瘕之气，橘核丸主之；瘰疬者，血燥有火也，消瘰丸散之，兼服逍遥散；乳岩者，逍遥散、归脾汤二方间服；阴肿、阴痒、阴挺诸症，逍遥散主之，甚则龙胆泻肝汤。

69.清－医宗说约－蒋示吉－卷之四－女科乳疾

阳明胃经主乳房，厥阴肝经乳头生，醇酒厚味兼愤怒，胃肝火动痛疽妨。坚硬如石名石乳，婆娑多口乳发方，吹乳发于乳嘴上，乳漏之症生兜囊，不痛不痒如桃核，乳岩溃后病难当。有子吹乳外吹症，儿口热毒吹乳病，急须消散易为功，因循溃后医难应。软温饮子是煎方，总治乳疾能接命，柴胡赤芍并木通，黄芩瓜蒌青皮顺，甘草桔梗共当归，乳香没药山甲进，广胶三钱酒水煎，痛甚角刺橘叶渗，托里黄芪及防风，解毒银花（连）翘贝（母）顺。

示吉曰：乳症，消散为易，溃后收敛为难。盖其形内悬垂而血易满也。然乳疖为轻，石乳、乳发为重；乳痈溃日，尤可望愈；乳岩一溃，不可救矣。胎前乳疖为内吹，产后乳疖为外吹。外吹若溃，乳至即脓，最难收口。初起乳汁不通，结核肿痛，速宜揉散，或忍痛吮出恶汁，或用木梳频刮乳房，乳汁一通，核自消散。倘不愈，急用葱捣成饼，摊乳上一指厚，用灰火一罐覆之，须臾汗出肿消，内服瓜蒌散亦妙。

70.清－药镜－蒋仪－拾遗赋

乳岩

乳根结成隐核，如大棋子，不痛不痒，肉色不变。其人内热夜热，五心烦热，皆由忧怒郁闷，朝夕积累，肝气横逆，脾气消阻而然。积数年后方成疮陷，以其疮形嵌凹，似岩穴之状，故名岩，然至此则不可治矣。须于初起时即知其为肝脾亏损而成，勿用攻伐之药，加味逍遥、归脾、益气养荣三汤酌用。鹿角胶一味，消岩圣药。隔蒜灸亦可愈。

《本草经疏》忌宜

乳岩、乳痈、内外吹，忌（补气、升，辛温燥酸敛）。宜（散结气、和肝、凉血、活血、清热解毒）。贝母、橘叶、连翘、花粉、山慈菇、山豆根、紫花地丁、黄连、甘草、柴胡、白芷、橘皮、牡鼠粪、乳香、没药、漏芦、夏枯草、金银花、瓜蒌仁、头垢、人爪、鲮鲤甲、半枝莲、茜根。

乳岩

郁闷则脾气阻、肝气逆，遂成隐核，不痛不痒，一二载始溃，或五六年后方见外肿紫黑，内渐溃烂，亦有数载方溃而陷下者，皆曰乳岩，最难治疗。

71.清－订正医圣全集－李缵文－保寿经针线拾遗－乳针线无

乳痈乳岩

乳痈则因儿口气所吹，壅结胀痛，肉色赤肿，发热烦渴，憎寒头痛，治之亦易。惟乳岩之症，初起结小核于内，肉色如常，速宜服消散之药。若积久渐大，内溃深洞，最为难疗。服补方尚可以延岁月，切忌开刀，开刀则翻花必死，用药咬破者亦同。

72.清－类证治裁－林佩琴－卷之八－乳症论治

乳症多主肝胃心脾，以乳头属肝经，乳房属胃经，而心脾郁结，多见乳核、乳岩诸症。乳痈焮肿色红，属阳，类由热毒，妇女有之，脓溃易愈。乳岩结核色白，属阴，类由凝痰，男妇皆有，惟孀孤为多，一溃难治。且患乳有儿吮乳易愈，无儿吮乳难痊。其沥核等，日久转囊穿破，洞见肺腑，损极不复，难以挽回。而乳岩尤为根坚难削，有历数年而后痛，历十数年而后溃者，痛已救迟，溃即不治。须多服归脾、养荣诸汤。切忌攻坚解毒，致伤元气，以速其亡。

乳内结小核一粒如豆，不红不痛，内热体倦，月事不调，名乳岩。急早调治，若年久渐大，肿坚如石，时作抽痛，数年溃腐，如巉岩深洞，血水淋沥者，不治。溃后大如覆碗，不痛而痒极者，内生蛆虫也。症因忧思郁结，亏损肝脾气血而成。初起小核，用生蟹壳爪数十枚，砂锅内焙，研末酒下，再用归、陈、枳、贝、翘、姜、白芷、甘草节，煎服数十剂，勿间，可消。蟹爪灰与煎剂间服，曾经验过。若未消，内服益气养荣汤，外以木香饼熨之。阴虚晡热，加味逍遥散去焦术，加熟地。寒热抽痛，归脾汤。元气削弱，大剂人参煎服可消。若用攻坚解毒，必致溃败不救。凡溃后，最忌乳没等药。

73.清－类证治裁－林佩琴－卷之三－郁症

乳头生小浅热疮，搔之黄汁出，浸淫渐大，百疗不瘥，动经年月，名为妒乳。若感外受之邪与气血相搏，即壮热大渴引饮，牢强掣痛，手不近是也。若夫不得于舅姑，忧怒郁遏，时日累积，脾气清汩肝气横逆，遂成隐核如鳖棋子，不痛不痒，十数年后方为疮陷，名曰乳岩（仲圭曰：本病若在未成溃疡以前，以香附饼治之良效。方用香附细末一两，麝香二分，研匀，以蒲公英二两，酒煎去渣，以酒调药，乘热敷患处，日数次。如已成溃疡者，应受外科之治疗，特本症之病原既由肝脾抑郁而起，则怡情悦情又为至要。汤剂以逍遥散与归脾汤间服。至于性情如何怡悦，则莫如披阅内典，以了解人生观为上策）。

74.清－济阴宝筏－刘常棐－卷十六疮疡门－乳痈乳岩

经云：乳头属足厥阴肝经，乳房属足阳明胃经。若乳房忽壅肿痛，结核色赤，数日之外，焮痛胀溃，稠脓涌出，脓尽而愈，此属胆胃热毒气血壅滞，名曰乳痈，为易治。若初起内结小核，或如鳖棋子，不赤不痛，积之岁月渐大，巉岩崩破，如熟瘤，或内溃深洞，血水滴沥，此属肝脾郁怒气血亏损，名曰乳岩，为难疗。治法，焮痛寒热，宜发表散邪。肿焮痛甚，宜疏肝清胃。或不作脓，脓成不溃，宜用托里。或肌肉不生，脓水清稀，宜补脾胃。或脓出反痛，恶寒发热，宜补气血。慎不可用克伐之剂，复伤脾胃也。乳岩初患，用益气养荣汤、加味逍遥散、加味归脾，可以内消。若用行气破血之剂，则速亡。

75.清－外科学讲义－刘恒瑞－痈疽所发部位分别难治易治论

此外，又有一种难治之症，虽不致命，而治法稍差，亦有损伤肢体成废之患。如胫踝生七眼疽、脱脚疽、手足指生脱疽、足心生涌泉疽、膝前生犊鼻疽、膝后生委中疽、皆有令人成废之患，医者亦不可不慎。若在妇人更有乳痈、乳核、乳岩之症。乳痈易治，乳核宜速消散，若溃则难治；乳岩则郁抑之气所发，积久而成，如先富后贫，气血亏虚，则与石疽、脱营之症无异，不能化软、消散无形，溃即成岩壑之状，每多不治，温补之或有二三收功者，医者不可不知。男子横痃，生于胯下，名曰疝筋初起如新张弓弦，坚硬横亘于毛茎之侧，《全生集》止有角针煮粥一法，然有因阴虚而发者，药犯攻伐之品则变成坚硬如胁骨状，惟补之则消；若误用刀针、升降散药，溃即难敛，每多殒命。此症古书多不载，且无补法。瑞曾经历治数人，用补获效，消化硬骨于无形，始信药当如神医者，贵在善于化裁，能于无法之中思得妙法，以补古人所未备，斯可以为良医而造福于后世矣！大凡痈疽生于足太阳、足阳明经穴者，其来势虽小，其长大则易，以二经气血俱多，一有停滞，壅塞最易，其来源涌猛，故其膨胀力最大，法当预防之，以针刺其上下青脉管令出血以分消之，无使充塞一处则易治矣。

乳岩发于乳中，按胃经循乳穴。歌云：乳中正在乳头心，次有乳根出乳下。又肝经循乳穴，歌云：循本经之章门，至期门之所挟，胃属肝。故前贤皆以忧思郁怒积气于肝胃两经而成乳岩。第方书治法虽多，不失之峻补，则失之峻攻，惟仲醇制疏肝清胃丸，虽平淡无奇，却有深中肯綮之妙。

妇人乳岩，因久积忧郁，乳房内有核如指头，不痛不痒，五七年成痈，名乳岩，不可治也。用青皮四钱，水一盏半煎一盏，徐徐服之，日一服，或用酒服。

希雍曰：青皮性最酷烈，削坚破滞是其所长，然误服之立损人真气，为害不浅。凡欲施用，必与人参、术、芍药等补脾药同用，庶免遗患，必不可单行也。肝脾气虚者，概勿施用。

[修治]青橘皮乃橘之未黄而青色者，头破裂，状如莲瓣，其气芳烈。今人多以小柑、小柚、小橙伪为之，不可不慎辨之。入药以汤浸，去瓤切片，醋拌瓦炒过用。消积定痛，醋炒。柑皮稍厚于橘，橙皮则最厚。

76.清－医学集成－刘仕廉－卷三－乳证

清臣曰：乳房属阳明，乳头属厥阴，无论气闭寒闭，须用二经之药以通之。至吹乳、乳痈、乳岩，其证不一，宜按寒热虚实分治。

木郁不达，乳房结核坚硬，胸胁气撑，腰脊疼痛。气血两亏，郁结不解，论其内证，即属郁劳；论其外证，便是乳岩，皆为难治。

77.清－鲟溪单方选－陆锦燧－卷上－乳门

乳岩，先乳中一粒，大如豆，渐大如鸡子，七八年后方破，则不可治。急服生蟹壳数十枚，砂锅内焙焦为末。每服二钱，好酒调服，勿间断。

78.清－文集－陆懋修－卷十二·文十二－合论珠黄散、苏合香丸、至宝丹、紫雪丹

有乳岩者，属肝脾二脏，郁怒后气血亏损，初起小核，结于乳内，肉色如常，或三年五年发作，其人内热，肢体倦瘦，月经不调。用加味逍遥散（方在上第九内）、瓜蒌散（方在本条），多自消散。若积久渐大，巉岩色赤，内溃深洞为难疗。但用归脾汤等补药，多服可愈。若误用攻伐，危殆迫矣。是病初起，用青皮、甘草为末，以白汤或少加姜汁调服，以消为度。

大凡乳证，因患怒者，宜疏肝清热。焮痛寒热，宜发表散邪。肿痛甚，宜清肝消毒，并隔蒜艾灸。不作脓，或脓不溃，补气血为主。不收敛，或脓稀，补脾胃为主。脓出反痛，或发寒热，补气血为主。或晡热内热，补血为主。饮食少思，或作呕吐，补胃为主。饮食不化，或作泄泻，补脾为主。有孕妇患此，名曰内吹，所致之因则一，惟用药不可犯其胎耳。

乳岩论，乳房为阳明所经，乳头为厥阴所属（《证治》）。凡不得于夫、不得于舅姑，忧怒郁遏，时日积累，脾气消阻，肝气横逆，遂成隐核，如鳖棋子，不痛不痒，十数年后，方为疮陷，名曰奶岩，以其疮形嵌凹，似岩穴也，不可治矣。

初起乳岩（《玉历》）：橘叶一味，或瓜蒌（一个）煎浓汤，冲酒服，立消。

乳中初起，坚硬一粒，如豆大，渐至如蛋大，七八年必破，破则难治，用生螃蟹壳，瓦上焙焦研末，酒冲，每服二钱，以消为度。

79.清－医悟－马冠群－卷十－乳痈乳岩（乳卸）

乳痈者，乳房胀痛，数日之外，焮肿而溃，脓畅自愈，此属肝胃热结，气血壅滞，犹为易治。若初起内结小核，不赤不高，积久渐大，溃如熟榴，血水淋漓，洞穿内膜，有巉岩之势者，名乳岩，此属心脾郁结，气血亏损，最为难治，始先与以逍遥散、归脾汤等；更能息心静养，屏除烦虑，或可内消，如病势已成，百中殆无一二得生者。更有乳卸症，乳头下垂长一二尺，肝经风热壅结，极而下注也，治宜小柴胡汤加羌活、防风，外用羌活、防风、白蔹烧烟熏之，仍用蓖麻子四十九粒、麝香一分，研烂涂顶心，俟乳收上，急洗去，此属怪症，女人盛怒者多有之。

80.清－马培之医案－马培之－乳岩

乳头属肝，乳房属胃。胃与脾相连，乳岩一症，乃思虑抑郁，肝脾两伤，积想在心，所愿不得，志意不遂，经络枯涩，痰气郁结而成。两乳房结核有年则攀痛牵连筋，肝阴亦损，气化为火，阳明郁痰不解，虑其长大成为岩症，速宜撇去尘情，开怀解郁，以冀消化乃吉。拟方候裁。

气虚生痰，阴虚生热，气火夹痰交并络中，乳岩坚肿，痛如虫咬。此阳化内风，动扰不宁，每遇阴晦之日，胸闷不畅，阴亏液燥。宜养阴清气化痰，缓缓图之。

天冬、羚羊、夜合花、橘叶、郁金、海蜇、蒌仁、茯苓、川贝母、泽兰、连翘、勃荠。

81.清－医略存真－马文植－乳岩乳核辨

乳岩、乳核，男妇皆有之，惟妇人更多，治亦较难。乳头为肝肾二经之冲，乳房为阳明气血会集之所。论症核轻而岩重，论形核小而岩大。核如颈项之瘰疬，或圆或扁，推之可移；岩如山岩之高低，或凹或凸，似若筋挛。皆肝脾郁结所至，痰气凝滞则成核，气火抑郁则成岩。核则硬处作痛，岩则硬处不痛，四围筋脉牵掣作疼。治核宜解郁化痰；治岩宜解郁清肝。再察脉之虚实、体之强弱，虚者略兼平补，以扶其正。陈《正宗》欲用艾灸针刺，此治乳痈之法，非乳岩、乳核之治法也。乳岩、乳核断不可刺，刺则必败且速。《全生集》欲用阳和丸，此治虚寒之病，非郁火凝结之病也。郁火方盛，断不可以阴疽例视。最妙初觉即用消散，消散不应，必须宽怀怡养，随症调治，犹可暂延。若抽掣作痛，即属郁火内动，急进清肝解郁，外用清化膏丹敷贴。然医药虽尝，终无济于情志之感触也。

再论乳岩，乃七精致伤之症，以忧思郁怒，气积肝胃而成。气滞于经则脉络不通，血亦随之凝泣，郁久化火，肿坚掣痛，非痈疽可用攻补诸法。奈医以乳痈为实，乳岩为虚，泥用参、术以滞其气，气盛而火愈炽，焉得不溃？历年见是症破溃者，非补剂即服阳和汤，败坏者多矣。故复申言，为后学者戒。

乳岩一证，由脾胃素虚，痰饮停积，协抑郁之气而胶结乳下成核。此病在气分，不可用血分之药，如流气饮等方皆不中用。法主理脾。

乳岩：亦乳中结核，不红热，不肿痛，年月久之，始生疼痛，疼则无已。未溃时，肿如覆碗，形如堆粟，紫黑坚硬，秽气渐生。已溃时，深如岩穴，突如泛莲，痛苦连心，时流臭血，根肿愈坚。斯时也，五大俱衰，百无一救。若自能清心涤虑以静养，兼服神效栝蒌散、益气养荣汤，只可苟延岁月而已。

初起时，宜艾灸核顶，次日起泡挑破，用铍针针入四五分，插去腐灵药捻子，纸封之，至十余日，其核自落。用绛珠膏敛口。再当保养，庶不再发。惜乎初时必不肯如是治也。

按：乳头属足厥阴肝经，乳房属足阳明胃经，外属足少阳胆经。是症也，女子多发于乳，盖由胎产忧郁，损于肝脾。中年无夫者，多有不治。男子多发于腹，必由房劳、恚怒伤于肝肾。治宜六君子汤加芎、归、柴胡、栀子数十剂。元气复而自溃，仍痛而恶寒者，气血虚也，易十全大补汤加柴、栀、丹皮，兼六味地黄丸。若两目连睫，肝脉微弦者，前十全大补汤更加胆草。

82.清 – 青霞医案 – 沈登阶 – 方大人喆嗣仲侯

乳岩者，乳根成隐核，大如棋子，不痒不痛，肉色不变，其人内热夜热，五心烦热，皆由忧郁闷怒，朝夕累积，肝气横逆，脾气消沮而成，至五六年七八年之久，方成疮陷，以其疮形凹嵌，似岩穴之状，故名。是时虽饮食如常，必洞见五脏而死。盖至此而不可治矣，诚恶证也。须于初起之时，多服疏气行血之剂，以攻散之，方为良法（宜十六味流气饮或加味逍遥散）。或以追风逐湿膏贴而散之，亦称神剂。鹿角胶一味，消岩圣药，隔蒜灸亦妙。总当以初起时选用。而丹溪治乳岩法，用青皮四钱，水盏半，煎一盏，徐徐咽之，日一服，论者谓此方还应加贝母、橘叶、连翘、自然铜等药，良是，但如体弱人，终当酌量施治也。

[乳痈乳岩证治]《千金方》曰：女人患乳痈，四十以下，治之多愈，四十以上，治之多死，不治，则自终其天年。《入门》曰：妇人积伤忧怒，致生乳岩，五七年后，外肿紫黑，内渐溃烂，滴尽气血方死，惟清心静养，始苟延岁月。丹溪曰：一妇年六十，性急多妒，忽左乳结一核，大如棋子，不痛，即以人参汤调青皮、甘草末，入姜汁细细呷，一日夜五六次，至六七日消矣。又一妇性躁，难于后姑，乳生隐核，以单煮青皮汤，间以加减四物汤，加行经络之药，治两月而安。此皆乳岩初起之证，故易治。单煮青皮汤用青皮四钱，水煎，日三服。

83.清 – 沈氏女科辑要 – 沈又彭 – 卷下 – 第四十三节乳岩

坎气，洗净切薄，焙燥研末，日吃一条，酒下。约二十条效。（此缪德仁治验，

半年以内者效）

又狗粪、东丹、独囊蒜，三味捣匀，摊布上，勿用膏药令粘。贴上微痛，数日可愈。

沈尧封曰：乳岩初起，坚硬不作脓；其成也，肌肉叠起，形似山岩。病起抑郁，不治之证。方书云：桃花开时死，出鲜血者死。余见一妇患此已四年，诊时出鲜血盈盂，以为必死。日服人参钱许，竟不死。明年春桃花大放，仍无恙，直至秋分节候方毙。此妇抑郁不得志，诚是肝病。然不死于春而死于秋，何哉？岂肝病有二：其太过者死于旺时；其不及者，死于衰时耶！此证本属肝病，缪以坎气补肾而愈，亦理之不可解者。外有方附后疡科方选中。

笺疏：乳岩初起，止是一个坚核，不胀不肿，虽重按之，亦不觉痛。但块坚如石，与其他疡症不同，故不能消散。苟能养血调肝，开怀解郁，止可保其不大不胀。经数十年终身不为患者所见已多。若多劳多郁，则变化亦易，迨渐大而知作胀，已难治疗。若时作一抽之痛，则调经更是棘手，虽能养阴，亦多无益。断不可误投破气消克，及软坚走窜之药。尝见误服甲片、皂刺，应手焮发，速其胀裂，最是催命灵符。其溃也，浮面发腐，其中仍如巉石嵌空而坚，止有血水，并不流脓，且易溢血，必无带病延龄之望，坎气亦是单方，恐未必果有效力。蒜头涂法必令发痒，如其浮皮一破，即是弄假成真，必不可试。总之此症无论何药，断无能令必愈之理。沈谓外有方附后，今亦未见，岂传抄有脱佚耶？然纵使有方，亦无效果，阙之可耳。

84.清－片石居疡科治法辑要－沈志裕－卷上－乳岩

乳岩症由阴寒凝结、忧愁郁怒、肝脾两伤所致。始发乳中结一小块如豆，渐如枣栗，不红不热，此时尚可消散，如溃则百无一生矣。倘日久乳中有一抽之痛，或患处现出红色者，已难挽回。谓之岩者，因溃后肌肉腐烂，翻叠如岩也。治法初起多服犀黄丸，或服阳和汤，自能消散而愈，最忌膏药敷药，并忌刀开。若因循失治，已经发觉，勉以阳和汤、犀黄丸二方，日日早晚轮服，服至自溃，再用大蟾六只，每日取蟾破腹，连杂将蟾身刺孔，贴于疮口，连贴三日，内服千金托里散，三日后仍服犀黄丸，可救十中三四耳。若溃后不痛而痒者，必无挽回。此法系《全生集》中所载，与诸书不同，余窃用之于初起者，无不全愈。至溃后未尝试用，想舍此亦无他法也。

涩脉往来艰涩，如刀刮竹，阴也（此阴字，非阴寒也，血主阴，涩乃血少之象）。外感涩而紧数，为寒燥搏束，主身热无汗，或皮肤刺痛，或咳嗽不爽，胸臆牵疼；内伤涩而弦数，为血燥阴伤，男子伤精，妇人不孕。多由七情不遂，营气耗伤，血无以充，气无以畅，在上有上焦之不舒，在下有下焦之不运，在外有筋脉之拘挛、麻痹、枯痿，在里有风、劳、蛊、膈、瘰疬、内疽、乳岩、癥瘕等证。总之，皆血虚化燥，由燥而结，由结而坚，致成干涩内著之候。

85.清－惠直堂经验方－陶承熹－卷四膏药门－金锁比天膏

蒲公英专入胃、肝。味甘性平，微寒无毒。清胃热，凉肝血。化热毒，解食毒，散滞气，消肿核，专治疔毒乳痈，亦为通淋妙品。擦牙，染须发，壮筋骨。白汁，涂恶刺、狐尿刺疮，即愈。缘乳头属肝，乳房属胃，乳痈乳岩多因热盛血滞，用此直入胃、肝二经，故妇人乳痈水肿，煮汁饮及外敷立消。用忍冬同煎，入酒少许服尤良。内消须同夏枯、贝母、连翘、白芷等药同用。又能入肾凉阴，故于须发可染。独茎一花者是，有桠者非。茎断有白汁。凡螳螂诸虫游诸物上，必遗精汁，干久则有毒。人手触之成疾，名狐尿刺，惨痛不眠，百疗难效，取汁厚涂即愈。《千金》极言其功。

乳痈乳岩，多属肝胃热起，宜用蒲公英以疗之。

86.清－望诊遵经－汪宏－望诊下－诊乳望法提纲

沈按：乳岩初起，坚硬不作脓，其成也，肌肉叠起，形似山岩。病起抑郁，不治之证。方书云：桃花开时死，出鲜血者死。余见一妇患此已四年，诊时出鲜血盈盂，以为必死，日服人参钱许，竟不死。明年春，桃花大放仍无恙，直至秋分节候方毙。此妇抑郁不得志，诚是肝病。然不死于春而死于秋，何哉？岂肝病有二，其太过者死于旺时，其不及者死于衰时耶？此证本属肝病，缪以坎补肾而愈，亦理之不可解者。

87.清－医方简义－王清源－卷六－乳痈乳岩

乳痈乃乳房肿硬，乳管闭塞不通，数日之外，必焮肿作脓。初起必寒热往来，病在足少阳足阳明二经，宜通络破滞。古人每用逍遥散治之。往往绵延不愈，甚至溃烂。余自制芎归疏肝汤治之，靡不应手取效。未溃者即消，已溃者即脓矣。至于乳岩一症，室女寡妇居多，何也，因室女寡妇，最多隐忧郁结，情志不舒，日久血分内耗，每成是症。初起如梅核状，不痛不移，积久渐大，如鸡蛋之状，其硬如石，一致溃烂，形如破榴，内溃空洞，血水淋漓，有巉岩之象，故名乳岩。病在脾肺胆三经，血气两损，最难治疗。

治之愈早愈妙，宜归脾汤、逍遥散二方，始终守服，切勿求其速效。庶乎十救其五。如致溃烂，则不治矣，慎之戒之。

88.清－潜斋医话－王士雄－乳病

乳痈乳疽乳岩

乳房属阳明胃，乳头属厥阴肝，此证皆由肝气郁结，胃火壅滞而成，俱生于乳房，红肿热痛者为痈，十余日脓成，若坚硬木痛者为疽，月余成脓。凡四十岁以前易治，五十内外者难痊，因阳明、厥阴两经之气血渐衰耳。初起速宜用隔蒜灸法，不可妄用针刀。至若因肝脾两伤，气郁凝滞，乳房结核，初如枣栗，渐如棋子，虽不热痛，亦速当外用灸法，内服补剂，否则年深日久，始则肿痛，继则腐烂，深如岩壑，谓之乳岩，不可治也。惟于始生患者，即能清心涤虑，静养调理，速求善治，庶可回春。

89.清－外科全生集－王维德－卷一－阴症门

乳岩

初起乳中生一小块，不痛不痒，症与瘰疬恶核相若，是阴寒结痰，此因哀哭忧愁，患难惊恐所致。其初起以犀黄丸，每服三钱，酒送，十服痊愈。或以阳和汤加土贝五钱煎服，数日可消。倘误以膏贴药敷，定主日渐肿大，内作一抽之痛，已觉迟治，若皮色变异，难以挽回。勉以阳和汤日服，或以犀黄丸日服，或二药每日早晚轮服，服至自溃，用大蟾六只，每日早晚取蟾破腹连杂，以蟾身刺孔，贴于患口，连贴三日，内服千金托里散，三日后接服犀黄丸。十人之中，可救三四。溃后不痛而痒极者，断难挽回。大忌开刀，开则翻花最惨，万无一活。男女皆有此症。

马曰：乳岩乃心肝二经，气火郁结，七情内伤之病，非阴寒结痰，阳和汤断不可服，服之是速其溃也，溃则百无一生。惟逍遥散最为稳妥，且犀黄丸内有乳香、没药、麝香，辛苦温燥，更当忌投。

乳岩起于肝郁，郁久化火掣痛，姜桂必不宜服。

90.清－外科全生集－王维德－自序

于：木郁不达，乳房结核坚硬，胸胁气撑，腰脊疼痛。气血两亏，郁结不解，论其内证，即属郁劳；论其外证，便是乳岩。皆为难治。

二诊：乳岩肝郁也。呕而不纳，脾胃弱也。胸、胁、背、腹气攻作痛，元气亏，脾胃弱，木横无制也。《经》云：有胃则生，无胃则死。安谷者昌，绝谷者亡。勉拟一方，以尽人事而已。

曹：营虚肝郁，气结不舒，乳房结核，坚硬如石，此乳岩之根也。消之不易，必须畅怀为佳。用缪氏疏肝清胃法。

乳岩：初起与乳痰、乳癖大略相同。或半载一年，或两三载，渐长渐大，始生疼痛。日后肿如堆栗，或如覆杯，色紫气秽，渐渐溃烂，疼痛连心，出血腥臭，并无脓水。此属绝证，十中可救一活。

治法：初起逍遥散、归脾汤、益气养营汤。

乳房之证，有肝郁乳痛，其色白；有火毒乳痛，其色即红。又有乳癖，在乳旁，或大或小，随喜怒为消长。又有乳痰，如鹅卵大，在乳房之中，按之则硬，推之则动者是也。若推之不动，钉着于骨，即属乳岩，难治。

若甘温可退虚热之说，固耳所未闻。热则如何而知其虚热，曰：脉必浮大而数，数为热象，而浮大则虚象也。重按不实，中无火也。面红足冷，阳上越也。溲清便溏，神志不乱，则非实火可决矣。奈何复以寒凉投之邪，至如外科之有阴证，其辨尤易，不红、不痛、不肿者，谓之阴证。肿而不痛、痛而不红、不热者，谓之阴证。初起不红肿痛，三五日后渐红肿痛者，亦谓之阴证。瘰疬、乳岩、流注、贴骨、鹤膝、横痃、骨槽、恶核、失荣、马刀、石疽之属，皆属阴虚，尽在阴疽之类。其要在三五日内，察其皮色之变与不变，热与不热，以分其阴阳。不可因其三五日后之发阳，遂误为阳证，而以寒凉之药，逼邪内陷。治法：宜用麻黄以开其腠理，姜、桂以解其凝结，熟地以滋其阴虚。其说详载于《外科全生集》。本无庸赘述，因世之治阴疽者，多用寒凉，故特揭之。又鼠疬、痰疬，均属阴证，最忌咸寒。如海藻、昆布之类。今人无不用此，名医且然，其他则又何责，可为长叹息者也。

91.清–绛雪园古方选注–王子接–下卷女科丸方–疏肝清胃丸

夏枯草、蒲公英、金银花、漏芦、橘叶、甘菊、猳鼠粪、紫花地丁、贝母、连翘、白芷、山慈菇、瓜蒌实、炙甘草、广陈皮、酋根、乳香、没药，上法制，等分为末，另用夏枯草煎膏为丸，每服五钱，开水送。

乳岩发于乳中，按《胃经循乳穴歌》云：乳中正在乳头心，次有乳根出乳下。又《肝经循乳穴歌》云：循本经之章门，至期门之所，挟胃属肝。故前贤皆以忧思郁怒，积气于肝胃两经，而成乳岩。第方书治法虽多，不失之峻补，则失之峻攻，惟仲醇制硫肝清胃丸，虽平淡无奇，却有深中肯綮之妙。夏枯草入厥阴，解郁热，散结气。蒲公英一名黄花地丁，入阳明，散热毒，消痈肿，二味为君。金银花入阳明，散热消乳肿，甘菊清风热，益肝阴。鼠粪入阴解热，紫花地丁透乳消肿，茜根行血通经，贝母开郁结，消乳痈，凡此六者，皆入肝经。连翘清客热，消肿毒，白芷散血热、攻乳癖，山慈菇攻毒散结，瓜蒌实降火涤痰，甘草和胃消痈，陈皮和胃破结，凡此六者，皆入胃经。共十二味为佐。乳香活血，没药散血，皆能止痛消肿，二味为使。再复以夏枯草煎膏为丸者，其义重在通阳化阴，流通血脉，乳癖自散。实遵《经》言肝欲散、胃喜通之旨。较之世人以乳痈为实，乳岩为虚，泥于参术以滞其气者，其用意远矣。

92.清－雪堂公医学真传－魏瑶－卷二－妇女杂病歌

乳岩证治

《心悟》云：乳岩初起，内结小核如棋子，不赤不痛，积久渐大，崩溃形如熟榴，内溃深洞，血水淋沥，有巉岩之势，故曰乳岩。此属脾肺郁结，气血亏损，最为难治。初起若用八味逍遥散（见郁病）、加味归脾汤（即归脾汤去木香、加栀仁、丹皮），二方间服，亦可内消。及病势已成，虽有卢扁，实难为力，但当确服前方补养气血，亦可延生。若妄用行气破血之剂，是速其危也。

舒驰远曰：乳岩由脾胃素虚，痰饮停积，协邪郁之气，而胶结乳下成核。此属在气分，不可兼用血分之药，如流气饮等方皆无用。法主理脾涤饮，开郁散结，方用六君子加石菖蒲、远智、白蔻、南星，虚寒者更加姜、附。

乳岩

由肝脾两伤，气郁凝结而成。自乳中结核，初起如枣栗，渐如棋子，无潮热恶寒，始觉大痛，牵引胸腋，肿如覆碗，坚硬形如堆栗，高凸如岩，顶透紫色光亮，内含血丝，先腐后溃，污水时津，有时涌冒臭血，腐烂深如岩壑翻花，突如泛莲，疼痛连心。若复因急怒，暴流鲜血，根肿愈坚，其时五脏俱衰，即成败证，百无一救。果能清心涤虑，静养调理，初宜神效栝楼散（见后），次宜清肝解郁汤（见后），外贴鲫鱼膏（见后），其核或消。若反复不应，疮势已成，不可过用克伐，致损胃气，宜香贝养荣汤（见瘰病）；或心烦不寐，归脾汤（见血门）；潮热恶寒，逍遥散（见后），稍可苟延。如于肿核初起时，即加医治，用豆粒大艾炷，当顶灸七壮，次日起疱，挑破，用三棱针刺入五六分，插入冰螺散（见后）捻子，外用纸封糊至十余日，其核自落。外贴绛珠膏、生肌玉红膏（俱见痈疽外治），内服舒肝养血理脾之剂，生肌敛口，自愈。

93.清－医宗金鉴12外科心法要诀－吴谦－医宗金鉴卷六十六－胸乳部

乳岩

乳岩初结核隐疼，肝脾两损气郁凝。核无红热身寒热，速灸养血免患攻。耽延续发如堆栗，坚硬岩形引腋胸。顶透紫光先腐烂，时流污水日增疼。溃后翻花怒出血，即成败证药不灵。

[注] 此证由肝、脾两伤，气郁凝结而成。自乳中结核起，初如枣栗，渐如棋子，无红无热，有时隐痛。速宜外用灸法，内服养血之剂，以免内攻。若年深日久，即潮热恶寒，始觉大痛，牵引胸腋，肿如覆碗坚硬，形如堆栗，高凸如岩，顶透紫色光亮，肉含血丝，先腐后溃，污水时津，有时涌冒臭血，腐烂深如岩壑，翻花突如泛莲，疼痛连心。若复因急怒，暴流鲜血，根肿愈坚，期时五脏俱衰，即成败证，百无一救；若患者果能清心涤虑，静养调理，庶可施治。初宜服神效瓜蒌散，次宜清肝解郁汤，外贴季芝鲫鱼膏，其核或可望消。若反复不应者，疮势已成，不可过用克伐峻剂，致损胃气，即用香贝养荣汤。或心烦不寐者，宜服归脾汤；潮热恶寒者，宜服逍遥散，稍可苟延岁月。如得此证者，于肿核初起，即加医治，宜用豆粒大艾壮，当顶灸七壮，次日起疱，挑破，用三棱针刺入五、六分，插入冰螺散捻子，外用纸封糊，至十余日其核自落，外贴绛珠膏、生肌玉红膏，内服舒肝、养血、理脾之剂，生肌敛口自愈。

乳房忽然红肿痛，往来寒热乳痈成。乳被儿吹因结核，坚硬不通吹乳名。初起结核不肿痛，年深内溃乳岩凶。乳头生疮名妒乳，细长垂痛乳悬称。

[注] 妇人乳房忽然红肿坚硬疼痛，憎寒壮热头痛者，此欲成乳痈也。若乳儿之时，乳被儿口中气吹，以致乳管不通结核者，名曰吹乳。更有乳内结核如围棋子，不肿不痛，但坚硬不散，日久内溃者，谓之乳岩，其证甚凶。若乳头生小细疮痛者，为妒乳。若瘀血上攻，乳房忽然细小下垂，长过于腹，此名乳悬，惟产后有之。

乳岩证治

十六味流气饮，青皮甘草散。

乳岩郁怒损肝脾，流气饮归芍参芪，芎防苏芷枳桔草，槟榔乌朴桂通随。外熨木香生地饼，青皮甘草服无时。溃后不愈须培补，十全八珍或归脾。

[注] 乳岩之证，初起结核如围棋子大，不痛不痒。五七年或十余年，从内溃破，嵌空玲珑，洞窍深陷，有如山岩，故名乳岩。皆缘抑郁不舒，或性急多怒，伤损肝脾所致。宜速服十六味流气饮，其方即当归、白芍、人参、黄芪、川芎、防风、苏叶、白芷、枳壳、桔梗、甘草、槟榔、乌药、厚朴、官桂、木通。外以木香、生地捣饼，以热器熨之，且不时以青皮、甘草为末，煎浓姜汤调服。戒七情，远荤味，解开郁怒，方始能愈。若溃后久不愈，惟宜培补其气血，或十全大补汤、八珍汤、归脾汤选用之。

十全大补汤、八珍汤、归脾汤（方俱见首卷）。

又由忧思抑郁，脾气消阻，肝气横逆所致，不痛不痒，如棋子大一核，数年后方破者，名乳岩。

94.清－吴氏医方类编－吴杖仙－吴氏医方类编第二册－乳症

乳房属胃，而黑圈内属肝。其症不一，有怀孕而内吹者，由有小儿食乳而外吹者，有勒乳而结者，有欲断乳而太急者。初觉疼痛，即以通壳塞鼻，立消。如起肿痛，肉色赤，或憎寒热，头痛烦渴者，为乳痈，宜清胃解毒汤，热服取汗。如已溃者，须用补养气血之药。若起于黑圈。肿硬不消，亦无疼痛者，乃肝气郁滞所致，宜生何首乌一两，加青皮、柴胡平肝之剂。至于五心烦热、肢体倦瘦、月经不调、乳内结毒如芡实者，为乳栗。初起用青皮为末，以人参汤调入生姜汁细细呷之，一夜五六次，至五七日自消；再用四物汤加行经开郁之剂。若迟至日久，内毒外溃，形如岩穴，名乳岩，百无一生。

95.清－女科经纶－萧壎－卷八－热入血室症

乳岩属忧怒抑郁肝脾气逆。

朱丹溪曰：妇人有忧怒抑郁，朝夕累积，脾气消阻，肝气横逆，遂成隐核如棋子，不痛不痒，数年而发，名曰奶岩，以疮形似岩穴也，不可治。

乳岩属肝脾郁怒气血亏损所致。

薛立斋曰：乳岩乃七情所伤，肝经血气枯槁之证，不赤不痛，内有小核，积之岁月渐大，内溃深烂，为难治。因肝脾郁怒，气血亏损故也。治法：焮痛寒热初起，即发表散邪，疏肝清胃为主，宜益气养荣汤、加味逍遥散，可以内消。若用行气破血，则速其亡矣。

乳岩属郁气有用药法。

武叔卿曰：乳岩之病，大都生于郁气。盖肝主怒，其性条达。郁而不舒，则屈其挺然之质。乳头属厥阴，其气与痰，时累积而成结核。兹以风药从其性，气药行其滞，参、芪、归、芍补气血，枳实、乌药、木通疏利壅积，柴、防、苏叶表散，白芷腐脓通荣卫，槟榔通滞下行，官桂行和血脉。且曰木得桂而枯，为伐肝之要药。

慎斋按：已上三条，序乳岩之证也。病虽均在乳，而有痈与岩之分。痈轻而岩重，痈之来也骤，而岩之成也渐，故治痈易而治岩难。大抵痈属外感之风热，内伤之厚味，儿吮俱多；岩本于七情郁怒，脏气不平，肝脾亏损。故治岩之法，与治痈微有不同，一宜补少而泻多，一宜泻少而补多也。

薛立斋曰：大凡乳证，若恚怒，宜疏肝清热；焮痛寒热，宜发表散邪；肿焮痛甚，宜清肝消毒，并隔蒜灸；不作脓，或脓不溃，补气血为主；不收敛，或脓稀，补脾胃为主；脓出反痛，或发寒热，补气血为主；或晡热内热，补血为主；若饮食少思，或作呕吐，补胃为主；饮食难化，或作泄泻，补脾为主；劳碌肿痛，补气血为主；怒气肿痛，养肝血为主；儿口所吹，须吮通揉散；若成痈，治以前法。若乳岩属肝脾二脏郁怒，气血亏损。故初起小核结于乳内，肉色如故，五心发热，肢体倦瘦，月经不调，加味归脾汤、加味逍遥散、神效栝蒌散，多服自消。若迁延日久渐大，岩色赤，出水，腐溃深洞，用前归脾汤等药可延岁月。若误攻伐，则危殆矣。

慎斋按：已上一条，序治乳痈乳岩之大法也。世医治乳痈乳岩，不过寒凉清火，破气消瘀。岂知病之成也，原于肝胃亏损，荣卫不能运行所致。唯立斋惓惓于扶持脾胃，补气养血为主，戒人不可诛伐太过，以致夭枉，垂训之意深矣。

96.清－外科选要－徐直銈－卷五－乳岩

冯楚瞻曰：妇人有忧怒抑郁，朝夕积累，脾气消阻，肝气横逆，气血亏损，筋失荣养，郁滞于痰，结成隐核，不赤不痛，积之渐发，数年渐大，内溃深烂，名曰乳岩，以其疮形似岩穴也，慎不可治。此乃七情所伤，肝经血气枯槁之证。治法：焮痛寒热初起，即发表散邪，疏肝之中兼以补养气血之药，如益气养荣汤、加味逍遥散之类，以风药从其性，气药行其滞，参芪归芍补气血，乌药木通疏积利壅，柴防苏叶表散，白芷腐脓通荣卫，肉桂行血和脉。轻者多服自愈，重者尚可苟延。若以清凉行气破血，是速其亡也。

胡公弼曰：乳岩，乃性情每多疑忌，或不得志于翁姑，或不得意于夫子，失于调理，忿怒所酿，忧郁所积，厚味酿成，以致厥阴之气不行，阳明之血腾沸，孔窍不通，结成坚核，形如棋子，或五七年不发，有十余年不发者。或因岁运流行，或因大怒触动，一发起烂，开如翻花石榴。凡三十岁内血气旺者，可治；四十以外，气血衰败者，难治。

97.清－外科证治全书－许克昌、毕法－卷三－乳部证治

乳岩者，于乳房结成隐核，大如棋子，不痛不痒，肉色不变。多由忧郁患难惊恐，日夕积累，肝气横逆，脾气消沮而然。积二三年后，方成疮陷，以其形嵌凹，似岩穴之状，故名岩，至此则不可救矣。须于初起时用犀黄丸，每服三钱，酒送下，十服即愈。或用阳和汤加土贝母五钱，煎服数剂，即可消散。如误服寒剂，误贴膏药，定致日渐肿大，内作一抽之痛，已觉迟治。再若皮色变紫，难以挽回，勉以阳和汤日服，或犀黄丸日服，或二药早晚兼服，服至自溃而痛，则外用大蟾六只，每日早晚取蟾破腹连杂，将蟾身刺数十孔，贴于患口，连贴三日，内服千金托毒散，三日后，接服犀黄丸、十全大补汤，可救十中三四。如溃后不痛而痒极者，无一毫挽回，大忌开刀，开刀则翻花，万无一活，男女皆然。

98.清－循经考穴编－严振－循经考穴编上－足阳明之经

若夫不得夫与舅姑，忧怒抑郁，脾气消沮，肝气横逆，遂成结核，不痛不痒，十数年后，溃为疮陷，名曰乳岩，以疮形凹嵌，有如岩穴也，不可治矣。

99.清－胎产心法－阎纯玺－卷之下－乳岩论

妇人乳岩一证，原非产后之病，但乳岩、乳痈，皆疮生乳房，治此证者，混同施治，误世不小，不得不分别论明也。其乳痈起于吹乳之一时，非同乳岩，由气血亏损于数载，始因妇女或不得意于翁姑夫婿，或诸事忧虑郁遏，致肝脾二脏久郁而成。初起小核，结于乳内，肉色如故，如围棋子大，不痛不痒，十数年后方成疮患。烂见肺腑，不可治矣。故初起之时，其人内热夜热，五心烦热，肢体倦瘦，月经不调，宜早为治疗。益气养荣汤、加味逍遥散，多服渐散。气虚必大剂人参，专心久服，其核渐消。若服攻坚解毒伤其正气，必致溃败。多有数年不溃者最危，溃则不治。周季芝云：乳癖、乳岩，结硬未溃，以活鲫鱼同生山药捣烂，入麝香少许，涂块上，觉痒极，勿搔动，

隔衣轻轻揉之。七日一涂，旋涂渐消。若荏苒岁月，以致溃腐，渐大类岩，色赤出水，深洞臭秽，用归脾汤等药，可延岁月。若误用攻伐，危殆迫矣。曾见一妇，乳房结核如杯数年，诸治不效，因血崩后，日服人参两许月余，参尽二斤，乳核霍然。此证有月经者尚轻，如五六十岁无经者，不可轻易看也。

100.清－弄丸心法－杨凤庭－卷八－乳岩

妇人乳岩与乳痈不同，初起时在前根下，内结小核，或如鳖棋，不赤不肿，不痛不痒，人多忽之，久至渐大，巉岩崩破如熟榴，或内溃深洞，此时六脉沉涩，坐卧不安。盖因忧思伤心脾，郁怒伤肝胆之所致。急用逍遥散以开郁行其血，后用归脾汤，每日三服，庶可全愈。若既溃之后，脓血淋沥，六脉沉数无力，此系不治之症。无已先用养荣汤，加参、芪、夏枯草，服至十数剂。若浓血少减，疮势稍平，即用十全大补汤，重加附子，尤妙。

101.清－经验良方全集－姚俊－卷二－乳痈

乳岩者，起初内结小核如棋子，积久渐大，崩溃有巉岩之势，故名曰乳岩。宜服逍遥散、归脾汤等药，虽不能愈，亦可延生。若妄行攻伐是速其危也。

治乳岩：此病先因乳中一粒大如豆，渐渐大如鸡蛋，七八年后方破，破则不可治矣。宜急服此药。

治乳岩已破：荷叶蒂七个，烧灰存性，研末，酒下。

又方：贝母、核桃、郁金、银花、连翘各三钱，酒水煎服。

治乳癖乳岩方（不拘老幼）：紫背天葵一味，研末，老酒冲服。渣敷患处，历试立验。

102.清－未刻本叶天士医案－叶桂－保元方案

此乳岩也，女科之最难治者。开怀怡养，斯为第一要策。药味缓图，勿戕胃气是属第二义矣。

漏芦、穿山甲、乳香、土贝、大麦芽、红花。

103.清－证治合参－叶盛－卷之十七－外科

乳痈乳岩

[证]乳房为阳明所经，乳头乃厥阴所属。乳子之母，不知调养，忿怒所逆，郁闷所遏，

厚味所酿，以致厥阴之气不行，窍不通而汁不能出。阳明之血沸腾，故热壅而化为脓也。亦有所乳之子，膈有滞痰，口气燉热，含乳而睡，为热气所吹，遂生结核。当初起时，便须忍痛揉掐令软，吮使汁透，即可消散。失此不治，必成痈疖。治法，疏厥阴之滞以青皮，清阳明之热以石膏，行污浊之血以甘草节，消肿导毒以栝蒌实，或加没药、青橘叶、皂角针、银花、当归头。或汤或散，加减随意消息，又须以陈酒少佐药力。若加以艾火两三壮于肿处，其效尤捷。彼村工喜于自炫，妄用刀针，引惹拙病，良可哀悯。若夫不得于夫，不得于舅姑，忧怒郁遏，时日积累，脾气消阻，肝气横逆，遂成隐核如鳖棋子，不痛不痒。十数年后，方为疮陷，名曰奶岩，以其疮形嵌凹似岩穴也，不可治矣。若于始生之际，便能消息病根，使心清神安，然后施之治法，亦有可安之理。（丹溪）

104.清－外科备要－易凤翥－卷一证治－乳部

乳岩由肝脾两伤、气郁凝结而成。自乳中结核起，初如枣栗，渐如棋子，无红无热，有时隐痛，速宜用豆粒大艾壮，当顶灸七壮，次日起疱挑破用三棱针刺入五六分，插入冰螺散捻子（李），外用纸封糊，至十馀日，其核自落，外贴绛珠膏（潜），生肌玉红膏（羽）。内服调肝理脾、舒郁化坚之剂，以免内攻。若耽延失治至年深日久，潮热恶寒，痛连胸腋，肿如覆碗，形似堆粟，高凸如岩，顶透紫色，浮起光亮，内含血丝，先腐后溃，时流污水或涌冒臭血，腐处深如岩壑，翻花突如泛莲，疼痛彻心。或复因急怒，暴流鲜血，根肿愈坚，此时五脏俱衰即成败证。若患者果能清心涤虑，静养调理，庶可施治，初宜服神效栝蒌散（来），次服清肝解郁汤（寒），外贴季芝鲫鱼膏（李），其核或可望消。若反复不应者，疮势已成，不可过用克伐峻剂，致损胃气，常服香贝养荣汤（宿）。或心烦不寐，服归脾汤（丽）。潮热恶寒，服逍遥散（丽）。外治按去腐生肌膏药汇方，稍可苟延岁月而已。

105.清－揣摩有得集－张朝震－女科－通乳消肿汤

妇人吹乳、乳蛾、乳岩，积滞成块，红肿疼痛，身上发烧发冷。总属气血凝滞，服之出汗自愈。

泽兰叶（五钱）、青皮（钱半，炒）、贝母（钱半，去心）、白芷（五分）、当归（钱半）、甲珠（三分）、蒲公英（三钱）、乳香（一钱，去油）、没药（一钱，去油）、瓜蒌（钱半）、生草（一钱）、地肤子（钱半，炒），水煎温服。

106.清－疡科纲要－张山雷－第三章治疡药剂－第二节论肿疡退消之剂

治疡之要，未成者必求其消，治之于早，虽有大证，而可以消散于无形。病者不以为功，医者亦可省许多手续，此良医之用心，而亦医之最上乘也。惟是消肿之法最为细密，一病有一病之来源，七情六淫，三因各异，若不能于病之本探其源，而治之则断无消散之希望。而或者乃仅仅于部位上形色上求之，抑末矣。如病本外因，则风寒暑湿之浸淫，既各随其感触而成疡患，如病本内因，则气血痰郁之壅滞亦流注于经隧而发大痈。故凡退肿消毒之大法，以治外感，则有风者疏其风，有热者清其热，有湿有寒者理其湿祛其寒；以治内伤，则气滞者理其气，血瘀者行其血，痰凝饮积者导其痰涤其饮，正本清源，无一非退消之良剂。此外惟有五志之火，七情之郁，其来似渐，结为坚肿。如乳癖、乳岩、失荣、石疽等证，则由来已久，蒂固根深，虽有养液、和荣、软坚、流气之良法，而苟非病者摆脱尘缘，破除烦恼，怡情悦性，颐养太和，则瘤疾难瘳，必无希冀。而其余诸证，批郤导窾，孰不迎刃而解。然必辨之也精，斯识之也确，因端竟委，探本穷源，已非庸耳俗目之头痛医头、脚痛治脚之所能望其项背矣。

107.清－疡科纲要－张山雷－第一章外疡总论－第六节论顽木不痛

痈疽为患，痛者其常，不痛者其偶。如皮肤之病，暑热之疡，间有不痛者，则本非大症，无害其为不作痛也。若夫肿势猖狂，非不坚巨，而反觉顽木不仁，不痛不痒，则苟非大毒可以劫制神经，使失知觉，何以致此？所以顽肿木肿之症，其为害较之大痛者倍蓰而有余。如疔疮之猛厉者，始发黍米之粒而坚肿，随之顷刻四溢，患者但觉肌肤之呆滞不灵而无所谓痛也，此惟头面、额颅、耳前、唇颔诸疔有之。迁延不治，曾不周时而毒已内攻，胸满恶心，神思昏愦，若非急用大剂清解，势多不救，此顽木不痛之属于急症者一也。又有顽瘤之病，初发坚块附筋着骨，并不痛痒，为日虽多而形势如故，其在外之肌肉皮色亦如故，甚至有经年累月而不改其常者，在病者且毫不介意，以为相安已久不复为患，然偶有感触而形块乃巨，于是有始作一抽之痛者，则大症已成，变动乃速，此惟石疽、乳岩有此奇变，而症已不可为矣，此顽木不痛之属于缓症者又其一也。

108.清－疡科纲要－张山雷－第一章外疡总论－第十一节论疡科之外感六淫

风、火、暑、湿、燥、寒，天之气也。人在气交之中，强者弗能为害，弱者即留而为病，此五运六气之交乘，宜乎外感之病为独多。治内科学者无不知时病为一大纲，而外疡亦何莫不然。诚以气化之偏，时邪之胜，其袭入经络脏腑者则为内病；而袭于肌腠筋肉者，即发外疡，殊途同归，理无二致。而谓治外疡者，可不与时推移，先其所因而伏其所主耶！试以诸疡之系于六气者，约略言之。则头面疮疡、发颐时毒、腮颧颔颊诸痈，牙槽骨槽诸肿，皆风淫所胜也。诸疔暴肿，阳发大痛，咽喉口舌诸疳，胬肉翻花诸候，皆火淫所胜也。而长夏郁蒸，秋阳酷烈，暑湿热三气之中疡患尤多，则热淫所胜，流金铄石之时，血肉之躯蕴毒成痈，酿脓作腐，尤其易易，况乎地气溽润，天气炎燠，湿热互蒸，疮痍满目，比屋而然，职是故也。惟燥令既行，气候凝肃，疡患独少，而津枯液耗者，每有肌肤皴揭，血燥风生之患，则又皮肤病之因于燥淫者也。若夫寒淫所胜，气滞血凝，则又有附着骨节之大疽，及寒袭经络之脑背疽，皆宜温经宣络，以化寒邪。林屋山人阳和之汤，若为是证而设，最为合辙。独惜其所著之《全生集》乃反以通治乳疽、乳岩、骨槽、瘰疬，则皆有肝胆经之郁热伏藏者，率尔操觚，贻祸巨矣。要之，凡治疡患，苟有六淫为病，必先彻其外淫之邪，而痈肿乃有消散之望。

109.清－疡科纲要－张山雷－第一章外疡总论－第九节论溃疡之水

溃疡流水，凡皮肤之病皆湿盛也。别有瘰疬顽疮，时而有脓，时而流水，则亦以见脓为顺，见水为逆，流脓可冀成功，流水必难收效。而石疽、失荣、乳癖、乳岩，胀裂之后，时而有水，时而有血，以及坏证之败浆，血水污浊，色晦臭腥者，皆百无一治，此又疡患流水者之最恶候也。

110.清－古今医诗－张望－第二十八卷－乳岩方诗

乳岩停饮协郁气，病在气分膺间横。六君南蔻菖蒲远（主此药），（若证显）虚寒（则加）姜附与同盟。

111.清－黄帝内经灵枢集注－张志聪－卷九－痈疽第八十一

膺乃足厥阴阳明之部分，故疽发于此，其名曰甘，其色青也，状如谷实蓏者，如米谷如栝蒌之子实也。阳明从太阴之化，厥阴从少阳之化，阴阳互交，故往来寒热也。急治之，去其寒热，此疽至十年而后发，乃死。死后出脓者，谓至将死之候，然后出脓而死，此即乳岩石痈之证也。夫寒热者，厥阴阳明之气病也。如谷实蓏者，肝脏胃腑之郁毒，留于脉络之间，即如窦瘘寒热之毒，其本在脏，其末在脉，故不易消而亦不即发也。至十年之久，脏腑之气将衰，则毒气发而溃烂死矣。

112.清－本草纲目拾遗－赵学敏－卷五－草部下

乳岩硬如石者，槐花炒黄为末，黄酒冲服三钱，即消。

此病乳中先生硬块，初起大如豆，渐大如鸡卵，七八年后方破烂。一破之后，即不可治矣。宜服后方。

生蟹壳数十枚，放砂锅内焙焦，研细末，每服二钱，陈酒冲服，不可间断。

庚生按蟹壳方颇有效，惟不宜多服。多则每至头昏作呕，不可不知。且蟹壳及蟹爪最能堕胎，有娠者慎勿误投。尝见吾师马培之先生治此症，每以逍遥散为主，量为加减，应手辄愈。盖乳头属肝，乳房属胃，此症之成，胥由二经致疾耳。杭妇郑姓者患此症，后得一方，服之奇验。方用龟板数枚，炙黄研细，以黑枣肉捣和成丸，每服三钱，以金橘叶煎汤下。

乳岩症状说明：乳岩初起，内结小核，如棋子，不赤不痛，积久渐大，形如熟榴，内溃深洞，血水淋漓，有巉岩之势，故名乳岩。此属脾肺郁结，气血亏损，最为难治，初起治法，速敷香附饼。（《心悟》）

113.清－彤园医书（妇人科）－郑玉坛－卷六－乳疾门

乳岩者，由肝脾两伤，气郁凝结而成。自乳中结核起，初如枣栗，渐如棋子，无红无热，时或隐痛。初起速宜外用灸法，内服养血之剂，以免内攻。若年深月久，潮热恶寒，痛连胸腋，肿如覆碗，形如堆粟，高凸如岩，顶透紫色光亮，内含血丝，先腐后溃，时流污水，或流臭血，腐处深如岩壑，或突如泛莲，痛彻心肝，倘复因急怒，暴流鲜血，根肿愈坚。此时五脏俱衰，即成败症。若能清心涤虑，静养调息，方可施治。

乳岩附法：乳岩症，当于肿核初起即加医治用。艾壮豆粒大，当头顶处隔姜片灸七壮，次日必起疱，用三棱针当疱处刺入三五分。

《要诀》云：乳岩初起，结核如围棋，不作肿痛，久则吮疼，或五六年或十余年，从内溃破，嵌空玲珑，洞窍深陷，如山岩之状。皆由抑郁不舒或性急躁怒，伤损肝脾。

初起速用木香饼贴法，见结核门。内服十六味流气饮。

人参、生芪、当归、白芍（各二钱）、川芎、白芷、防风、苏叶、枳壳、桔梗、木通、炒朴（各一钱）、乌药、甘草、槟榔、桂心（各五分）。

煎汤频频温服。

114.清－彤园医书（外科）－郑玉坛－卷之三外科病症－乳部

乳岩由肝脾两伤，气郁凝结而成。自乳中结核起，初如枣栗，渐如棋子，无红无热，有时隐痛，此时外用灸法、内服调肝、理脾、舒郁、化坚之剂可使消散，以免内攻。若结核失治，挨至年深月久，潮热恶寒，痛连胸腋，肿如覆盆，形如堆粟，高凸如岩，顶透紫色，浮起光亮，内含血丝，先腐后溃，时流污水，或涌臭血，腐处深如岩壑，或突如泛莲，疼痛彻心，或复因急怒暴流鲜血，根肿愈坚，此时五脏俱衰，即成败证。若患者清心涤虑，静养调理，庶可施治。初服神效括蒌散；次服清肝解郁汤（见五卷寒来字号），或可消散，外贴鲫鱼膏（见六卷李字号），数次必消。若反复不消者，疮势已成，不可过用克伐之剂，致损胃气，常服香贝养荣汤（见五卷宿字号）；或心烦不寐，服归脾汤；潮热恶寒，服逍遥散（俱见六卷丽字号）；外治，按六卷去腐生肌膏药汇方；但疮势至此，不过苟延岁月而已。

凡治乳岩，当于结核初肿渐大渐痛时，即用艾壮豆粒大，当顶灸七壮，次日顶必起泡，用三棱针刺入五六分插入冰螺散（见六卷李字号）；待四边裂缝，其核落时，外贴绛珠膏（见六卷潜字号）；照前次序服药自愈。

凡胸乳腰腹生疮，每日服护膜散二次，可免透膜（见六卷为字号）。

115.清－脉义简摩－周学海－卷七妇科诊略－乳痈肺痿肺痈肠痈胃痈脉证

（诸证男妇均有。妇人患者独多，故附于卷末）

巢氏又有石痈候，即今所谓乳岩，证最险恶，十死不治，此极冷无阳，脉当牢结而涩也。乳痈乃阳证，乳亦肺气所治，脉当与肺痈大同也。巢氏谓右关沉虚者，盖脓血已出后也。（乳头属肝，乳房属肺）

116.清－秘珍济阴－周诒观－卷之三－妇人杂病

（乳岩）脾气消阻，肝气横逆，结核如鳖，棋子大不痛不痒，十数年遂成陷疮，名曰乳岩。以其形嵌凹似岩穴也。此疾多生忧郁积忿中年妇人，未破可治，成疮不治。初起宜用葱白、生半夏共捣烂，将棉花裹塞鼻，兼服青皮散。若虚弱宜用益气养荣汤（见汇方）、十全大补汤（见前）。

青皮散：青皮、甘草。

117. 清 – 临证一得方 – 朱费元 – 附录 – 疡医探源论

人之所赖以生者，元气也。存则生，亡则死，亦大彰明，较著者矣。故视病之生死，必视元气之存亡，则百不失一。至于疾病之际，又贵有以保全之。寒热攻补，一不得其道，即脏腑受伤，邪易入，气无附而伤矣。是人之一身，何处不宜保护？何药可以轻尝？而顾谓疡科外证可以刀针乱试致戕元气乎哉？况乎外证之生，半由内病，如痈疽、发背、流注、流痰、瘰疬、乳岩等证，或由元气先亏，毒气因之内炽致成外候，或毒气内攻有损元气。不胜枚举！虽触毒浸淫等，间有外致。然邪之所凑，其气必虚。未有正气未亏，而邪毒能祸者也。若正已虚而复用刀针以泄其元气，是犹救人于井而下之以石也。可乎？否乎？或曰："脓熟不针，将毒气内陷腐化深大奈何？"余曰："此东垣李先生所以设疏通、托里、和营卫三法也。未成者，疏通自消；已溃者，和营益卫以生新；敛口已成，则托里主之。托里者，托其气，以使毒外达而溃。"

118. 清 – 外科真诠 – 邹岳 – 卷上 – 疮疡总论

《内经》曰：诸痛疮疡，皆属于心。又曰：营气不从，逆于肉里，乃生痈肿。又曰：膏粱之变，足生大疔。又曰：开合不得，寒气从之，乃生大偻。又曰：地之湿气，感则害人皮肉筋脉。由此观之，疮疡之症，虽发于表，而病根则在里也。或内因七情所结，或外感六淫而生，症候多端，治法不一，而其所宜详辨者，则有五焉。

第一宜辨阴阳。纯阳之毒，高肿焮痛，来势暴急，治法以清热解毒为主。初起内服加减消毒散，外敷洪宝膏，自可消散。如已溃脓，外用乌云散盖膏，腐重者用冰翠散盖膏，毒尽自然生肌合口。纯阴之毒，清冷坚硬，皮色不变，不痛或痒，来势缓慢，治法以温经通络为主。气虚者宜四妙汤加味，血虚者宜阳和汤，外用玉龙膏敷。若已溃口者，总宜补剂调理，外用浮海散盖膏，方能收功。半阴半阳之毒，坚硬微痛，皮色淡红，治法以和营解毒为主，内服加减活命饮，外敷乌龙膏，溃后仍宜托里，外用乌云散盖膏，或用浮海散亦可。大抵疮毒纯阳固多，纯阴原少，惟半阴半阳之毒居多，阳者轻而易愈，阴者重而难痊。医者能分阴阳调理，大症化小，小症化无，以图消散，斯为上上之技。若不辨症之阴阳，纯用苦寒攻逐，名为清火消毒，实则败胃戕生也。

第二宜辨善恶。饮食知味，一善也。便尿调匀，二善也。脓出毒消，色鲜不臭，三善也。神气清爽，声音响亮，四善也。脉息有神，不违时令，五善也。疮口干黑，不知痛痒，一恶也。食少不化，服药作呕，二恶也。声嘶色脱，面青气喘，三恶也。大渴发热，泄泻淋闭，四恶也。恍惚嗜卧，语言颠倒，五恶也。四肢沉重，面目浮肿，六恶也。脉息无神，躁动不和，七恶也。语云五善见三则吉，七恶得四则凶。吉者生之兆，凶者死之机也。然而急救之法，不可以不讲。大抵疮口干黑，热渴淋闭，皆真阴受伤之候，宜用六味地黄汤加麦冬、五味。如不应，用十全大补汤，此补阳生阴之法也。若神气倦怠，食谷不化，乃阳虚之候，宜用补中益气汤。恍惚不安，宜用归脾汤。食少而呕，面目浮肿，宜用香砂六君子汤。泄泻不止，宜用附子理中汤，送下七味豆蔻丸，此温补回阳之法也。医者当此人命危急之秋，最宜反覆叮咛，熟思而审处之耳。

第三宜辨气血。气血壮者，其色红润，其形高肿，脓水稠粘，神清气朗，治法以行气调血为主。气血亏者，其色淡白，其形平塌，脓水清稀，神色痿惫，治法以补气暖血为主。若气虚血热者，根红散漫，宜补气凉血以治之。血虚气实者，色淡肿痛，宜补血行气以治之。且手足十二经，各有气血多少之分。如手少阳三焦、足少阴肾、足太阴脾，多气少血。手厥阴心包络、手太阳小肠、足太阳膀胱，多血少气。手阳明大肠、足阳明胃，多气少血，此其大较也。多血少气者易愈，多气少血者难疗。气多之经可行其气，血多之经可破其血，不可执一也。总之，气血盛者，毒虽重大，犹可望其全生。气血衰者，毒即些小，亦当防其变迁也。

第四宜辨经络。人身之有经络，犹地理之有界分。治病不知经络，犹捕贼不知界分也。如疮疡生于头顶中间，即属督脉经之病。生于头项两边，即属足太阳膀胱经之病。生于面，生于乳，即属足阳明胃经之病。生于耳前后，即属足少阳胆经之病。生于肋，即属足厥阴肝经之病。生于手心，即属手厥阴心包络之病。生于足心，即属足少阴肾经之病。生于背为诸阳，背之中心，督脉所主。生于腹为诸阴，腹之中心，任脉所主。臂膊外即手之三阳经所行，臂膊内即手之三阴经所存。足内股即足之三阴经所属，足外股即足之三阳经所属。生于目，肝经病也。生于耳，肾经病也。生于鼻，肺经病也。生于口，心经病也。生于唇口，脾经病也。医者能按各经之虚实治之，其效自有捷于影响者已。且诸经有危险之毒，不可不知。头项，百会痈一也。当胸，心漏二也。背中，对心发三也。两腰，肾俞发四也。腹中，脐痈五也。尾闾，鹳口发六也。谷道，悬痈七也。腿上，伏兔疽八也。医者遇此症候，总宜补养气血，方能转危为安。更有不治之毒，板疬、失营、乳岩、肾漏，如此四症，虽有良医，弗能救援，治之得法，不过苟延岁月而已。

第五宜辨脉息。疮疡未溃之先，脉宜有余。已溃之后，脉宜不足。浮也，滑也，实也，弦也，洪也，长也，紧也，数也，牢也，沉也，伏也，促也，皆有余之脉。微也，细也，迟也，缓也，芤也，涩也，濡也，弱也，短也，虚也，革也，结也，动也，散也，皆不足之脉。未溃而见有余，毒气盛也，攻之不必迟疑。已溃而见不足，元气虚也，补之乃为至当。倘未溃而见不足之脉，毒气陷而元气虚，须补阳以发毒，人参、黄芪不可缓也。已溃而见有余之脉，毒气盛而元气滞，须补阴以化毒，地黄、当归亟宜投也。要之，疮疡之病，轻重缓急大有不同，治之之法，总以元气为本，毒气为标，不可偏用清凉解毒，伤其胃气。倘轻用汗下，表里益困，气血俱伤，毒气内攻，为害不小。至于老年、衰体、病后、胎产，并宜温补调理，夫岂清凉所可轻投者哉！

119.清－外科真诠－邹岳－卷上－胸乳部

（乳岩）乳岩初起，内结小核如棋子，积久渐大崩溃，有巉岩之势，即成败症，百无一救。得此症者，于肿核初起时，果能清心涤虑，静养调理，内服和乳汤、归脾汤等药，虽不能愈，亦可延生。若妄行攻伐，是速其危也。此症即俗名石榴翻花发。

归脾汤：黄芪、党参、白术、当归、茯神、枣仁、远志、木香、甘草。

120.清－外科真诠－邹岳－卷下－吴先生医按

妇人久郁，右乳内结三核，年余不消，朝寒暮热，饮食不甘，延余诊治。余曰：此乳岩之基也，乃七情所伤，肝经血气枯槁之症，宜补气血、解郁结药治之。用益气养营汤百余剂，血气渐复，外用木香饼灸之，年余而消。此等症候，若用克伐之剂，伤其气血，是速其危也。

第三章　鉴别诊断与辨证论治

1.南宋－校注妇人良方－陈自明－卷二十四（补遗）疮疡门－乳痈乳岩方论第十四

经云：乳头属足厥阴肝经，乳房属足阳明胃经。若乳房忽壅肿痛，结核色赤，数日之外，焮痛胀溃，稠脓涌出，脓尽而愈。此属肝胃热毒，气血壅滞，名曰乳痈，为易治。若初起内结小核，或如鳖棋子，不赤不痛，积之岁月渐大，巉岩崩破，如熟榴，或内溃深洞，血水滴沥，此属肝脾郁怒，气血亏损，名曰乳岩，为难疗。治法焮痛寒热，宜发表散邪。肿焮痛甚，宜疏肝清胃。或不作脓，脓成不溃，宜用托里。或肌肉不生，脓水清稀，宜补脾胃。或脓出反痛，恶寒发热，宜补气血。或肿焮作痛，晡热内热，宜补阴血。或饮食少思，时作呕吐，宜补胃气。或饮食难化，泄泻腹痛，宜补脾气。或劳碌肿痛，宜补气血。怒气痛肿，宜养肝血。慎不可用克伐之剂，复伤脾胃也。乳岩初患，用益气养荣汤、加味逍遥、加味归脾，可以内消。若用行气破血之剂，则速其亡。

附治验

妇人内热胁胀，两乳不时作痛，口内不时辛辣，若卧而起急，则脐下牵痛。此带脉为患也，用小柴胡加青皮、黄连、山栀，二剂而瘥。

妇人因怒，两乳肿，兼头痛寒热，此肝经气症也，用人参败毒散二剂，表症已退，用小柴胡加芎、归、枳壳、桔梗，四剂而愈。

妇人久郁，右乳内肿硬，此肝经血症也，用八珍加远志、贝母、柴胡、青皮及隔蒜灸，兼神效瓜蒌散，两月余而痊。

妇人先热渴，至夜尤甚，后两乳忽肿，肝脉洪数，乃热入血分，用加味小柴胡汤而愈。

妇人因怒，左乳作痛发热，因表散太过，肿热殊甚，用益气养荣汤数剂，热止脓成，因不即针，益肿胀热渴，针之脓大泄，仍服前汤，月余而愈。

妇人因怒，左乳作痛，胸膈不利，此属肝脾气滞，以方脉流气饮加木香、青皮，四剂而安。

妇人脓清肿硬，面黄少食，内热晡热，自汗盗汗，月经不行，此肝脾气血俱虚也，用十全大补加远志、贝母及补中益气，各三十余剂，外用葱熨法而消。

妇人脓成胀痛，余欲针之，不从。至数日，针出败脓三四碗许，虚症蜂起，几至危殆，用大补之剂，两月余始愈。

妇人素弱多郁，患时疫后，脾胃愈虚，饮食愈少，因怒右乳胁红肿，应内作痛，或用炒麸皮熨之，内痛益甚，服加减四物汤，肿势愈大，胸胁背心相引而痛。余谓病后脾弱，怒复伤肝，用八珍加陈皮、黄芪、柴胡、山栀、白芷八剂稍愈，去白芷加青皮、木香、桔梗，又六剂而安。

妇人左乳内肿如桃，不痛不赤，发热渐瘦，此肝脾郁怒也。用八珍加香附、远志、青皮、柴胡百余剂，又兼神效瓜蒌散三十余剂，脓溃而愈。

妇人久郁，左乳内结核如杏，三月不消，心脉涩，脾脉大，按之无力，此肝脾气血亏损，以八珍加贝母、远志、香附、柴胡、青皮、桔梗，五十余剂而消。

妇人禀实性躁，怀抱久郁，左乳内结一核，按之微痛，此皆气血郁滞，以连翘饮十余剂少退，更以八珍加青皮、香附、桔梗、贝母，二十余剂而消。（以上皆乳痈）

妇人右乳内结三核，年余不消，朝寒暮热，饮食不甘，此肝脾气血亏损，内服益气养荣汤，外以木香饼熨之，年余血气复而消。

妇人乳内结核年余，晡热少食，余谓此血气不足，欲用益气养荣汤，彼反服行气之剂，溃出清脓而殁。又一妇乳内结核如栗，亦服前药，大如覆碗，坚硬如石，出血水而殁。（以上皆乳岩）

附方药

神效瓜蒌散：治乳痈及一切痈疽初起，肿痛即消，脓成即清，脓出即愈。

瓜蒌（一个，烂研）、生粉草、当归（酒洗，各半两）、乳香、没药（各一钱）。

上用酒煎服，良久再服。若肝经血虚结核，久而不消，佐以四物、柴胡、升麻、白术、茯苓、甘草。若肝脾气血虚弱，佐以四君、芎、归、柴胡、升麻。若忧郁伤脾，气血亏损，佐以归脾汤。

玉露散：治产后乳脉不行，或身体壮热，头目昏痛，大便涩滞等症。

人参、白茯苓、桔梗（炒）、川芎、白芷、当归、芍药（各一钱）、甘草（五分）。

灸肩尖肘尖二穴（即肩髃、肘髎）：此穴治瘰疬之秘法。盖瘰疬属肝胆二经，故患耳前后项腋之处。男子多因恚怒亏损肝经之血，阴火内作，或不慎起居，耗损筋脉，不能生肝血。妇人多因恚怒伤肝，火动血燥，或郁结伤脾，火动血耗，或患于胸乳间，亦属于前经。此症若因恚怒伤肝，气血壅遏不愈者，宜灸此穴，疏通经络。若因久于郁怒，元气亏损而不愈，当审其所属而调补化源。如取其穴，当以指甲掐两肘两肩四所，以便觉酸麻。方是其穴。（男子治验见《外科枢要》，妇人见《校注妇人良方》，小儿见《保婴撮要》。）

2.元－丹溪心法－朱震亨－卷五－痈疽八十五

乳房阳明所经，乳头厥阴所属。乳子之母，不知调养，怒忿所逆，郁闷所遏，厚味所酿，以致厥阴之气不行，故窍不得通而汁不得出，阳明之血沸腾，故热甚而化脓。亦有所乳之子，膈有滞痰，口气燉热，合乳而睡，热气所吹，遂生结核。于初起时，便须忍痛，揉令稍软，吮令汁透，自和消散。失此不治，必成痈疖，治法；疏厥阴之滞，以青皮；清阳明之热，细研石膏；行污浊之血，以生甘草之节；消肿导毒，以瓜蒌子或加没药、青橘叶、皂角刺、金银花、当归，或汤或散，或加减，随意消息，然须以少酒佐之，若加以艾火两三壮于肿处，其效尤捷。不可辄用针刀，必至危困。若不得于夫，不得于舅姑，忧怒郁闷，昕夕积累，脾气消阻，肝气横逆，遂成隐核，如大棋子，不痛不痒。数十年后，方为疮陷，名曰奶岩。以其疮形嵌凹似岩穴也，不可治矣。若于始生之际，便能消释病根，使心清神安，然后施之治法，亦有可安之理。

乳痈方：青皮、瓜蒌、橘叶、连翘、桃仁、皂角刺、甘草节，破多加参、芪。以水煎，入酒服。

乳痈奶劳燉肿：石膏（煅）、桦皮（烧）、瓜蒌子、甘草节、青皮，以水煎服。

治乳有核：南星、贝母、甘草节、瓜蒌（各一两）、连翘（半两），以水煎，入酒服。

又方：人参、黄芪、川芎、当归、青皮、连翘、瓜蒌、白芍、甘草节，乳岩小破加柴胡、川芎。以水煎，入酒服。

乳硬痛：没药（一钱）、甘草（三钱）、当归（三钱），作一服，水煎，入酒少许热饮。

吹奶：金银花、大荞麦、紫葛藤（等分），以醋煎，洗患处立消。如无下二物，只金银花亦可。

乳栗破：少有破，必大补。

人参、黄芪、白术、当归、川芎、连翘、白芍、甘草节，以水煎服。

3.元－丹溪治法心要－朱震亨－卷六－乳痈（第一百二）

乳房阳明所经。乳头厥阴所属。乳子之母，或厚味，或忿怒，以致气不流行，而窍不得通，汁不得出，阳明之血，热而化脓。亦有儿之口气焮热，吹而结核。于初起时，便须忍痛揉令软，气通自可消散。失此不治，必成痈疖。若疏厥阴之滞，以青皮；清阳明之热，以石膏；行去污血，以生甘草节；消肿毒，以栝蒌子，或加青橘叶、没药、皂角刺、金银花、当归头。或散，或汤，或加减。佐以少酒，仍加艾火三二壮于肿处。甚效。勿妄用针刀引惹拙病。

又有积忧，结成隐核，有如鳖棋子，不痛不痒，十数年方为疮陷，名曰奶岩。以其凹似岩穴也。不可治矣。若于始生时，便消释病根，使心清神安，施以治法，亦有可安之理。予侄妇年十八时得此证，性急、脉实。所难者，后故耳。遂以青皮单煮汤与之，间以加减四物汤，两月而安。

4.明－新刊外科正宗－陈实功－卷之三下部痈毒门－乳痈论第二十六（附：乳岩）

夫乳病者，乳房阳明胃经所司，乳头厥阴肝经所属，乳子之母，不能调养，以致胃汁浊而壅滞为脓。又有忧郁伤肝，肝气滞而结肿，初起必烦渴呕吐，寒热交作，肿痛疼甚，宜牛蒡子汤主之。厚味饮食、暴怒肝火妄动结肿者，宜橘叶散散之。又忧郁伤肝，思虑伤脾，积想在心，所愿不得志者，致经络痞涩，聚结成核，初如豆大，渐若棋子。半年一年，二载三载，不疼不痒，渐渐而大，始生疼痛，痛则无解，日后肿如堆栗，或如覆碗，紫色气秽，渐渐溃烂，深者如岩穴，凸者若泛莲，疼痛连心，出血则臭，其时五脏俱衰，四大不救，名曰乳岩。凡犯此者，百人百必死。如此症知觉若早，只可清肝解郁汤或益气养荣汤，患者再加清心静养，无挂无碍，服药调理只可苟延岁月。若中年以后，无夫之妇得此，死更尤速。故曰：夫乃妇之天也。惟初生核时，急用艾灸核顶，待次日起泡挑破，用披针针入四分，用冰蛳散条插入核内，糊纸封盖。至十三日，其核自落，用玉红膏生肌敛口，再当保养不发。又男子乳节与妇人微异，女损肝胃，男损肝肾，盖怒火房欲过度，以此肝虚血燥，肾虚精怯，血脉不得上行，肝经无以荣养，遂结肿痛。治当八珍汤加山栀、牡丹皮，口干作渴者加减八味丸，肾气素虚者肾气丸，已溃作脓者十全大补汤。怀孕之妇乳疾曰内吹。因胎气旺而上冲，致阳明乳房作肿，宜石膏散清之，亦可消散。迟则迁延日久，将产出脓，乳汁亦从乳窍流出，其口难完，有此者，纯用补托生肌，其口亦易完矣。

乳痈乳岩看法

初起红赤肿痛，身微寒热，无头眩，无口干，微痛者顺。已成焮肿发热，疼痛有时，一囊结肿，不侵别囊者轻。已溃脓黄而稠，肿消疼痛渐止，四边作痒，生肌者顺。溃后脓水自止，肿痛自消，新肉易生，脓口易合者顺。初起一乳通肿，木痛不红，寒热心烦，呕吐不食者逆。已成不热不红，坚硬如石，口干不眠，胸痞食少者逆。已溃无脓，正头腐烂，肿势愈高，痛势愈盛，流血者死。溃后肉色紫黑，痛苦连心，浣气日深，形体日削者死。

乳痈乳岩治法

初起发热恶寒，头眩体倦，六脉浮数，邪在表，宜散之。发热无寒，恶心呕吐，口干作渴，胸膈不利者，宜清之。忧郁伤肝，思虑伤脾，结肿坚硬微痛者，宜疏肝行气。已成焮肿发热，疼痛有时，已欲作脓者，宜托里消毒。脓已成而胀痛者，宜急开之。又脾胃虚弱，更兼补托。溃而不敛，脓水清稀，肿痛不消，疼痛不止，大补气血。结核不知疼痛，久而渐大，破后惟流污水，养血清肝。

5.明－新刊外科正宗－陈实功－卷之四杂疮毒门－失荣症第一百三十四

飞龙阿魏化坚膏：治失荣症及瘿瘤、乳岩、瘰疬、结毒，初起坚硬如石，皮色不红，日久渐大，或疼不疼，但未破者，俱用此贴。

用蟾酥丸药末一料，加金头蜈蚣五条炙黄去头足研末，同入熬就，乾坤一气膏二十四两化开搅和，重汤内顿化。红缎摊贴，半月一换，轻者渐消，重者亦可停止，常贴保后无虞矣。

6.明－新刊外科正宗－陈实功－卷之一痈疽门－痈疽图形第十五

乳岩：中空似岩，穴边肿若泛莲，真死候也。

其九，妇人之乳有数种，高肿为痈坚硬疽，还有乳岩真恶症，肿如顽石破如墟。钮叩之风生颈项，裙带风疮脚下需，又有湿臁疮等疾，总生下腿上安居。

7.明－徐评外科正宗－陈实功－徐评外科正宗卷二－肿疡主治方

四妙汤（即神效托里散）：生黄芪（五钱）、大当归（一两）、金银花（一两）、甘草节（二钱）。

上药水煎，昼夜服尽。自可移深居浅，转重作轻。如已成，气血素亏，不能穿溃者，加白芷、皂针、山甲各二钱，一伏时自溃。如已溃后，即宜删去皂针、山甲。如初起焮痛口渴，加天花粉。此方出《外科说约》，顾世澄《疡医大全》中采之。谓此乃疡科首用捷法，数十年来，凡治一切痈疽，皆赖此方。增减活法，临时酌用，遇大症，金银花每加至六两、四两，生黄芪加至两许，当归加至二两，甘草节加至三钱。但见疮色不起，脓水清稀，即加肉桂，转阴为阳，化毒成脓。如乳痈乳吹，即加蒲公英一两立消，百发百中，万稳万当。如遍身有湿热疮癣者勿用。

阳和汤：熟地黄（一两）、白芥子（二钱，炒研）、鹿角胶（三钱）、肉桂（一钱）、姜炭（五分）、麻黄（五分），加生甘草（一钱，乳岩加土贝母五钱）。

上药用水加酒一杯同煎。

8.明－徐评外科正宗－陈实功－徐评外科正宗卷七－乳痈乳岩论

夫乳病者，乳房为阳明胃经所司，乳头为厥阴肝经所属，乳子之母，不能调养，以致胃汁浊而壅滞为脓，又有忧郁伤肝，肝气滞而结肿。初起必烦渴呕吐，寒热交作，肿痛甚者，宜牛蒡子汤主之。厚味饮食，暴怒肝火妄动结肿者，宜橘叶散散之。又忧郁伤肝，思虑伤脾，积想在心，所愿不得，致经络痞涩，聚结成核。初如豆大，渐若围棋子，半年一年，二载三载，不疼不痒，渐渐而大，始生疼痛。痛则无解，日后肿如堆栗，或如覆碗，紫色气秽，渐渐溃烂，深者如岩穴，凸者若泛莲，疼痛连心，出血则臭，其时五脏俱衰，四大不救，名曰乳岩。凡犯此者，百人必百死。知觉若早，姑用清肝解郁汤，或益气养荣汤，患者再加清心静养，无挂无碍，服药调理，尚可苟延岁月。若中年以后，无夫之妇得此，其死尤速。故曰：夫乃妇之天也。惟初生核时，急用艾灸核顶，待次日起泡挑破，用披针针入四分，（此句徐勒。批曰：必更肿，此法断不可用。）用冰蛳散条插入核内，（此四字徐勒。）糊纸封盖，至十三日，其核自落，用玉红膏生肌敛口，再当保养，庶不再发。

又男子乳疾，与妇人微异，女损肝胃，男损肝肾，盖怒火房欲过度，以致肝虚血燥，肾虚精怯，血脉不得上行，肝筋无以荣养，遂结肿痛，治当八珍汤加山栀、牡丹皮。（八珍汤徐勒。）口干作渴者，加减八味丸。（八味丸徐勒）。肾气素虚者，肾气丸。已溃作脓者，十全大补场。

怀孕之妇因胎气旺而上冲，致阳明乳房作肿，宜石膏散清之，（此句徐勒。批曰：不可用寒。）亦可消散。迟则迁延日久，将产出脓，乳汁亦从脓窍流出，其口难完。有此者纯用补托生肌，其口亦易完矣。

徐曰：乳病有数种，种种各别，须知之。

又曰：乳肿不同，俱系阳明结气结痰，各有专方。一概瞎药，皆有损无益也。

乳痈乳岩看法

初起红赤肿痛，身微寒热，无头眩，无口干，微疼者顺。已成焮肿发热，疼痛有时，一囊结肿，不侵别囊者轻。已溃脓黄而稠，肿消疼痛渐止，四边作痒生肌者顺。溃后脓水自止，肿痛自消，新肉易生，脓口易合者顺。初起一乳通肿，木通不红，寒热心烦，呕吐不食者逆。已成不热不红，坚硬如石，口干不眠，胸痞食少者逆。已溃无脓，正头腐烂，肿势愈高，痛势愈盛，流血者死。溃后肉色紫黑，痛苦连心，哕气日深，形体日削者死。

徐曰：乳痈与乳岩各有看法。此乃乳痈看法也。

乳痈乳岩治法

初起发热恶寒，头眩体倦，六脉浮数，邪在表，宜散之。发热无寒，恶心呕吐，口干作渴，胸膈不利者，宜清之。忧郁伤肝，思虑伤脾，结肿坚硬微痛者，宜疏肝行气。已成焮肿发热，疼痛有时，已欲作肿者，宜托里消毒。脓已成而胀痛者，宜急开之。脾胃虚弱，宜更兼补托。溃而不敛，脓水清，肿不消，疼不止，宜大补气血。结核不知疼痛，久而渐大，破后惟流污水，宜养血清肝。

徐曰：此亦是乳痈治法。乳岩无治法，不过使之迁延岁月，不致痛苦，恶具而已。

乳痈乳岩治验

妇人因怒，左乳肿痛，寒热交作，服人参败毒散一剂，（人参败毒散徐勒。批曰：不切。）表症已退，又用牛蒡子汤二服，肿消渐安。

妇人忧思过度，久郁成痨，左乳结核如桃，（徐曰：此名乳核。）半年，似痛非痛，咳嗽生痰，身发潮热，诊之脉微数而无力，此真气虽弱，而邪火尚未有余，如用药合理，尚堪调治。先用逍遥散加香附、贝母，十余服，而咳嗽渐止，寒热间作，又用八珍汤加香附、牡丹皮、柴胡、远志。十余服，身热去其八九，又服益气养荣汤加青皮、木香。两月余，胸膈得利，嗳气得舒，饮食渐进，肌肤渐泽。外肿以阿魏化痞膏贴之，半年余而消。

妇人右乳疼痛，肿如覆碗，诊之，脉数有力，此有余症，欲作脓也。用托里消毒散，数服而胀痛，针之出脓碗许，又用十全大补汤加香附，十余服而安。

徐曰：此是乳痈实症，如乳子之时有此，乃是外吹也。

妇人暴怒，左乳结肿疼痛，自服仙方活命饮二剂，疼痛稍止，结肿不消。仍服清凉败毒之剂，（清凉二字徐勒。）肿痛更作，形体日弱。诊之，脉浮数而无力，此真气虚而邪气实也，非补不可。用益气养荣汤四五服，其肿始高，寒热亦退，又十余服而脓溃，兼服十全大补汤，两月而痊。此症非纯补，岂能得愈。（纯补二字徐勒。批曰：外症无纯补。）

9.明－徐评外科正宗－陈实功－徐评外科正宗卷十－翻花疮

翻花者，乃头大而蒂小，小者如豆，大者若菌，无苦无疼，揩损每流鲜血，久亦虚人。以津调冰蛳散遍搽正面，上用软油纸包裹根蒂细处，用线连纸扎紧，十日后其患自落，换珍珠散糁之收口。又有根蒂如鳖头棋子样难扎，以前药搽上，用面糊绵纸封上二重，用心勿动，十日外亦落，换糁珍珠散。

徐曰：此又一种最轻者。如真翻花大如杯碗，脓血淋漓，无药可治。乳岩即此类也。

又曰：杨梅毒亦有此症。

翻花疮应用方：冰蛳散（见瘰疬门）、珍珠散（见下疳门）。

10.明－徐评外科正宗－陈实功－徐评外科正宗卷十二－失荣症

飞龙阿魏化坚膏：治失荣症，及瘿瘤、乳岩、瘰疬、结毒，初起坚硬如石，皮色不红，日久渐大，或疼或不疼，但未破者，俱用此贴。用蟾酥丸药末一料，加金头蜈蚣五条，炙黄，去头足，研末同入熬就，乾坤一气膏二十四两，化开搅和，重汤内顿化，红缎摊贴，半月一换，轻者渐消，重者亦可不大，常贴保无后虞。

11.明－新刊医学集成－傅滋－卷之十－奶岩一百二十二

（医论）奶岩者，始有核，隐结如鳖棋子，不痛不痒，五七年方成疮。初便宜服疏气行血之药，更须情思如意，则可。如成疮之后，则如岩穴之凹，或如人口有唇，流清汁赤脓，胸胁气攻疼痛，用五灰膏、金宝膏去其蠹肉，生新肉，渐渐收敛。此疾多生于中年妇人。未破者尚可治疗，若成疮终不可治。

橘皮汤：治奶岩。（即前乳梗之方加蒲公英。）

十六味流气饮。

单煮青皮汤：治妇人百不随意，久积忧郁，乳上有核，如棋子状。

青皮（四钱）水煎，徐徐服之。

12.明－针灸聚英－高武－卷之一－足阳明经脉穴

乳中，当乳中是。《铜人》：微刺三分，禁灸。灸则不幸生蚀疮，疮中有脓血清汁可治；疮中有息肉若蚀疮者死。《素问》云：刺乳上，中乳房，为肿根蚀。丹溪曰：乳房，阳明胃所经；乳头，厥阴肝所属。乳（去声）子之母，不知调养，忿怒所逆，郁闷所遏，厚味所酿，以致厥阴之气不行，窍不得通，汁不得出，阳明之血沸腾，热甚化脓。亦有所乳之子，膈有滞痰，口气焮热，含乳而睡，热气所吹，遂生结核。初起时，便须忍痛，揉令稍软，吮令汁透，自可消散，失此不治，必成痈疖；若加以艾火两三壮，其效尤捷；粗工便用针刀，卒惹拙病。若夫不得夫与舅姑，忧怒郁闷，脾气消阻，肝气横逆，遂成结核如棋子，不痛不痒，十数年后为疮陷，名曰奶岩，此疮形如嵌凹，似岩穴也，不可治矣。若于始生之际，便能消息病根，使心清神安，然后施治，亦有可安之理。

13.明－济世全书－龚廷贤－离集卷六－乳病

妇人奶岩，始有核肿如鳖，棋子大，不痛不痒，五七年方成。疮初，便宜多服疏气行气之药，须情思如意则可愈。如成疮之后，则如岩穴之凹，或如人口，有唇，赤汁脓水浸淫胸胁，气攻疼痛，用五灰膏去其蛊血，生新肉，渐渐收敛。此疾多生于忧郁积忿。中年妇人未破者，尚可治。成疮者，终不可治，宜服十六味流气饮加青皮。

十六味流气饮：治乳岩。

当归、川芎、白芍、黄芪、人参、官桂、厚朴、桔梗、枳壳、乌药、木香、槟榔、白芷、防风、紫苏、甘草。

上锉剂，水煎，频频温服。乳痈加青皮。

治妇人欲断乳方：归尾、赤芍、红花（酒洗）、牛膝（去芦酒洗），水煎服。

治妇人血气方盛，乳房作胀，或无儿食乳胀痛，憎寒发热。大麦芽炒一二两，水煎服立消。

产后乳汁自出，乃胃气虚，宜服补药止之。若乳多满痛，用温帛熨之。未产而乳自出，谓之乳泣，生子多不育，此症气血俱虚，用十全大补汤主之。

14.明 – 寿世保元 – 龚廷贤 – 庚集七卷 – 乳岩

妇人奶岩，始有核肿如鳌，棋子大，不痛不痒，五七年方成疮。初，便宜多服疏气行血之药，须情思如意则可愈。如成疮之后则如岩穴之凹，或如人口有唇，赤汁脓水浸淫，胸胁气攻疼痛，用五灰石膏去其蠹肉，生新肉，渐渐收敛。此症多生于忧郁积忿，中年妇人，未破者尚可治，成疮者终不可治。宜服：十味流气饮。

当归、川芎、白芍（酒炒）、黄芪（蜜水炒）、人参、官桂、厚朴（姜炒）、桔梗、枳壳（去穰）、乌药、木香、槟榔、白芷、防风、紫苏、甘草。

上剉，生姜煎服。乳痈加青皮。亦治痘疹后余毒作痈瘤。

治妇人乳岩永不愈者：桦皮、油核桃（各等分，烧灰存性）、枯矾、轻粉（二味加些）。共为末，香油调敷。

治妇人乳痈乳岩初起，先服荆防败毒散一剂以败其毒，次进蒲公英连根叶捣汁，入酒饮之，将渣敷患处，立效。其败毒散即人参败毒散（方见伤寒）去人参，加防风、荆芥、连翘是也。

妇人年逾三十，每怒后乳内作痛或肿，此肝火所致，与小柴胡合四物汤加青皮、桔梗、枳壳、香附而愈。彼欲绝去病根，自服流气饮，遂致朝寒暮热，益加肿毒，此血被损而然，予与八珍汤三十余剂，喜其年壮，元气易复，得而愈也。

妇乳内肿一块，如鸡子大，劳则作痛，久而不消，服托里药不应，此乳劳症也，属肝经血少所致。先与神效瓜蒌散四剂，更隔蒜灸之，肿少退，再服八珍汤，倍加香附、夏枯草、蒲公英，仍间服前散，月余而消。亦有乳疽一症，其状肿硬木闷，虽破而不溃，肿亦不消，尤当急服此散，及隔蒜灸。此二症乃七情所伤，气血所损，亦劳症也；宜戒怒，节饮食，慎起居，否则不治。

妇人患乳痈，气血颇实，但疮口不合，百法不应。予与瓜蒌神效散四剂，少可，更与数剂，及豆豉饼灸之而愈。又一妇人患此未溃，亦与此方三剂而消。良甫云：如有乳劳，便服此药，可杜绝病根，如毒已成，能化脓为水，毒未成者，则从大小便中散之。

小柴胡汤（方见妇人虚劳）。

四物汤、八珍汤（俱见补益）。

15.明－万病回春－龚廷贤－卷之六－乳岩

妇人乳岩，始有核肿，如鳖，棋子大，不痛不痒，五七年方成疮。初便宜多服疏气行血之药，须情思如意则可愈。如成之后，则如岩穴之凹，或如人口有唇，赤汁脓水浸淫胸腹，气攻疼痛。用五灰膏去蠹肉，生新肉，渐渐收敛。此疾多生于忧郁积忿，中年妇人。未破者，方可治；成疮者，终不可治。宜服十六味流气饮。

十六味流气饮：治乳岩。

当归、川芎、白芍、黄芪、人参、官桂、厚朴、桔梗、枳壳、乌药、木香、槟榔、白芷、防风、紫苏、甘草。

乳痈加青皮。亦治痘疹余毒作痈瘤。

上锉一剂，水煎，食远临卧频服。

16.明－云林神彀－龚廷贤－卷三－乳病

乳汁不通，气血壅盛，脉涩不行，滞而成病。

通草汤中用连翘，桔梗柴胡瞿麦饶，青皮白芷天花粉，赤芍木通甘草苗。（十一味）

乳汁不通，气血不足，因而涩少，补虚效速。

王不留行散木通，当归白芍与川芎，生地天花各等分，猪蹄煎汤药有功。（七味）

胡桃去皮用十个，捣烂一钱山甲末，黄酒调服只片时，来如泉涌堪止渴。

吹乳乳痈，血脉凝注，初宜葱熨，久要消毒。

生葱捣一饼，摊在患乳上，火罐覆葱饼，汗出即无恙。

夜明蜘蛛用三个，红枣三个夹炒过，嚼吃烧酒送下咽，已成未成立消破。

吹乳肿硬痛，螃蟹盖炒用，研末每二钱，黄酒把药送。

一方：贝母、白芷，各二钱末，酒吃。

一方：牙皂、密蒙为末，酒下法。

一方：白丁香末二钱，酒服止。

消毒饮：中金银花，瓜蒌贝母皂刺佳，天花白芷当归尾，甘草山甲共堪夸。（九味）
上治吹乳、乳痈殊效。

妇人乳岩，始有核肿，状如棋子，不痛不痒，疏风行血，急治影响，日久成疮，疗难勉强。

十六味流气饮，芎归芪芍桂槟参，枳桔防风乌药草，厚朴苏芷木香真。

17.明－古今医鉴－龚信－卷十二－乳病

证

妇人乳汁不通有二种：有血气壅盛，乳脉涩而不行者，有血气虚弱，乳脉绝少者，夫虚者补之，以钟乳粉、猪蹄、鲫鱼之类，盛者行之，用通草、漏芦之类。

乳硬者，多因乳母不知调养所致，盖乳房阳明之经，乳头厥阴所属，忿怒所逆，郁闷所遏，厚味所酿以成，厥阴之气不行，故窍闭而汁不通，阳明之血沸腾，故热甚而化为脓，或因所乳之子，膈有滞痰，含乳而睡，口气炊热所致，而成结核，初便忍疼，揉令核软，吮令汁透则散，否则结成矣。

治

治以青皮疏厥阴之滞，石膏清阳明之热，生甘草行污浊之血，栝蒌子消导肿毒，或加没药、青橘叶、皂角刺、金银花、当归尾，或散或汤，须以少酒佐之。若加艾火三壮，于痛处灸之，尤妙。华元化灸三里穴三壮，甚妙。

乳岩始有核，肿如棋子之大，不痛不痒，五七年方成疮，初便宜多服疏气行血之药，须情思如意则可愈。如成疮之后，则如岩穴之凹，或如人口有唇，赤汁浓水浸淫，胸胁气攻疼痛，用五灰膏去其蠹肉，生新血，渐渐收敛。此疾多生于忧郁积忿，中年妇人未破者尚可治，成疮者终不治，宜服十六味流气饮。

18.明－女科经纶－胡文焕－卷八杂证门－乳证

妇人之乳属肺肝二经

《医暇卮言》曰：女人产育哺养以乳，乳之体，居经络气血之间也。盖自寅时始于手太阴肺经，出于云门穴，穴在乳上，阴阳继续，以行周十二经，至丑时归于足厥阴肝经，入于期门穴，穴在乳下，出于上，入于下，肺领气，肝藏血，乳正居于其间也。

慎斋按：以上一条，序原妇人乳汁之所自出，属肺肝二经气血之化也。

乳岩属郁气有用药法

武叔卿曰：乳岩之病，大都生于郁气。盖肝主怒，其性条达。郁而不舒，则屈其挺然之质。乳头属厥阴，其气与痰，时累积而成结核。兹以风药从其性，气药行其滞，参、芪、归、芍补气血，枳实、乌药、木通疏利壅积，柴、防、苏叶表散，白芷腐脓通荣卫，槟榔通滞下行，官桂行和血脉。且曰木得桂而枯，为伐肝之要药。

慎斋按：以上三条，序乳岩之证也。病虽均在乳，而有痈与岩之分。痈轻而岩重，痈之来也骤，而岩之成也渐，故治痈易而治岩难。大抵痈属外感之风热，内伤之浓味，儿吮俱多；岩本于七情郁怒，脏气不平，肝脾亏损。故治岩之法，与治痈微有不同，一宜补少而泻多，一宜泻少而补多也。

乳证治法总论

薛立斋曰：大凡乳证，若恚怒，宜疏肝清热；焮痛寒热，宜发表散邪；肿焮痛甚，宜清肝消毒，并隔蒜灸；不作脓，或脓不溃，补气血为主；不收敛，或脓稀，补脾胃为主；脓出反痛，或发寒热，补气血为主；或晡热内热，补血为主；若饮食少思，或作呕吐，补胃为主；饮食难化，或作泄泻，补脾为主；劳碌肿痛，补气血为主；怒气肿痛，养肝血为主；儿口所吹，须吮通揉散；若成痈，治以前法。若乳岩属肝脾二脏郁怒，气血亏损。故初起小核结于乳内，肉色如故，五心发热，肢体倦瘦，月经不调，加味归脾汤、加味逍遥散、神效栝蒌散，多服自消。若迁延日久渐大，岩色赤，出水，腐溃深洞，用前归脾汤等药可延岁月。若误攻伐，则危殆矣。

慎斋按：以上一条，序治乳痈乳岩之大法也。世医治乳痈乳岩，不过寒凉清火，破气消瘀。岂知病之成也，原于肝胃亏损，荣卫不能营运所致。唯立斋惓惓于扶持脾胃，补气养血为主，戒人不可诛伐太过，以致夭枉，垂训之意深矣。

19.明－卫生易简方－胡濙－卷之八－痈疽

治痈疽发背乳房：用茱萸一升捣烂，苦酒和贴。

治乳痈：用生地黄汁敷之，热即易，无不效。

治乳痈肿痛甚：用白姜石为末，以鸡子白和如饧敷肿上，干则易之。亦治疔肿。

又方：用榆白皮和鸡子白捣敷，立瘥。

治痈疽发背，乳房初起微赤：用黄柏末和鸡子白涂之。

治乳石发动，小便闭涩，心神闷乱：用船底青苔如鸡子大，以水一盏，煎五分，去滓温服，日三四服。

治乳痈：用地黄汁敷之，一日数次效。

治乳痈黑紫色硬如石：用樟柳皮炙热频熨，一宿可效。

治乳痈成脓，痛不可忍：用蜂房烧灰为末，每服二钱，水一盏，煎六分，去滓，食后温服，大效。

20.明－本草发明－皇甫嵩－卷之五－金石部下

夏冰：味甘，大寒。主去烦热、乳石发热肿。当暑夏盛热食，此应与气候相反。或入腹，冷热相激，虽当时暂快，却致诸疾。《食谱》云：凡夏用冰，止可隐映饮食，令气冷，不可打碎食之。

21.明－滇南本草－兰茂－第一卷－漏芦

漏芦，一名芦葱，又名萱草，又名宜男花。味甘、平，性寒。治乳结红肿硬痛，乳汁不通，乳痈乳岩，攻痈疮。滇中产者。其性补阴血，止腰疼，治崩漏，止大肠下血。

（附方）治男妇腰痛：漏芦根果（十五个）、猪腰子（一个），以上二味水煎服三次。

（又单方）治大肠下血，诸药不效者用此良。

漏芦根果（十个）、茶花（五分）、赤地榆（三钱）、象牙末（一钱），以上四味水煎服三次。

22.明－本草纲目（上）－李时珍－水部第五卷·水之一（天水类一十三种）－夏冰（《拾遗》）

[释名] 凌（去声）。

[时珍曰] 冰者，太阴之精，水极似土，变柔为刚，所谓物极反兼化也。故字从水，从欠。《周礼》：凌人掌冰，以供祭祀宾客。《左传》：古者日在北陆而藏冰，西陆朝觌而出之。其藏之也，深山穹谷，涸阴沍寒；其用之也，录位宾客丧祭。郎顗曰：藏冰以时，则雷出不震；弃冰不用，则雷不发而震。今人冬月藏冰于窖，登之以盐，是也。《淮南万毕术》，有凝水石作冰法，非真也。

[气味] 甘，冷，无毒。

[主治] 去热烦，熨人乳石发热肿。（藏器）解烦渴，消暑毒。（吴瑞）伤寒阳毒，热盛昏迷者，以冰一块置于膻中良，亦解烧酒毒。（时珍）

[发明] [藏器曰] 夏暑盛热食冰，应与气候相反，便非宜人，诚恐入腹冷热相激，却致诸疾也。《食谱》云：凡夏用冰，止可隐映饮食，令气凉尔，不可食之。虽当时暂快，久皆成疾也。

[时珍曰] 宋徽宗食冰太过，病脾疾，国医不效，召杨介诊之。介用大理中丸。上曰：服之屡矣，介曰：疾因食冰，臣因以冰煎此药，是治受病之原也。服之果愈。若此，可谓舌机之士矣。

[附方] 新一。

灭瘢痕以冻凌频熨之，良。（《千金方》）

23.明－本草纲目（上）－李时珍－主治第四卷·百病主治药下－痈、疽

穿山甲（乳痈、乳岩，炮研酒服。吹乳，炙，同木通、自然铜末，酒服。）

妇人乳岩：因久积忧郁，乳房内有核如指头，不痛不痒，五七年成痈，名乳岩，不可治也。用青皮四钱，水一盏半，煎一盏，徐徐服之，日一服。或用酒服。（丹溪方）

乳石发动：烦热。石南叶为末。新汲水服一钱。（《圣惠方》）

乳妒乳痈：鸡矢白炒研，酒服方寸匕，须臾三服愈。（《产宝》）

乳头破裂：方同上。（梅师）

乳石发渴：水浸鸡子，取清生服，甚良。（《普济》）

24.明－本草纲目（下）－李时珍－禽部第四十七卷·禽之一（水禽类二十三种）－鹜

乳石发动烦热：用白鸭通一合，汤一盏渍之，澄清冷饮。（《圣惠方》）

25.明－本草纲目（中）－李时珍－草部第二十一卷·草之十（苔类一十六种）－船底苔（食疗）

乳石发动：小便淋沥，心神闷乱。船底青苔半鸡子大，煎汁温服，日三四次。（《圣惠方》）

26.明－本草纲目（中）－李时珍－草部第十二卷·草之一（山草类上三十一种）－萎蕤（音威緌。《本经》上品）

乳石发热：萎蕤三两，炙甘草二两，生犀角一两，水四升，煮一升半，分三服。（《圣惠方》）

乳石发渴：大麻仁三合，水三升，煮二升。时时呷之。（《外台》）

乳石发渴：青粱米煮汁饮之。（《外台》）

乳石发热：乌豆二升，水九升，铜器煮五升汁，熬稠一升，饮之。（《外台秘要》）

27.明－本草原始－李中立－卷之八石部－夏冰

李时珍曰：冰者，太阴之精，水极似火，变柔为刚，所谓物极反兼化也，故字从水从仌。

[气味] 甘，冷，无毒。

[主治] 去热烦，熨人乳石发热肿。解烦渴，消暑毒。伤寒阳毒，热盛昏迷者，以冰一块，置于膻中良。亦解热酒毒。

28.明－本草品汇精要－刘文泰－卷之十二－草部中品之下

船底苔（无毒，附水中苔）：丽生。

船底苔治鼻洪、吐血、淋疾，以炙甘草并豉汁浓煎汤，旋呷；又主五淋，取一团鸭子大，煮服之。水中细苔，主天行病，心闷，捣绞汁服（《名医》所录）。

［苗］眉批：谨按，旧船之底浸渍日久，得水土之气积袭而生也。

［时］（生）无时。（采）无时。

［收］阴干。

［用］苔。

［色］青绿。

［味］淡。

［性］冷、泄。

［气］气之薄者，阳中之阴。

［主］诸淋。

［治］（疗）别录云：治乳石发动，小便淋涩不通，心神闷乱者，以船底苔如半鸡子大，以水一盏煎至五分，去滓温服，日三四服。水中苔治小儿赤游，行于体上下，至心即死，捣末敷之良。

小蓟（无毒）：植生。

小蓟根主养精保血（《名医》所录）。

［名］青刺蓟，千针草。

［苗］《图经》曰：苗高一二尺许，叶多刺，心中出花头，如红蓝花而青紫色，北人呼为千针草。初生二三寸时并根作茹，食之甚美，然小蓟力微，只可退热，不似大蓟能补养下气也。《衍义》曰：山野人取为蔬，甚适用。虽有微芒，亦不能害人。

［地］《图经》曰：旧不著所出州土，今处处有之。陶隐居云：田野甚多。唐本注云：生平泽。别录云：北地者为胜。道地：冀州。［时］生：二月生苗，五月开花。采：四月取苗，九月取根。

［收］阴干。

［用］根、苗、叶。

［质］类红蓝花而短小。

［色］青。

［味］甘。

［性］温、缓。

［气］气之厚者，阳也。

［臭］香。

［主］诸血。

［制］剉碎用。

［治］（疗）《图经》曰：根汁止吐血、衄血、下血。唐本注云：破血。《日华子》云：根除热毒风并胸膈烦闷，开胃下食，退热。苗生研汁服，去烦热。陈藏器云：破宿血，止新血，暴下血，血崩、金疮出血等，小蓟绞取汁温服。别录云：作菜，煮食之，除风热。根主崩中，又女子月候伤过。叶主封金疮血不止，取汁服，疗夏月热，烦闷不止，并心热吐血，又鼻窒塞不通。补：《日华子》云：根益虚损。

［合治］作煎和糖，合金疮及蜘蛛、蛇、蝎毒。捣汁，合蜜少许，疗乳石发动，壅热心闷，吐血。捣汁合酒服，或末以水调，服三钱，治九窍出血。

［忌］犯铁器。

29.明－医学纲目－楼英－卷十九心小肠部－痈疽所发部分名状不同

乳痈乳岩

［丹］乳硬论：乳房阳明所经，乳头厥阴所属。乳子之母，不知调养，怒忿所逆，郁闷所遏，厚味所酿，以致厥阴之气不行，故窍不通，而汁不得出；阳明之血沸腾，故热甚而化脓。亦有所乳之子，膈有滞痰，口气燉热，含乳而睡，热气所吹，遂生结核。于初起时，便须忍痛，揉令稍软，吮令汁透，自可消散。失此不治，必成痈疖。治法，疏厥阴之滞，以青皮；清阳明之热，细研石膏；行污浊之血，以生甘草节；消肿导毒，以瓜蒌子；或加没药、青橘叶、皂角刺、金银花、当归头，或汤或散，加减随意消息，然须以少酒佐之。若加以艾火两三壮于肿处，其效尤捷。彼村工喜于自炫，便妄用针刀，引惹拙病，良可哀悯。若夫不得于夫，不得于舅姑，忧怒郁遏，时日积累，脾气消沮，肝气横逆，遂成隐核，如鳌棋子，不痛不痒，十数年后，方为疮陷，名曰乳岩。以其疮形嵌凹似岩穴也，不可治矣。若于始生之际，便能消释病根，使心清神安，然后施之治法，亦有可安之理。予族侄妇年十八岁时，曾得此，察其形脉稍实，但性急躁，伉俪自谐，所难者后姑耳。遂以单方青皮汤，间以加减四物汤行经络之剂，两月而安。此病多因厚味湿热之痰，停蓄膈间，与滞乳相搏而成。又有滞乳，因儿口气吹嘘而成。又有拗怒气激滞而生者，煅石膏、烧桦皮、瓜蒌子、甘草节、青皮，皆神效药也。妇人此病，若早治之，便可立消。有月经时，悉是轻病，五六十后，无月经时，不可作轻易看也。

乳痈

青皮、瓜蒌、橘叶、连翘、桃仁（留尖）、皂角刺、甘草节，破多，加参、芪。

［《精》］神效瓜蒌散：治乳痈乳岩，神效。丹溪亦云：妙捷。恐贫贱之家，未能办集者，用后蒲公英草尤妙。

瓜蒌（一个，去皮焙为末，子多者有力）、甘草（生）、当归（酒浸，焙。各半两）、乳香（另研）、没药（另研。各二钱半）。

上为末，用无灰酒三升，于银石器内慢火熬取一升，清汁分作三服，食后良久服。如有奶岩，便服此药，可杜绝病根。如毒气已成，能化脓为黄水。毒未成，即于大小便中通利。如疾甚，再合服，以退为度。

立效散：与前方间服神妙，但于瓜蒌散方，减去当归，加紫色皂角刺一两六钱是也。

［丹］一妇人年六十，厚味郁气而形实多妒，夏无汗而性急，忽左乳结一小核大如棋子，不痛，自觉神思不佳，不知食，味绝半月。以人参汤调青皮、甘草末，入生姜汁，细细呷，一日夜五六次，至五七日消矣。此乃乳岩之始。不早治，隐至五年十年以后发，不痛不痒，必于乳下溃一窍，如岩穴出脓，又或五七年十年，虽饮食如故，洞见五内，乃死。惟不得于夫者有之，妇人以夫为天，失于所天，乃能生此。谓之岩者，以其如穴之嵌岈，空洞而外无所见，故名曰岩。患此者，必经久淹延。惟此妇治之早，正消患于未形，余者皆死，凡十余人。又治一初嫁之妇，只以青皮、甘草与之安。

［丹］用蒲公英草捣烂，盦患处神妙。

［云］用天南星末，以温酒调涂之。

30.明－本草单方－缪希雍－卷十三女科－乳痈

妇人乳岩，因久积忧郁，乳房内有核，如指头，不痛不痒，五七年成痈，名乳岩，不可治也。

用青皮四钱，水一盏半，煎一盏，徐徐服之，日一服，或用酒服。（丹溪方）

此方还该加贝母、橘叶、连翘、自然铜等药。然体弱人亦须酌量施治。

31.明－神农本草经疏－缪希雍－卷之八－草部中品之上

贝母

味辛、苦，平，微寒，无毒。主伤寒烦热，淋沥邪气，疝瘕，喉痹，乳难，金疮风痉，疗腹中结实，心下满，洗洗恶风寒。目眩，项直，咳嗽上气，止烦热渴，出汗，安五藏，利骨髓。（厚朴、白薇为之使。畏秦艽。反乌头。）

疏：贝母在地则得土金之气，在天则禀清肃之令，故味辛平。《别录》兼苦、微寒、无毒。入手太阴、少阴。阴中微阳，可升可降，阴也。色白象金而主肺，肺有热，因而生痰，或为热邪所干，喘嗽烦闷，必此主之。其主伤寒烦热者，辛寒兼苦，能解除烦热故也。淋沥者，小肠有热也。心与小肠为表里，清心家之烦热，则小肠之热亦解矣。邪气者，邪热也。辛以散结，苦以泄邪，寒以折热，故主邪气也。《经》曰：一阴一阳结为喉痹。一阴者，少阴君火也；一阳者，少阳相火也。解少阴少阳之热，除胸中烦热，则喉痹自愈矣。乳难者，足厥阴、足阳明之气结滞而不通，辛能散结气，通其结滞则乳难自瘳。热解则血凉，血凉则不痛，故主金疮。热则生风，故主风痉。《别录》又疗腹中结实，心下满，洗洗恶风寒者，肺主皮毛也。目眩者，热上攻也。项直即风痉也。咳嗽上气，气上逆也。烦热渴，邪不解，汗不出者，邪热盛也。其性专能散结除热，则上来诸证皆自愈矣。病去则五脏自安，骨髓自利也。

主治参互：同知母、前胡、葛根、麦冬、甘草，治阳明斑疹初发，壮热，喘嗽有痰，不得眠，即《本经》所谓伤寒烦热邪气。

君橘皮、前胡、石膏、知母、麦门冬、竹沥，治痰疟。

同知母、天麦门冬、桑白皮、枇杷叶、百部、桔梗、甘草，治肺热咳嗽及胸中烦热。

同生甘菊、紫花地丁、金银花、白及、白敛、鼠粘子、甘草、夏枯草，治一切热毒，消一切痈疽。

同鼠粘子、玄参、栝楼根、白僵蚕、甘草、桔梗，治风痉。

同郁金、橘叶、连翘、栝楼根、鼠粘子、夏枯草、山慈菇、山豆根、玄参，消一切结核、乳岩、瘰疬。

同百部、百合、薏苡仁、麦冬、苏子、郁金、童便、竹沥、鱼腥草，治肺热吐脓血。

同番降香、郁金、橘红、远志、苏梗、苏子、香附、白豆蔻，开郁痰。加抚芎、神曲，并解一切气郁。

简误：寒湿痰及食积痰火作嗽，湿痰在胃，恶心欲吐，痰饮作寒热，脾胃湿痰作眩晕，及痰厥头痛，中恶呕吐，胃寒作泄，法应以辛温燥热之药，如南星、半夏、天麻、苍白术、茯苓之类治之者，并禁用。

32.明－神农本草经疏－缪希雍－卷之二十二－虫鱼部下品

牡鼠粪

微寒，无毒。主小儿痫疾，大腹，时行劳复（两头尖者是牡鼠屎）。

疏：牡鼠粪，本经诸家不言味，但云：微寒无毒。然详其所自，应是苦咸之物。盖鼠属水，而凡粪必苦者也。入足阳明，足厥阴经。其主小儿痫疾，大腹，及时行劳复者，皆热邪在阳明也。苦寒能除是经之热，所以主之。古方治男子阴易腹痛，妇人吹乳乳痈，皆取其除热软坚泄结，走肝入胃之功耳。

主治参互：同白芷、山慈菇、山豆根、连翘、金银花、蒲公草、夏枯草、贝母、橘叶、栝楼根、紫花地丁、牛蒡子，治乳痈、乳岩，有效。

《外台秘要》：伤寒劳复。用雄鼠屎二十枚，豉五合，水二升，煮一升，顿服。《活人书》加栀子、葱白。

《南阳活人书》：男子阴易，及劳复。猵鼠屎汤：用猵鼠屎两头尖者，十四枚，韭白根一大把，水二盏，煎一盏，温服得黏汗为效。未汗再服。

《集要方》：妇人吹奶。鼠屎七粒，红枣七枚去核包屎，烧存性，入麝香少许，温酒调服。并治乳痈初起。

《普济方》：大小便秘。雄鼠屎末，傅脐中，立效。

除伤寒劳复阴易，及乳痈、乳岩外，他用甚稀，故不著"简误"。

33.明－神农本草经疏－缪希雍－卷之二十三－果部三品

青橘

主气滞，下食，破积结及膈气（即青皮）。

疏：青皮古方无用者，至宋时医家始用之。其色青，其味极苦而辛，其气温而无毒。气味俱厚，沉而降，阴也。入足厥阴、少阳。苦泄、辛散，性复刻削，所以主气滞，下食，破结积及膈气也。元素：破坚癖，散滞气，治左胁肝经积气。亦此意耳。

主治参互：青皮同人参、鳖甲，能消疟母。同枳壳、肉桂、川芎，治左胁痛。同人参、白术、三棱、蓬莪、阿魏、矾红、山楂、红曲、木香，消痃癖气块，及一切肉食坚积。

简误：青皮性最酷烈，削坚破滞是其所长。然误服之，立损人真气，为害不浅。凡欲使用，必与人参、术、芍药等补脾药同用，庶免遗患，必不可单行也。肝脾气虚者，概勿施用。

橘核，主腰痛，膀胱气，肾冷。炒去壳，酒服良。按：橘核出日华子，其味苦温而下气，所以能入肾与膀胱，除因寒所生之病也。疝气方中多用。

橘叶，古今方书不载，能散阳明、厥阴经滞气。妇人妒乳、内外吹、乳岩、乳痈用之皆效。以诸证皆二经所生之病也。

34.明－神农本草经疏－缪希雍－卷之七－草部上品之下

漏芦

味苦、咸，寒，大寒，无毒。主皮肤热，恶疮疽痔，湿痹，下乳汁，止遗溺，热气疮痒如麻豆，可作浴汤。久服轻身益气，耳目聪明，不老延年。

疏：漏芦得地味之苦咸，禀天气之大寒，故无毒。苦能下泄，咸能软坚，寒能除热。入足阳明、少阳、太阳，手太阴、阳明。寒而通利之药也，故主皮肤热，恶疮疽痔，湿痹，下乳汁。《别录》又主止遗溺，热气疮痒如麻豆，可作浴汤。又《本经》久服轻身益气，耳目聪明，不老延年者，盖亦通指热散病除，则脏腑自安，精神自倍，而臻乎寿考也。

主治参互：漏芦同贝母、连翘、甘草、金银花、橘叶、鼠粪、白芷、山豆根、山慈菇、夏枯草，治乳岩、乳痈。

同连翘、生甘菊、紫花地丁、贝母、金银花、甘草、夏枯草，治发背、瘰疬，排脓止痛。

同黄芪、人参，排脓长肉。加狗蹄、猪蹄汁，能下乳。

简误：妊娠禁用。疮疡阴证，平塌不起发者，真气虚也，法当内塞。漏芦苦寒，非所宜设。

王不留行

味苦、甘，平，无毒。主金疮止血，逐痛出刺，除风痹内寒，止心烦，鼻衄，痈疽，恶疮，瘘乳，妇人难产。久服轻身，耐老增寿。

疏：王不留行禀土金火之气，故味苦甘平。平者辛也，其气应温而无毒。苦能泄，辛能散，甘入血，温能行，故主金疮止血，逐痛出刺，除风痹内寒，痈疽，恶疮，瘘乳，妇人难产，入血活血之要药也。若夫心烦，鼻衄，应是血分热病，非同凉血药用，未见其可也。入足厥阴经。

主治参互：同漏芦、贝母、鲮鲤甲、青皮、没药、山慈菇、山豆根、栝楼根，治乳岩，乳痈。

同鲮鲤甲、白芷、通草、猪蹄汁，煮服下乳。

为末，和蟾酥，治疔疮，酒服取汗。

《千金方》：有王不留行汤，治痈疽妒乳，月蚀白秃，及面上疮，去虫止痛。王不留行、东南桃枝、东行吴茱萸根皮各五两，蛇床子一升，牡荆子、苦竹叶、刺蒺藜子各三升，大麻子一升，以水二斗半，煮水一斗，频频洗之。

简误：孕妇勿服。

35.明－神农本草经疏－缪希雍－卷之三－玉石部上品

朴硝

味苦、辛，寒，大寒，无毒。主百病，除寒热邪气，逐六腑积聚，结固留癖，胃中食饮热结，破留血闭绝，停痰痞满，推陈致新。能化七十二种石。炼饵服之，轻身神仙。炼之白如银，能寒能热，能滑能涩，能辛能苦，能咸能酸。入地千岁不变。色青白者佳，黄者伤人，赤者杀人。

疏：朴硝乃初次煎成者，其气味烈于芒硝，主治皆同。总为除邪热，逐六腑积聚，结固留癖，胃中食饮停滞因邪热结，停痰痞满，破留血闭绝之要药。与芒硝功用曾无少别，文具芒硝条下，兹不复疏。

主治参互：《圣惠方》：治时气头痛不止，用朴硝二两，捣罗为散，用生油调涂于顶上。又方：治乳石发动烦闷，及诸风热，用朴硝炼成者半两，细研如粉，每服以蜜水调下一钱匕，日三四服。

《简要济众》：治小便不通膀胱热。白花散：朴硝不以多少，研为末，每服二钱匕，温茴香酒调下，无时服。

入紫雪，疗伤寒，温疫温疟，一切积热烦热，狂呼叫走，瘴疫毒疠，卒死脚气，五尸五注，心腹诸疾，疞刺切痛，解诸热毒，邪热发黄，蛊毒鬼魅，野道热毒，小儿惊痫百病：黄金一百两，石膏、寒水石、磁石、滑石各三斤，捣碎，水一斛，煮四斗，去滓。入犀角屑、羚羊角屑、青木香、沉香各五两，玄参洗焙、升麻各一斤，炙甘草八两，丁香一两，入前汁中，煮取一斗五升，去滓。入炼朴硝十斤，硝石三十二两，于药汁中微火煎之，用柳木不住搅，至水气欲尽，倾水盆中。待欲凝，入麝香一两二钱半，朱砂末三两，搅匀收之。每服一二钱，凉水服。临时加减，甚者一两。

碧雪治一切积热，天行时疾，发狂昏愦，或咽喉肿塞，口舌生疮，心中烦躁，或大小便不通，胃火诸病。朴硝、芒硝、马牙硝、石膏水飞、寒水石水飞各一斤，以甘草一斤，煎水五升，入诸药同煎，不住手搅，令消熔得所，入青黛一斤，和匀，倾盆内，经宿结成雪。为末，每含咽，或吹之，或水调服二三钱。欲通利，则热水服一两。

刘禹锡《传信方》：治热壅，甘露饮：凉胸膈，驱积滞。芒硝末一大斤，用蜜十二两，和匀，入新竹筒内，半筒已上即止，不得令满。却入炊甑中，令有药处在饭内，其虚处出在上，蒸之。候饭熟，取出，绵滤入磁钵内，竹篦搅匀勿停手，待凝取入磁盒。每卧时含半匙，渐渐咽之。如要通利，即多服之。

《简便方》：治赤眼肿痛。朴硝置豆腐上蒸化，取汁收点。

《外台秘要》：治喉痹肿痛。用朴硝一两，细细含咽，立效。或加丹砂一钱。气塞不通，加生甘草二钱半，吹之。孙真人方：治口舌生疮，用朴硝含之良。

夏之益《奇疾方》：灸疮飞蝶，因艾灸火疮痂退落，疮内鲜肉片子飞如蝶状，腾空飞去，痛不可言，是血肉俱热怪病也。用朴硝、大黄各半两，为末，水调下，微利即愈。

《史记·仓公传》云：菑川王美人，怀子不乳，来召淳于意。意往，饮以莨菪药一撮，以酒饮之，旋乳。意复诊其脉躁，躁者，有余病，即饮以消石一剂，出血豆比五六枚而安。此去蓄血之验也。

《炮炙论》：治头痛欲死，用消石末吹鼻中即愈。

《圣惠方》：治赤眼肿痛。用消石末，临卧时，以铜箸点黍米大，入目眦，至旦，以盐水洗去之。

36.明－神农本草经疏－缪希雍－卷之十五－人部

头垢

主淋闭不通（梳上者，名百齿霜）。

疏：头垢，头上垢腻也。其性滑润而下走，故本经主淋闭不通，及弘景疗噎疾。其味苦温，能走阳明，故又主劳复，及妇人吹乳也。

主治参互：同白芷、贝母、半夏为丸，酒下。治妇人吹乳。同山慈菇、橘叶、鼠粪、人爪、蒲公英、柴胡、山豆根、白芷、连翘、贝母、夏枯草、忍冬藤，治乳岩、乳痈，神效。

《类要方》：天行热病后劳复。含头垢枣核大一枚，良。

《外台秘要》：预防劳复。伤寒初愈，欲令不劳复者，头垢烧研，水丸梧子大，饮服一丸。

《卫生宝鉴》：妇人吹乳。百齿霜，以无根水丸梧子大，每服三丸。

数条之外无别用，故不著"简误"。

37.明－神农本草经疏－缪希雍－卷之十一－草部下品之下

连翘

味苦，平，无毒。主寒热，鼠瘘瘰疬，痈肿恶疮，瘿瘤结热，蛊毒，去白虫。

疏：连翘感清凉之气，得金水之性。《本经》虽云味苦平无毒，平应作辛，乃为得之。洁古谓其性凉，味苦。气味俱薄，轻清而浮，升也，阳也。海藏以为阴中阳也。入手足少阳，手阳明经，亦入手少阴心经。其主寒热、鼠瘘瘰疬、瘿瘤结热者，以上来诸证，皆从足少阳胆经气郁有热而成。此药正清胆经之热，其轻扬芬芳之气，又足以解足少阳之郁气，清其热，散其郁，靡不瘳矣。痈肿恶疮，无非荣气壅遏，卫气郁滞而成。清凉以除瘀热，芬芳轻扬以散郁结，则荣卫通和而疮肿消矣。蛊毒非热非辛则不成，热解则蛊自消。湿热盛则生虫，清其热而苦能泄，虫得苦即伏，故去白虫。甄权用以通利五淋，小便不通，除心家客热。日华子用以通小肠，排脓治疮疖，止痛通月经，东垣用以散诸经血结气聚，消肿。丹溪用以泻心火，除脾胃湿热，及治中部血证以为使。海藏用以治气秘火炎之耳聋，一皆清热散结、下气燥湿之功也。

主治参互：得贝母、白芷、甘草、金银花、玄参、薄荷、夏枯草、白及，能消瘰疬。加牡鼠粪、人爪、山豆根、蒲公英，消乳痈、乳岩。《简便方》治瘰疬结核：连翘、脂麻等分，为末，时时食之。洁古治项边马刀，属少阳经，连翘二斤，瞿麦一斤，大黄三两，甘草半两。每用一两，煎，食后热服。十余日后，灸临泣穴二七壮，六十日决效。《集验方》治痔疮肿痛：连翘煎汤熏洗后，以刀上飞过绿矾，入麝香贴之。

简误：连翘清而无补之药也。痈疽已溃勿服。火热由于虚者勿服。脾胃薄弱，易于作泄者勿服。

山豆根

味甘，寒，无毒。主解诸药毒，止痛，消疮肿毒，人及马急黄，发热咳嗽，杀小虫。生剑南山谷，蔓如豆。

疏：山豆根得土之冲气，而兼感冬寒之令以生，故其味甘苦，其气寒，其性无毒。甘所以和毒，寒所以除热。凡毒必热、必辛，得清寒之味，甘苦之味，则诸毒自解。譬大人盛德，与物无竞，即阴毒忮害，遇之不起矣。故为解毒清热之上药。凡痛必因于热，毒解热散则痛自止，疮肿自消。人马急黄乃血热极所发，故必发热，热气上熏则发咳嗽。诸虫亦湿热所化，故悉主之，而多获奇效也。

主治参互：山豆根，入散乳毒药中，能消乳岩。

《备急方》解中蛊毒，密取山豆根，水研服少许。未定再服。已禁声音者，亦愈。

又方：治五般急黄。山豆根末，水服二钱。若带蛊气，以酒下。

又方：治赤白滞下。山豆根末，蜜丸梧子大，每服二十丸，空腹白汤下，三服当自止。

又方：治头风热痛。山豆根末，油调，涂两太阳。

又方：治牙龈肿痛。山豆根一片，含于痛所。

《永类方》治喉痛。山豆根磨醋噙之，追涎即愈。势重不能言者，频以鸡翎扫入喉中，即引涎出，立能言语。

《经验方》治麸豆诸疮，烦热甚者。水研山豆根汁，服少许。

《备急方》治疥癣。山豆根末，腊猪脂调涂。

杨清叟《外科》治喉风急证，牙关紧闭，水谷不入：山豆根、白药子等分，水煎噙之，咽下二三口即愈。

简误：病人虚寒者勿服。

蒲公草

味甘，平，无毒。主妇人乳痈肿，水煮汁饮之，又封之，立消。

疏：蒲公英得水之冲气，故其味甘平，其性无毒，当是入肝、入胃，解热凉血之要药。乳痈属肝经，妇人经行后，肝经主事，故主妇人乳痈肿，乳毒，并宜生啖之良。

主治参互：蒲公草得夏枯草、贝母、连翘、白芷、栝楼根、橘叶、甘草、头垢、特鼠粪、山豆根、山慈菇，治一切乳痈毒肿痛，及治乳岩为上药。

《图经》治恶刺，及孤尿刺，摘取根茎白汁涂之，惟多涂立差。此方出孙思邈《千金方》。其序云：余以贞观五年七月十五日夜，以左手中指背触着庭木，至晓遂患痛不可忍。经十日，痛日深，疮日高大，色如熟小豆色。尝闻长者之论有此方，遂依治之，手下即愈，痛亦除，疮亦即瘥，未十日而平复如故。杨炎《南行方》亦著其效云。

《梅师方》治产后不自乳儿，蓄积乳汁结作痈：取蒲公草捣傅肿上，日三四度，易之。

此草单治乳痈及肿毒，性既甘平无毒，又乏他用，故无"简误"。

夏枯草

味苦、辛，寒，无毒。主寒热，瘰疬，鼠瘘，头疮，破癥，散瘿结气，脚肿湿痹，轻身。（土瓜为之使。）

疏：夏枯草得金水之气，故其味苦辛，而性寒无毒。为治瘰疬、鼠瘘之要药。入足厥阴、少阳经。丹溪谓其补厥阴肝家之血，又辛能散结，苦寒能下泄除热，故治一切寒热，及消瘰疬鼠瘘，破癥，散瘿结气。头疮皆由于热，脚肿湿痹，无非湿热所成，热消结散湿去，则三证自除而身亦轻矣。

主治参互：夏枯草得连翘、忍冬藤、贝母、玄参、薄荷、栝楼根、紫背天葵、蓖麻子仁、甘草，治一切瘰疬有效。得蒲公英，治一切乳痈、乳岩，方具蒲公草条下。单取数两，水煮浓汁，入生甘菊、紫花地丁、忍冬藤、连翘、白及、白敛、甘草、生地黄、白芷、半枝莲，消一切痈疽肿毒，止痛有神。此复方也。《简要济众方》治肝虚目睛疼，冷泪不止，血脉痛，羞明怕日。夏枯草半两，香附子一两，为末，每服一钱，茶调下。《衍义》云：古方用以烧灰，合洁面药。初生嫩时作菜食之，须浸洗淘去苦水。

此草无毒，除治瘰疬鼠瘘，以散瘿结气，消痈肿乳毒之外，无别用，故不著"简误"。

山慈菇

根有小毒。主痈肿疮瘘，瘰疬结核等。醋磨傅之。亦剥人面皮，除𫟼𪒟。

疏：山慈菇，味辛气寒，善散热消结，故主痈肿疮瘘，瘰疬结核等。昔人用醋磨傅，今人亦入服药中。产处州遂昌县，实非金灯花与鹿蹄草，叶似车前。

主治参互：入玉枢丹、紫金锭、大内观音救苦锭，磨敷并服，消一切疔肿痈疽，解一切蛇虫毒，有神。方中有大戟，用此不得服甘草，误则杀人。亦入乳岩、乳毒方用，相宜。

因无别用，故不著"简误"。

38.明－先醒斋医学广笔记－缪希雍－卷之三－肿毒

乳癖乳痛方（神验）：用活鲫鱼（一条）、山药（一段，如鱼长），同捣汁，敷乳上，以纸盖之，立愈。

乳癖方（张王屋屠后江孟修兄验过）：白芷（一钱）、雄鼠粪（一钱），二种晒干为末，用好酒调服，必多饮，取一醺睡而愈。雄鼠粪，尖者是。

又方：顾文学又善内人，患左乳岩。仲淳立一方：夏枯草、蒲公英为君；金银花、漏芦为臣；贝母、橘叶、甘菊花、雄鼠粪、连翘、白芷、紫花地丁、山慈菇、炙甘草、栝蒌、茜根、陈皮、乳香、没药为佐使。另用夏枯草煎浓汁丸之。服斤许而消。三年后，右乳复患，用旧存余药服之，亦消。后以此方治数人，俱效。

里中妇沈姓者患乳病，溃烂经年，不见脏腑者一膜尔。马铭鞠用鼠粪（三钱），土楝树子（三钱，经霜者佳，川楝不用），俱煅存性，各取净末，和匀。每服三钱，酒下，间两日一服，痛即止，不数日脓尽收敛。（此方传自江西贩糖客，因治祝氏喉症得之。）

围药：白芨一两，研末，水调，敷乳癖处，候干，再以水润，二三次愈。

39.明－本草汇言－倪朱谟－本草汇言卷之四－草部（隰草类下）

刺蒺藜

味甘，微苦，气温，无毒。

（李氏曰：蒺，疾也。藜，利也。其刺伤人，甚疾而利也。此药产于山东诸路及秦州，多生道旁。春时布地，蔓生细叶，入夏作碎小黄花，秋深结实，三角四刺，实有仁也。人行多着木屐。《易》云：据于蒺藜，言其凶伤。《诗》云：墙有茨，不可扫也。又有一种细蒺藜，生同州沙苑，牧马草地上，亦作蔓生，茎间密布细刺，叶如初生皂荚叶，整齐可观。七月开黄紫花，如豌豆花而小。九月结实作荚子，长寸许，内子如麻，碧绿色，状如羊肾，嚼之若新茶香，顷则转作豆腥气。隔纸微炒，色香胜茗。微火煎煮，津液不竭者，乃真也。沈则施曰：刺蒺藜与沙苑细蒺藜，名虽同而实二种，功用气性亦异也。刺者，有棱刺，以蒺藜称固宜。不知沙苑出而细者，形如羊肾，大如黍粒，无棱刺，以蒺藜称，何所取义而云然。今附录刺蒺藜下，以便分辨尔。）

刺蒺藜，《别录》：去风下气。吴普：行水化癥之药也。魏景山稿：其性宣通快便，能运能消，行肝脾滞气，多服久服有去滞之功。《别录》主身体风痒，燥涩顽痹，一切眼目翳障等疾。甄氏方主筋结疬疡，肺痈肺痿，咳逆脓血等疾。苏氏方主水结浮肿，气臌喘满，疸黄脚气等疾。李氏方主血结成癥，奔豚瘕疝，喉痹胸痹，乳难乳岩等疾。总而论之，《别录》所主者风，甄氏所主者气，苏氏所主者水，而李氏所主者，即取其化癥之意也。然四家之说，虽有不同，究其三角四棱，善于磨运，去滞生新，是其专成，故妇科方中，以此催生堕胎，良有以焉。但其性温多燥，如阴虚不足，精、髓、血、津枯燥致疾者，俱禁用之。

40.明－医学汇函－聂尚恒－九卷－乳治法

治以青皮，疏厥阴之滞，石膏清阳明之热，生甘草行污浊之血，瓜蒌子消导肿毒，或加没药、青橘叶、皂角刺、金银花、当归尾，或散或汤，须以少酒佐之。若加艾火二三壮，于痛处灸之，尤妙。华元化灸三里穴三壮，甚妙。

妇人乳岩始有核，肿如鳖棋子大，不痛不痒，五七年方成疮。初便穴多服疏气行血之药，须情思如意则可愈。如岩穴之凹，或如人口有唇，亦汁脓水浸淫，胸胁气攻疼痛，用五灰膏去其蠹肉，生新血，渐渐收敛。此疾多生于忧郁积忿，中年妇人未破者尚可治，成疮者终不治，宜服十六味流气饮。

41.明－医学汇函－聂尚恒－九卷－乳治方

六味流气饮：治乳岩。

当归、川芎、白芍、黄芪、人参、官桂、厚朴、桔梗、枳壳、乌药、木香、槟榔、白芷、防风、紫苏、甘草。

乳痈，加青皮。治痘后余毒作痈瘤。

上锉一剂，水煎服。

42.明－医学汇函－聂尚恒－十三卷－治疮门

露蜂房

味苦咸平，消疬乳痈及齿疼，痔漏风疹与癫痫，止女崩中儿咳声。

此即木上黄蜂窠，大者如瓮，小者如桶。其蜂黑色，长寸许，螫牛、马、人乃致死者，用此尤效。人家屋间亦往往有之，但小而力慢，不若山林中得风露气者，故名。有毒。主瘰疬成瘘作孔，和猪脂调涂。治乳石发则头痛烦热，口渴溺赤，水煎服之，当利诸恶毒，随小便出。风牙肿痛，盐填满孔，烧灰敷之。肠痈痔漏，皮肤瘾疹瘙痒，火熬，酒调服之。惊痫瘈疭，寒热邪气，癫疾，鬼精蛊毒及妇人崩中漏下，小儿咳嗽喉痹，并酒调服之。又疗蜂螫肿毒，解诸药毒。《别录》云：和乱发、蛇蜕，三味烧灰，酒下，主恶疮疽、附骨疽根在脏腑，历节肿出，疔肿恶脉，诸毒，皆瘥。凡使，须十二月采，洗去蜂粪泥土，蒸半日，晒干，炙令焦黄，细研。恶干姜、丹参、黄芩、芍药、牡蛎。土蜂窠，不入汤药，治痈肿不消，醋调涂，干即易之。

43.明－李氏家藏奇验秘方－匏庵延道人－外科－乳岩门

瓜蒌散（乳岩乳痈已成，化脓为水，未成即消。瘰疬尤妙）：瓜蒌（大者一枚，面包煨）、归尾（酒洗，二钱）、甘草节、乳香、没药（各一钱）、金银花（一两）。

作二剂，酒三碗煎二碗，分三次服，渣敷。

44.明－简易普济良方－彭用光－卷之四－乳门

治乳石发动烦闷及诸风热。用朴硝炼成者半两，细研如粉，每服以蜜水调下一钱匕，日三四服。

45.明－简易普济良方－彭用光－附痈疽神妙灸经

手阳明大肠经治法灸穴神秘诀

手阳明起于商阳，二间、三间、合谷、阳溪、偏历、下廉、三里，上曲池、肘髎、迎香、五里、臂臑、肩髃、巨骨，当天鼎、扶突、禾髎，终于迎香，周流二十穴，复流而已。盖此经血气所滞，发之为疽为痈为肿为毒，随症治之。先疏其滞，何患不痊。

蜂窠疽，生于左肩上二寸，其疽之发，先热后寒，皮赤，四十九窍如蜂窠。急灸三间二七壮，使毒气无滞。

凭按：《针灸经》云三间二穴，一名少谷，在手大指、此指本节后内侧陷中。

乳痈之发，其证不一，有发正于乳上曰乳气，乳左曰侵囊，乳右曰乳疽，乳下曰乳岩，当乳头所发曰乳毒。俱当灸足三里并肩髃各二十七壮，疏滞而痊也。

愚按：《发挥》云肩髃二穴在肩端两骨间陷中，举臂有空是穴。三里二穴，在膝眼下三寸，胻外廉两筋间，当举足取之。又，治腿膝瘀痛，或㿔肿疼痛。凡寸俱用同身寸，图见后。

颧疔之发，发于当面颧上，其色白，其头陷。如鼻有黑气者，不治。治法当灸偏历二七壮。

愚按：《发挥》云偏历二穴在腕中后三寸。

彭用光按：《素问》曰手阳明大肠经多气多血，为医者用药当知此。

46.明－杏苑生春－芮经－卷二－乳硬

乳房阳明所经，乳头厥阴所属。乳子之母，不知调养，怒忿所逆，郁闷所遏，厚味所酿，以致厥阴之气不行，故窍不得通，而汁不得出，阳明之血沸腾，故热甚而化脓。亦有所乳之子，膈有滞痰，口气燆热，含乳而睡，热气所吹，遂生结核。于初起时，便须忍痛揉，令稍软，吮令汁透，自可消散。失此不治，必成痈疖。治法疏厥阴之滞，以青皮清阳明之热，细研石膏行污浊之血，以生甘草之节消肿导毒，以瓜蒌子或加没药、青橘叶、皂角刺、金银花、当归，或汤或散，或加减，随意消息，然须以少酒佐之。若加以艾火两三壮于肿处，其效尤捷。彼村工喜于自炫，便用针刀，引惹拙病，良可哀悯。若夫不得于夫，不得于舅姑，忧怒郁闷，昕夕积累，脾气消阻，肝气浑逆，遂成隐核，如大棋子，不痛不痒，数十年后，方为疮陷，名曰乳岩，以其疮形嵌凹，似岩穴也，不可治矣。若于始生之际，便能消释病根，使心清神安，然后施之以治法，亦有可安之理。

47.明－杏苑生春－芮经－卷七－诸疮

［病］妇人乳硬，其中生核如棋子，于初起时便须忍痛，探令稍软，吮令汁透，自可消散。因其不痛不痒，隐忍年久，发为乳岩，不可治也。预以消毒通气汤散之。

［方］消肿通气汤：石膏（一钱五分）、青皮、当归、皂角刺（各一钱）、白芷、天花粉（各六分）、金银花、甘草节（各五分）、瓜蒌仁（七分）、橘叶（三十片）、连翘（八分）、没药（四分）、升麻（四分），上咬咀，用水酒各半煎，食远温服。

48.明－外科启玄－申拱辰－卷之五－乳痈

乳肿最大者曰乳发，次曰乳痈，初发即有头曰乳疽，令人憎寒壮热恶心是也。乳房属足阳明胃经，多血多气；乳头属足厥阴肝经，多血少气；有孕为内吹，有儿为外吹奶。急散之，毒舒肝气清，阳明胃气已溃则出脓矣。如妇人年五十以外，气血衰败，时常郁闷，乳中结核，天阴作痛，名曰乳核。久之一年半载，破而脓水淋漓，日久不愈，名曰乳漏。有养螟蛉子为无乳，强与吮之，久则成疮，经年不愈，或腐去半截，似破莲蓬样，苦楚难忍，内中败肉不去，好肉不生，乃阳明胃中湿热而成，名曰乳疳。宜清胃热，大补血气汤丸，再加补气血膏药贴之，加红粉霜妙。又有乳结坚硬如石，数月不溃，时常作痛，名曰乳岩，宜急散郁消肿祛毒，不然难疗，用降霜点之。如乳脑上赤肿有二三寸，围圆无头，名曰乳疖。以上乳症共十款，详审明矣。

49.明－宋氏女科撮要－宋林皋－乳岩门（附方一道）

妇人乳岩，始有核肿，如鳖棋子大，不痛不痒，五七年方成疮，初起便宜多服疏气行血之药，须情思如意则可愈。如成之后，则如岩穴之凹，或如人口有唇，赤汁脓水浸淫胸腹，气攻疼痛，用五灰膏去蠹肉，生新肉，渐渐收敛。此疾多生于郁抑积忿中年妇人。未破者，尚可治，若成疮，终不可治。盖不治适得其天年，治之乃所以速其死也。宜服十六味流气饮，治之于早可也。

十六味流气饮：治乳岩。

当归、川芎、白芷、白芍、黄芪、人参、官桂、厚朴、桔梗、枳壳、乌药、木香、槟榔、防风、紫苏、甘草。

上剉，水煎服，食后临卧频服。乳痈加青皮。

50.明－丹台玉案－孙文胤－卷之六小儿科－乳痈门（附乳岩、肠痈、囊痈）

夫乳病者，乳房阳明胃经所司，乳头厥阴肝经所属。乳子之母不善调养，以致乳汁浊而壅滞，因恼怒所伤，气滞凝结而成痈毒。又有忧郁伤肝，思虑伤脾，积想在心，所愿不得志者，致于经络痞涩，聚结成核。初如豆大，渐若棋子，半年、一载、二载、三载，不疼不痒，渐渐而大，始生疼痛，痛则无解。日后肿如堆粟，或如覆碗，紫色气秽，渐渐溃烂，深者如岩穴，凸者若泛莲，疼痛连心，出血作臭。其时五脏俱衰，四大不救，名曰乳岩。凡犯此症，百无一生，宜清肝解郁、益气养荣。患者清心静养，无挂无碍，服药调理，苟延岁月而矣。

[附] 乳岩

立方

青橘饮：治妇人百不如意，久积忧忿，乳内有核不痒不痛，将成乳岩。

青皮（五钱，醋炒）、橘叶（三十片），水煎，食远服。

神功饮：治妇人乳内一核初起如钱，不作疼痒，三五年成者，红肿，溃时无脓，惟流清水，形如岩穴之凹。

忍冬藤、蒲公英、甘草节、金银花（各二钱）、瓜蒌（一个，连壳），生酒煎服。

十六味流气饮：治乳岩赤肿疼痛。

人参、黄芪、当归、川芎（各一钱五分）、肉桂、白芷、厚朴、甘草、桔梗、防风、乌药、槟榔（各一钱）、赤芍、枳壳、广木香、苏梗（各八分），水煎，食后服。

51.明－赤水玄珠－孙一奎－第二十四卷－乳痈乳岩

经云：乳头属足厥阴肝经，乳房属足阳明胃经。若乳房忽壅肿痛，结核色赤，数日之外，焮痛胀溃，稠脓涌出。脓尽而愈。此属胆胃热毒，气血壅滞，名曰乳痈，为易治。若初起内结小核，或如鳌棋子，不赤不痛，积之岁月，渐大，巉岩，崩破如熟榴，或内溃深洞，血水滴沥，此属肝脾郁怒，气血亏损，名曰乳岩，为难疗。治法：焮痛寒热，宜发表散邪；肿焮痛甚，宜疏肝清胃。或不作脓，脓成不溃，宜用托里。或肌肉不生，脓水清稀，宜补脾胃。或脓出反痛，恶寒发热，宜补气血。或肿焮作痛，晡热内热，宜补阴血。或饮食少思，时作呕吐，宜补胃气。或饮食难化，泄泻腹痛，宜补脾气。或劳碌肿痛，宜补气血。怒气肿痛，宜养肝血。甚不可用克伐之剂，复伤脾胃也。乳岩初患，用益气养荣汤，加味逍遥，加味归脾，可以内消。若用行气破血之剂，则速其亡。

妇人乳硬，其中生核如棋子，于初起时便须忍痛，揉令稍软，吮令汁透，自可消散。因其不痛不痒，隐忍年久，发为乳岩，不可治也。预以消毒通气汤散之（三百三十三）。若乳痈初起，服之亦消，失治以致脓血溃烂，加黄芪一钱。若坚疼掣连胸背，以香附子散（二百七十）。

52.明－原病集－唐椿－原病集元类要法卷之下－乳硬

乳房，阳明所经，乳头，厥阴所属，乳子之母，不知调养，怒忿所逆，郁闷所遏，厚味所酿，以致厥阴之气不行，故窍不得通而汁不得出，阳明之血沸腾，故热甚而化脓，亦有所乳之子，膈有滞痰，口气焮热，含乳而睡，热气所吹，遂生结核。于初起时，便须忍痛，揉令稍软，吮令汁透，自可消散，失此不治，必成痈疖。治法，疏厥阴之滞，以青皮清阳明之热，细研，石膏，行汗浊之血，以生甘草之节，消肿导毒，以瓜蒌子或加没药、青橘叶、皂角刺、金银花、当归，或汤，或散，或加减，随意消息，然须以少酒佐之，若加以艾火两三壮于肿处，其效尤捷。彼村工喜于自炫，便用针刀引惹拙病，良可哀悯。若夫不得于夫，不得于舅姑，忧怒郁闷，昕夕积累，脾气消阻，肝气横逆，遂成隐核，如大棋子，不痛不痒，数十年后，方为疮陷，名曰奶岩，以其疮形嵌凹，似岩穴也，不可治矣。若于始生之际，便能消释病根，使心清神安，然后施之以治法，亦有可安之理。

53.明－重刻万氏家传济世良方－万表－卷之四－痈疽

治妇人乳岩久不愈者：忧怒阻积遂成隐核，不痛不痒，年久方陷下，名曰乳岩，此极难愈。

用桦皮、油胡桃烧灰存性，入枯矾、轻粉少许，香油涂敷。

54.明－外科理例－汪机－卷四－乳痈一百零七（附乳岩无乳并男子乳痈）

暴怒或儿口气所吹痛肿者，疏肝行气。

肿焮痛甚者，清肝消毒。

痛发寒热者，发散表邪。

未成脓者，疏肝行气。

不作脓或不溃，托里为主。

溃而不敛，或脓清者，大补气血。

妇久郁，右乳内结三核，年余不消，朝寒暮热，饮食不甘。此乳岩也，乃七情所伤，肝经血气枯槁之症，宜补气血，解郁结。遂以益气养荣汤（二百二十一）百余剂，血气渐复，更以木香饼灸之，嘉其谨疾而消。（此因症因情也。）

妇郁久，右乳内肿硬，以八珍汤加远志、贝母、柴胡、青皮，及隔蒜灸，兼服神效瓜蒌散（五十三），两月余而消。（此因情因症也。）

妇左乳内肿如桃许，不痛，色不变，发热，渐消瘦，以八珍汤（十四）加香附、远志、青皮、柴胡百余剂，又间服神效瓜蒌散（五十三）三十余剂，脓溃而愈。（此因症也。）

患者或责效大速，或不戒七情，俱难治。大抵四十已后者尤难治，盖因阴血日虚也。况医用药不分经络虚实，未有能保痊也。

姜，放出宫人，年四十，左乳内结一核，坚硬，按之微痛，脉弱懒言。此郁结症也，名曰乳岩，须服解郁结、益气血药百贴可保。彼不为然，服十宣散、流气饮，疮反盛。逾二年复请予视，其形如覆碗，肿硬如石，脓出如泔。予曰脓清脉大，寒热发渴，治之无功，果殁。（此因情因脉因症而处治。）

55.明－证治准绳·疡医－王肯堂－卷之三－胸部（九）

乳痈乳岩

[丹溪]乳房阳明所经，乳头厥阴所属。乳子之母，不知调养，怒忿所逆，郁闷所遏，厚味所酿，以致厥阴之气不行，故窍不通而汁不得出，阳明之血沸腾，故热甚而化脓。亦有所乳之子，膈有滞痰，口气焮热，含乳而睡，热气所吹，遂生结核。于初起时，便须忍痛揉令稍软，吮令汁透，自可消散。失此不治，必成痈疖。治法：疏厥阴之滞以青皮，清阳明之热细研石膏，行污浊之血以生甘草节，消肿导毒以瓜蒌实，或加没药、青橘叶、皂角针、金银花、当归头。或汤、或散加减，随意消息，然须以少酒佐之。若加以艾火两三壮于肿处，其效尤捷。彼村工喜于自炫，便妄用针刀，引惹拙病，良可哀怜。若夫不得于夫，不得于舅姑，忧怒郁遏，时日积累，脾气消沮，肝气横逆，遂成隐核如鳖棋子，不痛不痒。十数年后，方为疮陷，名曰奶岩。以其疮形嵌凹似岩穴也，不可治矣。若于始生之际，便能消释病根，使心清神安，然后施之治法，亦有可安之理。予族侄妇，年十八岁时曾得此，察其形脉稍实，但性急躁，伉俪自谐，所难者后姑耳。遂以单方青皮汤，间以加减四物汤行经络之剂，两月而安。此病多因厚味，湿热之痰停蓄膈间，与滞乳相搏而成。又有滞乳，因儿口气吹嘘而成。又有拗怒气，激滞而生者，煅石膏、烧桦皮、瓜蒌实、甘草节、青皮，皆神效药也。妇人此病，若早治之，便可立消。有月经时悉是轻病，五六十后无月经时不可轻易看也。

[薛]男子房劳恚怒，伤于肝肾，妇人胎产忧郁，损于肝脾。若焮痛寒热，当发散表邪。肿焮痛甚，当清肝消毒，并宜隔蒜灸。不作脓或脓成不溃，托里散为主。不收敛或脓清稀，补脾胃为主。若脓出反痛，或作寒热，气血虚也，十全大补汤。体倦口干，中气虚也，补中益气汤。晡热内热，阴血虚也，八珍汤加五味子。欲呕作呕，胃气虚也，香砂六君子汤。食少作呕，胃气虚寒也，前汤加藿香。食少泄泻，脾气虚寒也，前汤加炮黑干姜。若劳碌肿痛，气血未复也，八珍汤倍用参、苓、归、术。若怒气肿痛。肝火伤血也，八珍加柴胡、山栀。若肝火血虚而结核者，四物汤加参、术、柴胡、升麻。若肝脾气血虚而结核者，四君子加芎、归、柴胡、升麻。郁结伤脾而结核者，归脾汤兼瓜蒌散。若郁怒伤肝脾而结核，不痒不痛者，名曰乳岩，最难治疗。苟能戒七情，远厚味，解郁结，养气血，亦可保全。

神效瓜蒌散：治乳痈、乳岩神效。丹溪亦云妙捷。恐贫贱之家未能办集者，用后蒲公英草，尤妙。

瓜蒌（一枚，去皮焙为末，用子多者有力）、生甘草、当归（酒浸，焙。各半两）、乳香（另研）、没药（另研。各二钱半）。

上为末，用无灰酒三升，于银石器内，慢火熬，取一升清汁，分作三服，食后良久服。如有奶岩，便服此药，可杜绝病根。如毒气已成，能化脓为黄水；毒未成，即于大小便中通利。如疾甚，再合服，以退为度。立效散与此方间服神妙。但于瓜蒌散方减去当归，加紫色皂角刺一两六钱是也。

[乳岩] 丹溪云：一妇人年六十，厚味郁气，而形实多妒，夏无汗而性急，忽左乳结一小核，大如棋子，不痛。自觉神思不佳，不知食味绝半月，以人参汤调青皮、甘草末，入生姜汁，细细呷，一日夜五六次，至五七日消矣。此乃奶岩之始，不早治，隐至五年、十年已后发，不痛不痒，必于乳下溃一窍如岩穴，出脓，又或五七年、十年，虽饮食如故，洞见五内乃死。惟不得于夫者有之，妇以夫为天，失于所天，乃能生此。谓之岩者，以其如穴之嵌岈空洞，而外无所见，故名岩。患此者，必经久淹延，惟此妇治之早，正消患于未形，余者皆死，凡十余人。又治一初嫁之妇，只以青皮、甘草与之安。隆庆庚午，予自秋闱归，则亡妹已病。盖自七月，乳肿痛不散，八月用火针取脓，医以十全大补汤与之，外敷铁箍散不效，反加喘闷；九月产一女，溃势益大而乳房烂尽，延及胸腋，脓水稠粘，出脓几六七升，略无敛势。十一月始归就医，改用解毒和平中剂，外掺生肌散，龙骨、寒水石等剂，脓出不止，流溅所及，即肿泡溃脓，两旁紫黑，疮口十数，胸前腋下皆肿溃，不可动侧，其势可畏。余谓：产后毒气乘虚而炽，宜多服黄芪解毒补血、益气生肌。而医不敢用。十二月中旬后益甚，疮口二十余，诸药尽试不效，始改用予药。时脓秽粘滞，煎楮叶猪蹄汤沃之顿爽。乃治一方，名黄芪托里汤，黄芪之甘温以排脓，益气生肌为君；甘草补胃气解毒，当归身和血生血为臣；升麻、葛根、漏芦为足阳明本经药，及连翘、防风皆散结疏经，瓜蒌仁、黍粘子，解毒去肿，皂角刺引至溃处，白芷入阳明，败脓长肌，又用川芎三分，及肉桂、炒柏为引。用每剂入酒一盏煎，送白玉霜丸，疏脓解毒，时脓水稠粘，方盛未已，不可遂用收涩之药。理宜追之，以翠青锭子外掺。明日脓水顿稀，痛定秽解，始有向安之势。至辛未新正，患处皆生新肉，有紫肿处，俱用葱熨法，随手消散，但近腋足少阳分，尚未敛，乃加柴胡一钱，青皮三分及倍川芎。脓水将净者即用搜脓散掺之，元宵后遂全安。万历癸卯二月，时侍御赵盖庵提学南畿，托敝悬令致意，约会于茅山，予以馆谊不容

辞，特往赴之，则有病欲求治也。袒其胸，左乳侧疮口大如碗，恶肉紫黯，嶙峋嵌深，宛如岩穴之状，臭不可近。予问何从得此？曰：馆试屡下，意不能无郁，夏月好以手捋乳头，遂时时有汁出。或曰是真液也，不可泄，因覆之以膏药，汁止而乳旁有核，既南来校阅劳神，乳核辄肿痛。一书吏颇知医，谓汁欲出而为膏药所沮，又不得归经，故滞为核，闻妇人血上为乳汁，今汁亦血类也，宜饮芎归酒，行其滞血，核自消矣。吾以为然而饮之，核如故而吐血、衄血大作。饮京口张医药，吐衄止而肠风作，张矜自功，谓血从下出者顺。然体则重困矣。复饮他医药，便血亦止，乳核之势日益张，遂至于溃。一草泽医，能炼砒治痔漏，私计此亦漏疮也，纳药其中，痛欲死，溃不可支，故至此。予意在法为不治，而见其精神尚王，饮啖自如，无甚恶候，尚可延引岁月，为之定方而别。后校士广陵，不相闻问，遂改用它医药，至八月初，以滞下发哕死。夫男子患乳岩者少矣，其起又甚微眇，而三为盲医所误遂至此。砒，诚不可纳也，芎、归何罪乎！不可不书之以为后鉴。

56.明 – 保幼新编 – 无忌先生 – 瘿瘤

十六味流气饮（治乳岩、瘰瘤、马刀等症。马刀肿形如瓜）：当归、川芎、白芍药（酒洗）、黄芪、人参、官桂、厚朴（姜炒）、桔梗、枳壳（麸炒）、乌药（去皮心，酒洗）、木香、槟榔、白芷、防风、紫苏叶、甘草（各一钱）。

如痰瘿，合二陈汤（半夏炮干炒、陈皮、赤茯苓各七分）。

有一儿，颈上生血瘿四个，如手指状，长数寸许，服此剂二十余帖，瘿即自枯，根断不复出。

一方：瘰疬、瘿瘤，多服蛇鲙、蛇脯，奇效。

57.明 – 济阴纲目 – 武之望 – 卷之十四 – 乳病门

一方：乳栗破则少有生者，必大补，或庶几耳。（眉批：此方重在破字上。）

人参、黄芪、白术、当归、川芎、连翘、白芍、甘草节。

上锉，水煎服。一方有青皮、栝蒌，无白术。乳岩小破，加柴胡。（眉批：以乳栗有青皮、栝蒌，无白术，此方中之窍须得之，小破二字亦一窍也。）

神效栝蒌散：治妇人乳痈乳岩，神效。

黄栝蒌（子多者，不去皮，焙干研烂）、当归（酒洗）、生甘草（各五钱）、乳香、没药（各别研，二钱半）。

上作一剂，用好酒三碗，于瓷石器中慢火熬至碗半，分为三次，食后服。如有乳岩，便服此药，可杜绝病根。如毒气已成，能化脓为黄水，毒未成则内消。疾甚者，再合一服，以愈为度。立效散与此间服神效，但于栝蒌散方减去当归，加紫色皂角刺一两六钱是也。（眉批：用乳没法始此。）

胜金丹：治吹乳结核不散肿痛者，神效，亦治乳岩。

百齿霜（即梳齿上头垢）。

上用无根水丸如鸡头子大，以黄丹为衣，每服一丸或二丸，好酒下，如不饮酒，白汤下，不可化开，亦不可令病人知，极有效验。

乳岩

丹溪云：妇人不得于夫，不得于舅姑，忧怒郁遏，时日积累，脾气消沮，肝气横逆，遂成隐核，如鳖棋子，不痛不痒，十数年后，方为疮陷，名曰乳岩。以其疮形嵌凹，似岩穴也，不可治矣。若于始生之际，便能消释病根，使心清神安，然后施之治法，亦有可安之理。予族侄妇年十八岁时曾得此证，审其形脉稍实，但性急躁，伉俪自偕，所难者从姑耳，遂以单方青皮汤，间以加减四物汤，行经络之剂，两月而安。

此病多因厚味湿热之痰停蓄膈间，与滞乳相搏而成，又有滞乳因儿口气吹嘘而成，又有拗怒气激滞而生者。煅石膏烧桦皮栝蒌子甘草节青皮，皆神效药也。妇人此病，若早治之便可立消，有月经时悉是轻病，五六十后无月经时，不可作轻易看也。（眉批：经通肝气能散，经止则血枯矣。）

妇年六十，厚味郁气而形实多妒，夏无汗而性急，忽左乳结一小核，大如棋子，不痛，自觉神思不佳，不知食味，才半月，以人参调青皮、甘草末，入生姜汁细细呷，一日夜五六次，至五七日消矣。此乃妒岩之始，不早治，隐至五年十年以后发，不痛不痒，必于乳下溃一窍如岩穴，出脓，又或五七年十年，虽饮食如故，洞见五内乃死。（眉批：惜哉。）惟不得于夫者有之，妇人以夫为天，失于所天，乃能生此。此谓之岩者，以其如穴之嵌岈空洞，而外无所见，故名曰岩。患此者必经久淹延，惟此妇治之早，正消患于未形，余者皆死，凡十余人。又治一初嫁之妇，只以青皮甘草与之安。

龚氏曰：妇人乳岩始有核肿，如鳖棋子大，不痛不痒，五七年方成疮。初便宜多服疏气行血之药，须情思如意则可愈，如成疮之后，则如岩穴之凹，或如人口有唇，赤汁脓水浸淫胸腹，气攻疼痛，用五灰膏去蠹肉生新肉，渐渐收敛。此疾多生于忧郁积忿，中年妇人未破者尚可治，成疮者终不可治，宜服十六味流气饮。

薛氏曰：乳岩乃七情所伤，肝经血气枯槁之证，大抵郁闷则脾气阻，肝气逆，遂成隐核，不痛不痒，人多忽之，最难治疗。若一有此，宜戒七情，远厚味，解郁结，更以养血气之药治之，庶可保全，否则不治。惟一妇服益气养荣汤百余剂，血气渐复，更以木香饼灸之，喜其谨疾，年余而消。余不信，乃服克伐行气之剂，如流气饮败毒散，反大如覆碗，自出清脓，不敛而殁。

李氏曰：有郁怒伤肝脾，结核如鳖棋子大，不痛不痒，五七年后，外肿紫黑，内渐溃烂，名曰乳岩，滴尽气血方死，急用十六味流气饮及单青皮汤兼服，虚者只用清脾解郁汤，或十全大补汤，更加清心静养，庶可苟延岁月。经年以后，必于乳下溃一穴出脓，及中年无夫妇人，死尤速。惟初起不分通何经络，急用葱白寸许，生半夏一枚，捣烂，为丸如芡实大，以绵塞之，如患左塞右鼻，患右塞左鼻，二宿而消。（眉批：有如是之神。）

青皮散：治乳岩初起如鳖棋子，不痛不痒，须趁早服之，免致年久溃烂。

青皮、甘草。

上为末，用人参煎汤，入生姜汁调，细细呷之，一日夜五六次，至消乃已，年少妇人只用白汤调下。

十六味流气饮：治乳岩。

当归、川芎、白芍、黄芪、人参、官桂、厚朴、桔梗、枳壳、乌药、木通、槟榔、白芷、防风、紫苏、甘草。

上锉一剂，水煎，食远临卧频服，外用五灰膏去其蠹肉，生新肉，渐渐收敛。乳痈加青皮。（眉批：五灰膏见痔漏门。乳岩之病，大都生于郁气，盖肝主怒，其性条达，郁而不舒，则曲其挺然之质，乳头属厥阴经，其气与痰时为积累，故成结核，兹以风药从其性，气药行其滞，参、芪、归、芍以补气血，官桂血药以和血脉，且又曰木得桂而枯，乃伐木之要药，其不定分两者，以气血有厚薄，病邪有浅深，又欲人权轻重也。）

益气养荣汤：治抑郁及劳伤血气，颈项两乳或四肢肿硬，或软而不赤不痛，日晡微热，或溃而不敛，并皆治之。

人参、白术（炒，各二钱）、茯苓、陈皮、贝母、香附子、当归（酒拌）、川芎、黄芪（盐水拌炒）、熟地黄（酒拌）、芍药（炒）、桔梗、甘草（炒，各一钱）。

上锉一剂，加生姜三片，水煎，食远服。胸痞，减人参、熟地黄各三分；口干，加五味子、麦门冬；往来寒热，加软柴胡、地骨皮；脓清，加人参、黄芪；脓多，加川芎、当归；脓不止，加人参、黄芪、当归；肌肉迟生，加白蔹、官桂。（眉批：此方以六君子汤去半夏加贝母，合四物汤，外加香附黄芪桔梗者也，为调理之剂。）

木香饼：治一切气滞结肿，或痛或闪肭，及风寒所伤作痛，并效。

木香（五钱）、生地黄（一两）。

上木香为末，地黄杵膏和匀，量患处大小作饼，置肿处，以热熨火熨之。

58.明－女科撮要－薛己－卷上－乳痈乳岩

妇人乳痈，属胆胃二腑热毒，气血壅滞。故初起肿痛，发于肌表，肉色焮赤，其人表热发热，或发寒热，或憎寒头痛，烦渴引冷，用人参败毒散、神效瓜蒌散、加味逍遥散治之，其自消散。若至数日之间，脓成溃窍，稠脓涌出，脓尽自愈。若气血虚弱，或误用败毒，久不收敛，脓清脉大，则难治。乳岩属肝脾二脏郁怒，气血亏损，故初起小核，结于乳内，肉色如故，其人内热夜热，五心发热，肢体倦瘦，月经不调，用加味归脾汤、加味逍遥散、神效瓜蒌散，多自消散。若荏苒日月渐大，岩色赤，出水腐溃深洞，用前归脾汤等药，可延岁月，若误用攻伐，危殆迫矣。大凡乳症，若因恚怒，宜疏肝清热。焮痛寒热，宜发表散邪。肿焮痛甚，宜清肝消毒，并隔蒜灸。不作脓，或脓不溃，补气血为主。不收敛，或脓稀，补脾胃为主。脓出反痛，或发寒热，补气血为主。或晡热内热，补血为主。若饮食少思，或作呕吐，补胃为主。饮食难化，或作泄泻，补脾为主。劳碌肿痛，补气血为主。怒气肿痛，养肝血为主。儿口所吹，须吮通揉散。成痈，治以前法。潮热暮热，亦主前药。大抵男子多由房劳，耗伤肝肾。妇人郁怒，亏损肝脾。治者审之。（世以孕妇患此，名曰内吹。然其所致之因则一，惟用药不可犯其胎耳。）

治验

妇人久郁，右乳内肿硬，用八珍汤加远志、贝母、柴胡、青皮及隔蒜灸，兼服神效瓜蒌散，两月余而消。

妇人左乳内肿如桃，不痛不赤，发热渐瘦，用八珍加香附、远志、青皮、柴胡百余剂，又兼服神效瓜蒌散三十余剂，脓溃而愈。

妇人右乳内结三核，年余不消，朝寒暮热，饮食不甘，此乳岩，以益气养荣汤，百余剂，血气渐复，更以木香饼熨之，喜其谨疾，年余而消。

郭氏妾，乃放出宫女，乳内结一核如栗，亦服流气等药，大如覆碗，坚硬如石，出水而殁。

59.明 – 外科发挥 – 薛己 – 卷八 – 乳痈（附乳岩，并男子乳痈）

一妇人久郁，右乳内结三核，年余不消，朝寒暮热，饮食不甘。此乳岩也，乃七情所伤肝经，血气枯槁之症，宜补气血、解郁结药治之。遂以益气养荣扬百余剂，血气渐复；更以木香饼灸之，喜其谨疾，年余而消。

一妇人亦患此，予谓须多服解郁结、养气血药，可保无虞。彼不信，乃服克伐之剂，反大如覆碗，日出清脓，不敛而殁。

一妇人郁久，乳内结核，年余不散，日晡微热，饮食少思，以益气养荣汤治之。彼以为缓，乃服行气之剂，势愈甚，溃而日出清脓不止。复求治，诊之脉洪而数，辞不治。又年余，果殁。

又一妾，乃放出宫女，乳内结一核如粟，亦以前汤。彼不信，乃服疮科流气饮及败毒散。三年后，大如覆碗，坚硬如石，出水不溃，亦殁。大抵郁闷则脾气阻，肝气逆，遂成隐核，不痛不痒，人多忽之，最难治疗。若一有此，宜戒七情、远厚味、解郁结，更以行气之药治之，庶可保全，否则不治。亦有二三载，或五六载，凡势下陷者，皆曰乳岩，盖其形岩凸，似岩穴也，最毒。慎之！

60.明 – 外科枢要 – 薛己 – 卷二 – 论乳痈乳岩结核（八）（妇人症见《妇人良方》《妇科撮要》）

乳房属足阳明胃经，乳头属足厥阴肝经。男子房劳恚怒，伤于肝肾。妇人胎产忧郁，损于肝脾。若焮痛寒热，当发散表邪。肿焮痛甚，当清肝消毒，并宜隔蒜灸。不作脓，或脓成不溃，托里散为主。不收敛，或脓清稀，补脾胃为主。若脓出反痛，或作寒热，气血虚也，十全大补汤。体倦口干，中气虚也，补中益气汤。晡热内热，阴血虚也，八珍汤加五味子。欲呕作呕，胃气虚也，香砂六君子汤。食少作呕，胃气虚寒也，前汤加藿香。食少泄泻，脾气虚寒也，前汤加炮姜。若劳碌肿痛，气血未复也，八珍汤，倍用参、苓、归、术。若怒气肿痛，肝火伤血也，八珍汤加柴胡、山栀。若肝火血虚而结核者，四物汤加参、术、柴胡、升麻。若肝脾气血虚而结核者，四君子加芎、归、柴胡、升麻。郁结伤脾而结核者，归脾汤兼栝蒌散。若郁怒伤肝脾而结核，不痒不痛者，名曰乳岩，最难治疗。苟能戒七情，远厚味，解郁结，养气血，亦可保全。

61.明－外科心法－薛己－卷四－乳痈

郭氏妾，乃放出宫人，年四十，左乳内结一核坚硬，按之微痛，脉弱懒言。此郁结症也，名曰乳岩。须服解郁结、益血气药，百贴可保。郭谓不然，别服十宣散、流气饮，疮反盛。逾二年，复请予，视其形如覆碗，肿硬如石，脓出如泔。予谓脓清脉大，寒热发渴，治之无功，果殁。

62.明－针灸大成－杨继洲－卷六－足阳明经穴主治

丹溪曰：乳房阳明胃所经，乳头厥阴肝所属。乳（去声）子之母，不知调养，忿怒所逆，郁闷所遏，厚味所酿，以致厥阴之气不行，窍不得通，汁不得出，阳明之血沸腾，热甚化脓。亦有所乳之子，膈有滞痰，口气燉热，含乳而睡，热气所吹，遂生结核。初起时，便须忍痛，揉令稍软，吮令汁透，自可消散。失此不治，必成痈疖，若加以艾火两三壮，其效尤捷。粗工便用针刀，卒惹拙病，若不得夫与舅姑忧怒郁闷，脾气消沮，肝气横逆，遂成结核如碁子，不痛不痒，十数年后为疮陷，名曰奶岩。以疮形如嵌凹，似岩穴也。不可治矣。若于始生之际，能消息病根，使心清神安，然后医治，庶有可安之理。

63.明－医方便览－殷之屏－卷之四外科－痈疽七十四

十六味流气饮：治奶岩瘿瘤，下部诸疮。

人参、黄耆、川归（各一钱）、川芎、肉桂、厚朴、白芷、甘草、防风、乌药、槟榔、芍药、枳壳、木香（各五分）、桔梗（二分）、紫苏（钱半）、青皮（一钱），水煎服。

64.明－医源经旨－余世用－卷之七－乳痈门六十六

夫男子之肾，妇人之乳，皆性命之根也。盖乳房属阳明，乳头属厥阴，乳子之母不知调养，忿怒所逆，或不得志于舅姑夫婿，郁闷所积，或食多厚味，酿成热毒，以致厥阴之气不行，故窍不通而汁不出矣，遂生结核，疼痛难忍。速宜揉令软，吮令汁出，自可消矣。久而不治，必成痈疖，嵌凹如岩，名曰奶岩，遂成废疾，可不慎之？

胡桃散：治妇人乳岩久不愈者，忧怒阻积，遂成隐核，不痛不痒，年久方陷下，名曰乳岩，此极难愈之症。

用华皮、油胡桃烧灰存性，入枯矾、轻粉少许，香油涂敷。

65.明－医学正传－虞抟－卷之六－疮疡（六十）

奶岩方法

石香程氏曰：奶岩始有核，肿结如鳖棋子大，不痛不痒，五、七年方成疮。初便宜多服疏气行血之药，须情思如意，则可愈。如成疮之后，则如岩穴之凹，或如人口有唇，赤汁脓水浸淫胸胁气攻疼痛，用五灰膏、金宝膏去其蠹肉，生新肉，渐渐收敛。此疾多生于忧郁积忿中年妇人。未破者尚可治，成疮者终不可治。（石香居士，程常，东阳人，丹溪高弟）

（《局方》）十六味流气饮：治奶岩。

人参、黄芪、川归（各一钱）、川芎、肉桂、厚朴、白芷、甘草（各半钱）、桔梗（三分）、防风、乌药、槟榔、芍药、枳壳、木香（各半钱）、紫苏（一钱半）。

上细切，作一服，或加青皮一钱，水二大盏，煎至一盏服。

（丹溪）单煮青皮汤：治妇人百不如意，久积忧郁，乳房内有核，如鳖棋子。

每服用青皮四钱细切，以水一盏半，煎至一盏，日二服。以上二方间服，至核消住药。

（丹溪）橘叶散：治证如前。

青皮、石膏、甘草节（各五分）、瓜蒌子（一钱）、当归头（五分）、皂角刺（一钱半，去尖，略炒出汗）、没药、蒲公英（各五分）。

上细切，作一服，加青橘叶一小握，以酒一盏半，煎至一浅盏，食后或卧时服。

（丹溪）丁香散：治乳头破裂，或因小儿吹乳，血干自裂开多痛。

丁香（不拘多少）。

上一味为末，干敷裂处。如燥，唾津调敷。

66.明－本草正－张介宾－本草正上－隰草部

白蒺藜

味苦微辛微甘，微凉。能破症瘕结聚，止遗溺泄精，疗肺痿肺痈，翳膜目赤，除喉痹、癣疥、痔、瘘、瘢风，通身湿烂恶疮，乳岩带下俱宜，催生止烦亦用，凉血养血，亦善补阴。用补宜炒熟去刺，用凉宜连刺生捣，去风解毒，白者最良。

67.明－景岳全书－张介宾－卷之三十九人集·妇人规（下）乳病类－乳痈乳岩（六十五）

肿痛势甚，热毒有余者，宜以连翘金贝煎先治之，甚妙。

立斋法曰：妇人乳痈，属胆胃二腑热毒，气血壅滞，故初起肿痛发于肌表，肉色焮赤，其人表热发热，或发寒热，或憎寒头痛，烦渴引冷，用人参败毒散、神效栝蒌散、加味逍遥散治之，肿自消散。若至数日之间，脓成溃窍，稠脓涌出，脓尽自愈，若气血虚弱，或误用败毒，久不收敛，脓清脉大则难治。乳岩属肝脾二脏郁怒，气血亏损，故初起小核结于乳内，肉色如故，其人内热夜热，五心发热，肢体倦瘦，月经不调，用加味逍遥散、加味归脾汤、神效栝蒌散，多自消散。若积久渐大，巉岩色赤出水，内溃深洞为难疗，但用前归脾汤等药可延岁月，若误用攻伐，危殆迫矣。大凡乳证，若因恚怒，宜疏肝清热。焮痛寒热，宜发表散邪。焮肿痛甚，宜清肝消毒，并隔蒜灸。不作脓或脓不溃，补气血为主。不收敛或脓稀，补脾胃为主。脓出反痛，或发寒热，补气血为主。或晡热内热，补血为主。若饮食少思，或作呕吐，补胃为主。饮食难化，或作泄泻，补脾为主。劳碌肿痛，补气血为主。怒气肿痛，养肝血为主。儿口所吹，须吮通揉散，成痈治以前法，潮热暮热，亦主前药。大抵男子多由房劳耗伤肝肾，妇人郁怒亏损肝脾，治者审之。世有孕妇患此，名曰内吹，然其所致之因则一，惟用药不可犯其胎耳。

68.明－类经图翼－张介宾－类经图翼十一卷－针灸要览

痈疽隔蒜灸法

凡患背疽恶毒，肉色不变，背如负石，漫肿无头者，势必重大。寻头之法，用湿纸搨在肿处，看有一点先干者，即是痈头结聚之处。用大独头蒜，切作三分厚片，贴疽顶，以艾于蒜上灸之，每三壮一换其蒜。又有背上安发赤肿，中间有如黄小米一粒者，有十数粒一片者，尤宜隔蒜灸之。《青囊书》云：外形如粟，内可容谷；外状如钱，里可著拳。慎勿视为微小，致成莫大之患。设或疮头开大，则以紫皮大蒜十余头，淡豆豉半合，乳香二钱，同捣成膏，照毒大小拍成薄饼，置毒上铺艾灸之。务要痛者灸至不痛，不痛者灸至知痛。盖痛者为肉，不痛者为毒气。先不痛而后觉痛者，其毒轻浅；先痛而后反不痛者，其毒深重。故灸者必令火气直达毒处，不可拘定壮数，昔人有灸至八百壮而愈者。灸后须随人虚实，服补中托里助胃壮气等药，万无一失。盖未溃而灸，则能拔散郁毒，不令开大；已溃而灸，则能补接阳气，易于收敛。然惟早觉早灸，方为上策。渊然刘真人曰：毒发一二日者，十灸十愈；三四日者，六七愈；五六日者，三四愈；过七日，则虽灸不能消散矣。缘其内脓已成，必须针去方得宽松也。虽然，疽之为病，有五善七恶，临证之时，先须识此。前哲云：五善见三则吉，七恶见四则凶，倘见七恶，慎勿为灸，徒召谤耳。

又有疔疮一证，其形不一，其色不同，或如小瘰，或如水泡，或痛不可当，或痒而难忍，或皮肉麻木，或寒热头疼，或恶心呕吐，或肢体拘急，其候多端，难以尽状。皆须用前灸法，甚则以蒜膏遍涂四围，只露毒顶，用艾著肉灸之，以爆为度，如不爆者难愈。更宜多灸，百壮以上，无弗愈者。

［乳痈、乳疽、乳岩、乳气、乳毒、侵囊］近膻中者是。

肩髃、灵道（二七壮）、温溜（小人七壮，大人二七壮）、足三里、条口（乳痈）、下巨虚（各二七壮）。

69.明－妇人规－张景岳－乳病类－四、乳痈、乳岩

肿痛势甚，热毒有余者，宜以连翘金贝煎先治之，甚妙。

立斋法曰：妇人乳痈，属胆胃二腑热毒，气血壅滞，故初起肿痛发于肌表，肉色焮赤，其人表热发热，或发寒热，或憎寒头痛，烦渴引饮，用人参败毒散、神效栝蒌散、加味逍遥散治之，肿自消散。若至数日之间，脓成溃窍，稠脓涌出，脓尽自愈，若气血虚弱，或误用败毒，久不收敛，脓清脉大则难治。乳岩属肝脾二脏郁怒，气血亏损，故初起小核结于乳内，肉色如故，其人内热夜热，五心烦热，肢体倦瘦，月经不调，用加味逍遥散、加味归脾汤、神效栝蒌散，多自消散。若积久渐大，岩色赤出水，内溃深洞，为难疗。但用前归脾汤等药可延岁月，若误用攻伐，危殆迫矣。大凡乳证，若因恚怒，宜疏肝清热；痛寒热，宜发表散邪；焮肿痛甚，宜清肝消毒，并隔蒜灸。不作脓或脓不溃，补气血为主；不收敛或脓稀，补脾胃为主；脓出反痛或发寒热，补气血为主。或晡热内热，补血为主。若饮食少思或作呕吐，补胃为主。饮食难化，或作泄泻，补脾为主。劳碌肿痛，补气血为主。怒气肿痛，养肝血为主。儿口所吹，须呒通揉散，成痈治以前法。潮热暮热，亦主前药。大抵男子多由房劳耗伤肝肾，妇人郁怒亏损肝脾，治者审之。世有孕妇患此，名曰内吹，然其所致之因则一，惟用药不可犯其胎耳。

70.清－古方汇精－爱虚老人－卷二疯痰疮毒类－千金托里散（三八）

治一切痈疽疔毒，乳岩乳疬，日久不起发，或脓出不快，内因寒郁等症。

党参（四钱）、生黄芪、熟黄芪、白芷、当归（各一钱五分）、上官桂（五分）、川芎、桔梗（各一钱）、厚朴（炒）、甘草节、防风（各八分）、远志肉（三钱）。

引加菊叶、蒲公英各一钱五分。

一方，治乳痈串烂，年久不愈，洞见内腑者。取摇船之橹，上首手捏处旧藤箍剪下，阴阳瓦上，焙末，用竹管札绷小筛，日日掺之。如干处以香油调搽，不过半月全愈。

一方，治心窝成漏，溃腐浸淫，经久不愈，用地栗生肌粉，（见前外症三八。）看疮大小，日日搽之。并治乳头开花，每药一钱，加冰片五厘，用乳汁调搽。

71.清－古方汇精－爱虚老人－卷二外科门－金锁比天膏（二三）

治痈疽发背，无名肿毒，疔疮，鼠串，马刀，瘰疬，紫疥，红丝，鸦焰漏睛等疮。两腿血气，内外臁疮，鱼口便毒，杨梅结核，金疮杖疮，蛇蝎虫蛟，虎犬人伤，顽疮，顽癣，久流脓血，万般烂疮，风寒痰湿，四肢疼痛，乳癖乳岩，其未破者，用葱椒汤。已破者，葱汤洗净，贴之。如初发势重，将膏剪去中心，留头出气，不必揭起。一膏可愈一毒，摊时不可见火，必须重汤化开。

山甲（一具，或净甲一斤）、刘寄奴（去根，切丝）、野麻根、苍耳草（连根叶子）、紫花地丁、豨莶草（各一斤）、虾蟆皮（一百张，或干蟾一百只更妙）。

各草药鲜者为妙，用真麻油十二斤，将四斤先煎穿山甲枯焦，余八斤浸各药，冬七日，春秋五日，夏三日，加老酒葱汁各二碗，文武火煎，药枯去渣，复煎至滴水成珠。每药油一斤，加飞丹八两，看老嫩得宜，离火不住手搅，下牙皂、五灵脂（去砂研），大黄，各净末四两，待温，下芸香末四两，成膏。水浸三四日用。

72.清－古方汇精－爱虚老人－卷二外科门－犀黄丸（五）

治乳岩，瘰疬，痰核，横痃，流注，肺痈，小肠痈等症。

即醒消丸内，除去雄精，加犀黄三分，如前法为丸。每服三钱，热陈酒送下。患生上部，临卧服。生下部，空心服。

73.清－古方汇精－爱虚老人－卷二外科门－小金丹（四一）

治流注痰核，瘰疬，乳岩，横痃等症。初起，服之即消。

白胶香、草乌、五灵脂、地龙、木鳖（各制末，一两五钱）、乳香、没药、当归身（各净末，七钱五分）、麝香（三钱）、墨炭（一钱二分）。

以糯米粉一两二钱，为厚糊，和诸药末，千捶为丸，如芡实大。一料约为二百五十丸，晒干忌烘，瓷瓶收贮。临用取一丸，布包，放平石上，隔布敲细，入杯内，取陈酒几匙浸药，用小杯盖合，约浸一二时，加热陈酒调下，醉卧取汗。如流注等症，将溃或溃，久者当以十丸作五日早晚服，使患不增出。但丹内有五灵脂，忌与参药同服。

74.清－古方汇精－爱虚老人－卷三妇科门－益血和中散（四四）

治乳岩乳疬初起。

用败龟板，煅存性，每服三钱，糖拌，好酒送下，尽醉，即消。

75.清－验方新编－鲍相璈－卷二－乳部

又方：豆腐店桌上做豆腐淋下之水一桶，入锅熬干成膏，冷透火气，厚厚敷之，干即再敷，乳上结块自消，五七次必愈，屡试神验。有人借贷五百金，无力归还，以此方神效奉赠，后试之果验，人称之五百金方。此方虽治乳痈，既称乳上结块自消，则乳岩似亦可治。

乳岩

男女皆有此症。此症乳内生一小粒，初如豆大，渐大如块如枣，如围棋子，不痒不通，至一年后，或二三年，渐渐肿痛臭烂孔深。亦有初起色白坚硬一块作痛，此系阴疽，最为险恶，因哀哭忧愁，患难惊恐所致，急宜早治，迟则难愈。初生用犀黄丸，每服三钱，酒送十服全愈。或以阳和汤加土贝五钱煎服，数日可消。倘误贴膏药，必渐肿大，内作一抽之痛，已觉迟治。倘皮色变异，难以挽回，勉以阳和汤日服，或以犀黄丸日服，或二药每日早、晚轮服，服至自破而痛者。外用大蟾（即癞虾蟆）六只，每日早、晚取一只，破腹，刺多孔，连肠杂，去胆，贴于患口，以拔其毒，一日一换，连贴数日。若烂孔深大，须将蟾腹肠杂填孔，每日用葱汤温洗一次，内服千金托里散，三日后接服犀黄丸，可救十中三四。乳岩最不易治，此方极为稳妥，古来名方，皆不及此。若破后不痛而痒极者，无一毫挽回。大忌开刀，开则翻花最惨，万无一活。一妇两乳皆患乳岩，两载如桂圆大，从未医治，因子死悲哭，形大如杯，以五通犀黄丸，每日早、晚轮服，九日全消。又一男子，亦患乳岩，因用鲫鱼膏贴上二日，发大如拳，色红，令其揭下，与服阳和汤四剂，倘色转白可救，色若仍红无救矣，四日患色仍红，哀恳求治，以犀黄丸、阳和汤轮服，至十六日，四处皆消，独疮头破烂，用蟾拔毒之法，半月收功。又一妇，患乳岩，寒热痛甚，余以阳和汤同二陈汤煎服，止痛安睡，连进三服全愈。又一妇，患亦相同，其弟以夏枯、花粉、连翘、橘叶等药连服五剂，号痛不绝，余视白色已变微红，难以全消，即用肉桂、炮姜、麻黄加二陈汤煎服，服下痛止，疮亦缩小，连服数剂，疮顶不痛而破，贴阳和解凝膏收功。此林屋山人治验秘法也。犀黄丸诸方，见阴疽门。

又方：已溃烂者，用洞天救苦丹（见痈毒诸方），每服三钱，陈酒送下，隔两日一服，数日脓尽收功，神效。或用阳和解凝膏贴之，或用虾蟆散（见同前）。或照上虾蟆拔毒之法，俱极神效。

又方：如初起者，用夏枯草、蒲公英、漏芦、橘叶、雄鼠粪（两头尖者是）、甘菊、贝母、紫花地丁、山慈菇、连翘、白芷、栝蒌仁、炙草、广皮、茜根、乳香、没药、银花各二钱，研末，另用夏枯草熬膏和匀为丸如梧子大。每服五钱，滚水送下，至重二服全消，屡试神验。此王晋三经验方也。价廉易制，贫寒之家最宜。

男子乳忽壅肿如妇人乳：金银花、蒲公英各一两，花粉、白芥子各五钱，制附子、木通各一钱，柴胡二钱，白芍、通草、栀子、茯苓各三钱，水煎服。

妇人乳忽缩入：急用两手紧紧抓住，取公鸡一只，约重十两内外，连毛破开，去肠杂，加填麝香一钱入鸡腹内，覆肚脐上，即愈。

妇人产后两乳伸长细小如肠垂过小腹痛不可忍：川芎、当归各四两，瓦器煎水，时时服之。另用川芎、当归各一斤，切大块于炉内慢火烧烟，安病人面前桌下，务使烟气不绝，令伏桌上，将两鼻及两乳常吸烟气。如药尽未痊，仍如前法煎服、烧熏必安。如药已用过二料，两乳虽缩上而不复旧，用冷水磨蓖麻子一粒，涂头顶心，俟乳缩即时洗去。

乳起结核

乳起结核，久之防成乳岩。初起并不疼痛，最恶之症，每日用山慈菇一钱，胡桃肉三枚，共捣，酒送服，以散为度，否则变患莫测。

76.清 – 验方新编 – 鲍相璈 – 卷九 – 妇人科胎前门

孕妇乳肿

或两乳或一乳肿痛，作冷作热，名曰内吃。用皂角一条，烧枯存性，酒送下立消，不复发矣。其乳痈、乳岩各症均见卷二乳部内。

77.清 – 验方新编 – 鲍相璈 – 卷十一 – 阴疽

阴疽论名

与痈毒门痈疽论参看。

王洪绪曰：阴毒之症，皆皮色不变。然有肿与不肿者，有痛与不痛者，有坚硬难移，有柔软如绵者，不可不为之辨。夫肿而不坚，痛而难忍者，流柱也；肿而坚硬微痛者，贴骨、鹤膝、横痃、骨槽等类也；不肿而痛，骨骱麻木，手足不仁者，风湿也；坚硬如核、初起不痛者，乳岩、瘰疬也；不痛而坚、形大如拳者，恶核、失荣也；不痛不坚，软而渐大者，瘿瘤也；不痛而坚，坚如金石，形大如升斗者，石疽也。此等症候尽属阴虚，无论平塌大小，毒发五脏，皆曰阴疽。如其疼痛者易消，重按不痛而坚者，毒根深固，消之不易，则治之尤不容缓也。

阴疽治法

王洪绪曰：初起之形宽大平塌，根盘散漫，不肿不痛，色不明亮，此阴疽最险之症。倘误服寒凉，其色变如隔夜猪肝，毒攻内腑，神昏即死。夫色之不明而散漫者，乃气血两虚也；患之不痛而平塌者，毒痰凝结也。治之之法，非麻黄不能开其腠理，非肉桂、炮姜不能解其凝结，此三味虽酷暑不能缺其一也。腠理一开，凝结一解，气血能行，行则凝结之毒随消，乃一定而不可移之法。后列阳和汤、阳和膏、犀黄丸、小金丹诸方，均为阴疽要药，照方治之，万无一失。如若增减，定无功效。

又曰：小孩如患各种阴疽不能服药，初起以小金丹化服，至消乃止。如已成脓亦须日日服之，可使不痛而穿，俟毒去尽，用保元汤（见痈毒门）加肉桂五分，水煎，日服收功。

又曰：凡患一应色白大小等疽，忌用洞天膏。又膏药熬太嫩者，贴则寒凝愈结。又膏药有巴豆、蓖麻，万不可贴，贴则被其提拔成功，每见横痃、乳岩贴至致命，孕妇贴则堕胎，凡诸阴疽溃后宜贴阳和解凝膏为妙。

78.清－验方新编－鲍相璈－卷十一－阴疽诸症

阴疽诸方（后有增补仙方参看）

阳和汤：治乳岩、失荣、石疽、恶核、痰核、瘰疬、流柱、横痃，并治一切色白平塌阴疽等症。此为阴疽圣药。万应万灵，从无一失，珍之宝之。熟地一两，真鹿角胶三钱，上肉桂、甘草各一钱，炮姜、麻黄各五分，水煎服。服后再饮好酒数杯，谨戒房事，服至病愈为止。无论冬、夏皆宜，不可妄行增减。体虚极者，肉桂、炮姜可加一二倍用，或加附子更妙，又痈毒诸方内降痈活命饮亦治阴疽，方用肉桂、炮姜各用至钱半之多，诚以阴寒凝结非此不为功也，宜参看酌用。

犀黄丸：治石疽、恶核、失荣、瘰疬、乳岩、流注、横痃、肺痈、小肠痈一切腐烂阴疽，屡试神验，百发百中之仙方也。制乳香、制没药各一两，麝香、犀牛黄各三分，共为细末，取黄米饭一两捣烂与各药末和匀为丸如粟米子大，晒干（忌火烘），每服三钱，热陈酒送下，患生上部临睡时服，下部空心服。

小金丹：治流注、恶核、痰核、瘰疬、乳岩、横痃及一切无名阴疽初起，屡试如神，万无一失，真仙方也。内有五灵脂，不可与人参、高丽参、党参同日而服。

以上各方，乃林屋山人历代家用阴疽良法，为千古独得之秘，药到病除，应手奏效，真有起死回生之功。古今诸家所立阴疽各方，皆不及此，存心济世者加意宝之，不可忽视。

回阳玉龙膏：治一切阴疽恶毒，敷之痛者能止，不痛者即痛而速愈，已破亦能收功。凡遇各项阴疽，如前阳和等膏制之不及，或贫寒力不能制者，此膏与后真君妙贴散皆有奇效。如乳岩及各阴疽险恶不症不能收功者，仍用阳和等膏为妥。生草乌三两，生姜二两（煨），白芷（炒）、生南星各一两，肉桂五钱，共为末，用顶好烧酒调敷。

真君妙贴散：与上玉龙膏功同。好硫黄三两，荞麦二两，灰面一两，共为细末，水和捏作小饼晒干收之，用时研细新汲水调敷，破者麻油调敷。

铁熨法：治乳岩、流注、失荣、瘰疬、恶核、痰核，一切阴疽初起未成者。

用敲火所用的铁镰二三块，在石上敲令极热，在患处时时轮流熨之（宜顺熨、不宜倒熨），初熨微痛，久则痛止毒消，无论何项阴疽，无不神效。

79.清－验方新编－鲍相璈－卷十一－痈毒杂治

神灯照法：治发背、对口、乳痈、乳岩、鱼口、便毒及一切无名疮毒，不论已成未成、已破未破者尤妙。明雄、朱砂、真血竭、没药各一钱，麝香二分，共为细末，用棉纸裹药卷成捻约一尺长，每捻入药三分，以真麻油润透烧燃，离疮半寸许，自外而内周围缓缓照之，疮毒随药气解散，不致内攻。初用三条，渐加至五七条，疮势渐平又渐减之。每日照一次。重者不过六七次，大略腐尽新生，即不必再照。外贴膏药，内服托里之剂收功。凡阴疮不能起发，又头面等处难用艾灸者，用此照之，有起死回生之力，真神方也。

瓜蒂散：治痈疽大毒及一切无名恶证，并治乳岩。陈年老南瓜蒂，烧成炭，酒冲服，再用麻油调此炭敷之立愈。如治乳岩每服瓜蒂炭一个，重者四五次立愈，幸勿泛视。

鲫鱼膏：治诸疮肿毒溃破流脓，并治脚生鸡眼，俱极神效。乳岩及一切色白阴疽忌用。净巴豆肉六两，蓖麻子六两（去壳），香油斤半，虾蟆二个（每个衔人发一团），活大鲫鱼五条，先将巴豆肉、蓖麻子入油内浸三日，再将虾蟆浸一宿，临熬时，入活鲫鱼，共熬枯去渣净，慢火熬油湁水成珠，离火倾于净锅内，再加铅粉二斤半，乳香末五钱，不时搅动，冷定为度。用时重汤炖化，薄纸摊贴。永戒食虾蟆。

洞天救苦丹：治乳痈、乳岩及瘰疬破烂神效。露天有子蜂窝（无子不效）、雄鼠粪（两头尖者是）、青皮、苦楝子（立冬后者佳）各放新瓦上焙存性，各等分研末和匀，每服三钱，陈酒送服。隔两日再服，不可日日连服也。

80.清－验方新编－鲍相璈－附王洪绪先生《全生集》自序

明代刘诚意伯言：药不对症，枉死者多，余曾祖若谷公《秘集》云：痈疽无一死症，而诸书所载，患生何处，病属何经，故治乳岩而用羚羊、犀角，治横痃而用生地、防己，治瘰疬、恶核而用夏枯、连翘，概不论阴虚阳实，惟以引经药治，以致乳岩、横痃，成功不救。瘰疬、恶核，溃久成怯。全不悔引经之药误，反诿言：白疽百人，百可到泉乡。夫红痈乃阳实之症，气血热而毒滞；白疽乃阴虚之症，气血寒而毒凝。二者以开腠理为要，腠理开，红痈解毒止痛即消；白疽解寒化凝立愈。若凭经而失症，治者药虽之经而实背症也。世之患阴疽而毙命者，岂乏人乎！如以阴虚阳实别治，痈疽无死症之语确矣。余曾祖留心此道，以临危救活之方，大患初起立消之药，一一笔之于书，为传家珍宝。余幼读之，与世诸书治法迥别，历症四十余年，临危者救之，初起者消之，疼痛痒极者止之，溃烂不堪者敛之，百治百灵，万无一失。因思痈疽凭经并治，久遍天下，分别阴阳两治，惟余一家。且余之治，止于村境，若遍通邑，分身无术，偶闻枉死，无不痛惜！特以祖遗之秘，自己临症并药到病愈之方，精制药石之法，和盘托出，尽登是集，并序而梓之，以质诸世之留心救人者，依方修合，依法法制，依症用药，庶免枉死，使天下后世知痈疽果无死症云尔！

81.清－喉证杂治·经验良方合璧－蔡钧－乳岩方

此症初起，乳中结一小核，或如棋子大，不赤不痛，积久渐大，七八年后方破。内溃深洞，血水淋沥，有巉岩之势，故名乳岩。此属脾肺郁结，气血亏损所致。初起即宜救治，恐一溃则难治矣。经验方列后。

神效瓜蒌散：治乳岩。

大瓜蒌（一枚，去皮，焙为末）、当归（五钱，酒浸，焙）、生甘草（五钱）、明乳香（二钱，去油净）、没药（二钱，去油）。

上药共研粗末，分作三服，每日一服，用醇酒三钟，放瓦器内，慢火熬至一钟，去渣，食饭后温服。如乳岩服此，可杜病根。如毒已成，能化脓为黄水；毒未成，则于大小便中通利；病甚则再服一料，以瘥为度。此方并治乳痈。

鲫鱼敷方：治乳岩未破者，用活鲫鱼一条、鲜山药一段（若鱼长），二味同入石臼内，捣烂，加正麝香少许，敷患处，扎好，如患处觉痒，不可解开搔动，隔衣轻轻揉之。七日一敷，以消为度。

蟹壳散：治乳岩初起者，用生蟹壳数十枚，炭火上焙焦为末，每服一钱，好酒调下，每日一服，勿间断以消为度。

82.清－医书汇参辑成（下）－蔡宗玉－卷二十二－乳病

乳少、乳汁不通、乳汁自出、吹乳、妒乳、乳岩总论

《大全》云：凡妇人乳汁，或行或不行者，皆由气血虚弱，经络不调所致也。乳汁勿令投于地，虫蚁食之，令乳无汁。若乳盈溢，可泼东壁上，佳。产后必有乳，若乳虽胀，而产后礕作者（［批］礕，兴，去声，肿起也），此年少之人初经产乳，有风热耳。须服清利之药，则乳行。若累经产而无乳者，亡津液故也，须服滋益之药以

助之。若虽有乳，却又不甚多者，须服通经之药以动之，仍以羹臛引之。盖妇人之乳，资于冲脉，与胃经通故也。有累经产，而乳汁常多者，亦妇人气血不衰使然也。大抵妇人素有疾在冲任经者，乳汁少，而其色带黄，所生之子，亦怯弱而多病。

[批] 乳岩

乳岩始有核，肿如棋子大，不痛不痒，五七年方成疮，初宜多服疏气行血之药。至成疮如岩穴，或如人口有唇，赤汁脓水浸淫，多不可治。

83.清－曹沧洲医案－曹沧洲－外疡门·乳科

[朱] 乳岩已溃，法在不治，防出血。

细生地（四钱）、合欢皮（四钱）、淡天冬（三钱五分）、醋炒归身（二钱）、土贝（四钱，去心）、酒炒蒲公英（三钱）、丝瓜络（二钱）、甘草节（四分）、两头尖（三钱五今，绢包）。

[宋] 郁火伤阴，痰气交结，酿成乳岩，溃腐流血，旁坚如石，脉细。此脏病也，为外症中之内病，理之不易。

细生地（四钱）、归身（三钱五分）、丹皮（三钱五分，盐水炒）、墨旱莲（三钱）、淡天冬（三钱五分）、白芍（三钱五分）、川楝子（三钱五分，炒）、忍冬藤（四钱）、川石斛（四钱）、合欢皮（四钱）、丝瓜络（二钱）、怀山药（三钱五分）、左牡蛎（五钱，先煎）、藕节（五钱）。

84.清－妇科冰鉴－柴得华－卷八－乳证门

乳岩（五）

乳岩之证，初起结核，如围棋子大，不痛不痒，五七年后，或十余年，从内溃破，嵌空玲珑，洞窍深陷，有如山岩，故名乳岩。皆由抑郁不舒，或性急多怒，伤损肝脾所致。宜速开郁解怒，戒七情，远荤味。始望有济矣。

若结核初起者，十六味流气饮，外以木香、生地捣饼热器熨之，又以青皮甘草饮不时饮之。若溃后久不愈者，惟宜培补气血，如十全、八珍、归脾等汤，选而用之。

十六味流气饮（本门十二）。

木香生地饼（本门十三）。

青皮甘草饮（本门十四）。

十六味流气饮（十二）：当归、白芍、人参、黄芪（各二钱）、川芎、防风、苏叶、白芷、枳壳、桔梗（各一钱）、甘草、槟榔（各五分）、乌药、厚朴、官桂、木通（各八分），上剉，每服五钱，水煎服。

木香生地饼（十三）：木香（二钱）、生地（四钱），二味捣成饼，置患所，以热汤器熨之。

青皮甘草饮（十四）：青皮、甘草（各一钱），为末，煎浓，姜汤调服。

85.清－证治要义－陈当务－卷六妇科－乳病

乳病论

妇人气血所化，上为乳汁，下为经血，天癸至而乳汁行，天癸竭而乳汁止。哺儿则经断，停乳则经行，则是乳汁者，当救于阳明、厥阴二经。故阳明盛，饮食进，肌体充，乳汁盈溢者，本有余也；阳明虚，饮食少，肌体瘦，乳汁不行者，本不足也。素无乳汁者，经血下荫而多子也；素多乳汁者，经血上涌而不下荫者，是皆阳明之偏也。乃有胃气消沮，肝气横逆，乳间微结小核，不痒不痛，日积月累，溃烂痈脓，是为乳痈。痈久不愈，烂肉伤筋，嵌凹若岩，是为乳岩。乳岩者，气血将败，能复其元神者生，不能复者死，是皆厥阴之郁也。若但抱儿睡卧，儿本有热有痰，含乳而睡，热气吹入乳间，肿硬如石，是为吹乳。或儿为疾病之故，不能吮乳，令乳牢强掣痛，是为妒乳。二者初起，忍痛揉之，揉之不已，则捣葱白熨之，熨之不已，则饮六和汤加神曲、麦芽，吮去瘀浊之汁自愈。若愈而复肿者，排其脓而清其热，回其汁而解其毒，以其起于暂，而亦可以急治也。至有产后瘀血上攻，两乳细长下垂过腹者，谓之乳悬，宜饮行血去瘀汤。若乳间本有微疮，被儿吮破，不过皮肤小恙，又非吹乳、妒乳比也。其治乳痈、乳岩之法，照依外科发背流注之例，自不至于错误。虽然妇人之乳，犹夫男子之肾，其中盈虚消长，视乎冲任之盛衰，以冲任与厥阴相通，又与阳明相继，二经宽舒，多而且浓，二经涩滞，少而且清。浓者儿肥，清者儿瘦。世有择乳母养儿者，不论妇之强弱，只论乳之清浓，且能调理乳母饮食，不亦深为保赤之要乎。

治乳方

任素思曰：生产三日后，乳汁当行。若不行而胀急者，可服涌泉汤，不胀急者，服猪蹄汤。若虚人无乳，切不可用药取之，恐元气受伤而不能再孕也。若乳上有疮，用膏药盖护。乳内有核，用食盐、橘叶、葱白，炒热熨之，要熨得核消方住。盖核之所结，有风寒湿热燥火之不同，此核久而成痈，痈久成岩，为害不浅。

86.清－医法青篇－陈璞、陈玠－卷之七－外科

乾坤一气膏：当归、白附子、苏木、山甲、木鳖子、巴豆仁、蓖麻仁、三棱、蓬术、五灵脂、木香、桂枝（各一两）、乳香、没药（各五钱）、麝香（一钱）、阿魏（二两）。

上一料，用香油二斤，留下乳、没、麝、魏四味，余入油浸透，慢火熬药至焦，去渣，飞丹，收成膏，取下，入四味摊贴。此膏二十四两，加蟾酥丸药一料、蜈蚣五条，名飞龙化坚膏，一切痈疽、坚硬瘫痪、流注乳岩、瘿瘤瘰疬等症皆效。

87.清－本草撮要－陈其瑞－卷三－果部

青皮味辛苦温，色青气烈，入足厥阴经。功专疏肝泻肺，治肝气郁积，胁痛多怒，久疟结癖，疝痛乳肿，发汗，有汗及气虚人禁用。醋炒用，叶治胸膈气逆，消肿散毒，妇人妒乳、内外吹、乳岩、乳痈用之皆效。

88.清－辨证录－陈士铎－卷之十三外科－乳痈门（四则）

人有乳上生肿，先痛后肿，寻常发热，变成疡痈。此症男妇皆有，而妇人居多。盖妇人生子，儿食乳时后偶尔贪睡，儿以口气吹之，使乳内之气，闭塞不通，遂至生痈。此时即以解散之药治之，随手而愈，倘因循失治而乳痈之症成矣。若男子则不然。乃阳明胃火炽盛，不上腾于口舌，而中拥于乳房，乃生此病。故乳痈之症阳病也，不比他痈有阴有阳，所以无容分阴阳为治法，但当别先后为虚实耳。盖乳痈初起多实邪，久经溃烂为正虚也。虽然，邪之有余，仍是正之不足，于补中散邪，亦万全之道，正不必分先宜攻而后宜补也。方用和乳汤：贝母（三钱）、天花粉（三钱）、当归（一两）、蒲公英（一两）、生甘草（二钱）、穿山甲（土炒，一片，为末）水煎服。一剂而乳房通，肿亦消矣，不必二剂。

此方用贝母、天花粉者，消胃中之壅痰也。痰壅而乳房之气不通，化其痰则胃火失其势，而后以蒲公英、穿山甲解其热毒，利其关窍，自然不攻而自散矣。又恐前药过于迅逐，加入当归、甘草补正和解，正既无伤，而邪又退舍矣，此决不致火毒不行而变为乳岩之病也哉。

人有先生乳痈，虽已收口，后因不慎房事，以致复行溃烂，变成乳岩，现成无数

小疮口，如管非管，如漏非漏，竟成蜂窝之状，肉向外生，终年累月而不愈。服败毒之药，身愈狼狈，而疮口更加腐烂，人以为毒深结于乳房也，谁知气血之大亏乎。凡人乳房内肉外长，而筋束于乳头，故伤乳即伤筋也。此处生痈，原须急散，迟则有筋弛难长之虞。况又加泄精以损伤元气，安得不变非常乎！当时失精之后，即大用补精填髓之药，尚不至于如此之横。今既因虚而成岩，复见岩而败毒，不已虚而益虚乎。毋怪其愈败愈坏也。治法必须大补其气血，以生其精，不必再泄其毒，以其病原无毒之可泄耳。方用化岩汤：人参（一两）、白术（二两）、黄芪（一两）、当归（一两）、忍冬藤（一两）、茜根（二钱）、白芥子（二钱）、茯苓（三钱）水煎服。连服二剂，而生肉红润。再服二剂，脓尽痛止。又二剂，漏管重长。又二剂全愈。再二剂永不再发。

此方全去补气血，不去消毒，实为有见。虽忍冬藤乃消毒之药，其性亦补，况同入于补药中，彼亦纯于补矣。惟是失精变岩，似宜补精，乃不补精，而止补气血，何也？盖精不可以速生，补精之功甚缓，不若补其气血，转易生精，且乳房属阳明之经，既生乳痈，未必阳明之经能多气多血矣。补其气血，则阳明之经旺，自然生液生精，以灌注于乳房，又何必复补其精，以牵掣参、芪之功乎，此方中所以不用生精之味耳。

89.清－辨证奇闻－陈士铎－辨证奇闻卷十四－乳痈

乳痈已收，不慎房帏，复溃烂，变乳岩，现无数小口，如管非管，如漏非漏，似蜂窝，肉向外生，经年不愈。服败毒药狼狈，疮口更腐，此气血大亏也。凡乳房肉向外，筋束于乳头，故伤乳即伤筋，须急散，迟则筋弛难长。况泄精以伤元气乎。当泄精后，即用药补精填髓，尚不如此。既因循成岩，复见岩败毒，不虚虚乎。必大补气血以生精，不必再消毒。用化岩汤：参、芪、归、忍冬藤一两，白术二两，茜根、白芥子二钱，茯苓三钱。八剂愈，再二剂不发。此全补气血，不消毒，实为有见。虽忍冬消毒，性亦补，况同入补药中。但失精变岩，何不补精而补气血？盖精不可以速生，不若补气血，转易生精。且乳房属阳明胃，既生痈，未必能多气血。补之，则阳明之经旺，自生津液，滤注乳房。何必复补精，以牵制参芪乎。

90.清－外科秘传－陈万镒－上卷－临症治法

妇人两乳皆患乳岩两载，如桂圆大，从未经医，因子死怨哭发威，形大如杯。以五通、犀黄丸，每日早晚轮服，九日全消。又一男子乳亦作患，因邻送鲫鱼膏贴上，两日发大如拳，色红始来，令其揭下，与服阳和四剂。倘色转白可救，色若仍红无救矣。四日患色仍红，哀求治，以犀黄丸、阳和汤轮服，服至十六日，四余皆消，独患顶溃，用蟾拔毒三日，半月收功。

91.清－外科秘传－陈万镒－上卷－痈疽总论

阴疽症名摘要

阴疽皮色皆不异，然有痛有肿，有不肿有不痛，有坚硬难移，有柔软如绵，均不可不变。夫坚硬如核、初起不痛者，瘰疬、乳岩也；肿而不坚、痛而难忍者，流注也；不痛而坚形大如拳者，失荣、恶核也；形大如斗者，石疽也；不痛不坚、软而渐大者，瘿瘤也；肿而坚硬微痛者，骨槽、横痃、鹤膝、贴骨等类也；不肿而痛、骨骱麻木、手足不仁者，风湿也。此等症候尽属阴虚，无论乎塌大小、毒发五脏，皆曰阴疽。如初起疼痛者，易消；重按不痛而坚者，毒根深固，难消。书中治法一定不易之规，后学者切勿妄为增减。

乳岩

初起乳中生一小块，不痛不痒，症与恶核、瘰疬相似，皆是阴寒痰结，因哀哭忧愁患难惊恐所致。初起用犀黄丸十服痊愈，或用阳和汤加土贝五钱煎服，数日可消。如误用膏贴、药敷，定主日渐肿大，内作一抽之痛，已觉治迟。倘皮色变异，难以挽回，勉用阳和汤日服，或用犀黄丸日服，或用二药每日早晚轮服。服至自溃而痛者，内服千金托里散，外用老蟾拔毒法。取蟾六只，每日早晚用蟾一只贴于疽孔，连贴三日，三日后接贴犀黄丸，十之中可救三四。溃后不痛、但极痒者，无一毫挽回。此症男女皆有，忌开刀，开误则翻花，痛苦最惨，万无一生。

阳和汤方歌：阴疽寒症重回阳，万古龙宫一秘方（秘传此方系许仙旌阳从龙宫得来）。消膜外痰须白芥（二钱），解肌表里仗麻黄（五分），补虚熟地（两）鹿胶（三钱）炒，祛冷黑姜肉桂（各一钱）良，甘草（一钱）煎浓掺酒服，庸医遵用莫参详。

麻黄得熟地不发表，熟地得麻黄不腻隔，神明在斯。遇平塌不肿不大疽，倍加分量水煎服，服后再饮黄酒数杯，谨戒房事，服至愈止。无论冬夏皆宜，切勿妄行增减。此方专治失荣、石疽、乳岩、恶核、痰核、瘰疬、流注、横痃，并治一切色白平塌等症，实为阴疽圣药，万应曼灵，从无一失。倘体气素虚寒者，姜、桂可加一二倍或加附块更妙。

阳和丸方歌：阳和方让桂（五钱）为君，佐是麻黄（三钱）姜（炭四钱）是臣，腠理开通寒凝解，阴疽服此即回春。

水法为丸，二陈汤下，方解详阴疽辨证。

犀黄丸：即醒消丸去雄精，加犀黄三分。主治乳岩、瘰疬、恶核、痰核、横痃、流注、肺痈、小肠痈、石疽等，及一切腐烂阴疽。每服三钱，热陈酒送下。疽生上部卧时服，下部饥时服。

小金丹：白胶香、草乌头、五灵脂、白颈蚯蚓制木鳖（漂浸一月去净油，各为细末一两五钱）、制乳香、制没药、当归身（各为净末，七钱五分）、上元寸（三钱）、香墨炭（一钱二分）、石莲姜（五钱，即石毛姜，四季有之，草药）、钓鱼竿（五钱，又名逍遥竹，清明前后有，到夏至难寻）、糯米粉（一两二钱）。

煮为厚糊，和诸药末拌，千捣为丸，如芡实大，此一料约为二百五十丸，晒干，切忌火烘，瓷瓶固收，以蜡封口，勿令泄气。临用取一丸，布包放平石上，隔布敲碎入杯内，加冷陈酒三四匙，用小杯罩之，约一二时浸透，用银器研化，临卧加热陈酒冲服，尽醉盖被取汗，即有小愈。患生上部卧时服，下部饥时服。主治流注、恶核、痰核、瘰疬、乳岩、横痃及一切无名阴疽等症，初起服之至消乃止。如流注等疽，将欲溃烂及溃烂日久者，取十丸分作五日，早服一丸，晚服一丸，庶免流走添发他疽。又小儿不能服煎剂及丸药者，照法服此甚妙。按丹内有五灵脂反人参，忌与有大参、野参、党参之药同日服，慎之记之。

洞天救苦丹：有子蜂窝（露天者佳）、尖鼠粪（壮者佳）、楝树子（立冬后采者佳）、青皮（各放新瓦上焙存性），各等分，研末和匀。治久烂不堪，并瘰疬、乳岩、乳痈溃烂不堪者。每服三钱，陈酒送下，隔二夜再服，愈。

禁贴千捣膏、鲫鱼膏药说：凡一切大小色白等疽，急用洞天贴嫩膏敷，免致寒凝愈结。最忌千捣鲫鱼膏，以膏内有蓖麻、巴豆仁，其拔毒之力甚狠，贴则被其提拔成功，每用横痃、乳岩贴之致命，孕妇贴之坠胎，故诸疽溃后但宜贴阳和膏。

乳痈乳岩（附）乳缩乳卸

《经》云：乳头属足厥阴肝经，乳房属足阳明胃经。若乳房忽然肿痛，数日之外，焮肿而溃，稠脓涌出，脓尽而愈，此属肝胃热毒、血气壅滞所致，名曰乳痈，犹为易治。若乳岩者，初起内结小核如棋子，不赤不痛，积久渐大崩溃，形如熟榴，内溃深洞，脓水淋漓，有巉岩之势，故名曰乳岩；此属脾肺郁结，血气亏损，最为难治。乳痈初起，若服人参败毒散，瓜蒌散加忍冬藤、白芷、青橘皮、生茋、当归、红花之类，敷以香附饼，即见消散；如已成脓，则以神仙太乙膏贴之，吸尽脓水自愈矣。乳岩初起，若用加味逍遥散、加味归脾汤二方间服，亦可内消。及其病势已成，虽有卢扁，亦难为力。但当确服前方，补养气血，纵未脱体，亦可延生。周季芝云：乳痈、乳岩结硬未溃，以活鲫鱼同天生山药捣烂，入麝香少许，涂块上，觉痒勿搔动，隔衣轻轻揉之，以七日一涂，旋涂旋消；若用行血破气之剂，是速其危也。更有乳缩症，乳头缩收肉内，此肝经受寒，气敛不舒，宜当归补血汤加干姜、肉桂、白芷、防风、木通之类主之。又有乳卸症，乳头拖下，长一二尺，此肝经风热发泄也，用小柴胡汤加羌活、防风主之；外用羌活、防风、白蔹火烧熏之；仍以蓖麻子四十九粒、麝香一分，研极烂涂顶心，俟至乳收上，急洗去。此系属怪症，妇人盛怒者多得之，不可不识。

92.清－医学从众录－陈修园－卷八－妇人杂病方

蟹壳散：治乳岩。此证先因乳中一粒大如豆，渐渐大如鸡蛋，七八年后方破烂，一破则不可治矣，宜急服此药。

生蟹壳数十枚，放砂锅内焙焦为末，每服二钱，好酒调下，须日日服，不可间断。

93.清－医医偶录－陈修园－卷一－产后诸症

乳岩初起，内结小核，不赤不痛，渐大而溃，形如熟榴，内溃深洞，此脾肺郁结，气血亏损，最为难治，初起用加味逍遥散，加味归脾汤，二方间服，亦可内消。及其病势既成，虽有卢扁，亦难为力。

94.清－医学心悟杂症要义－程国龄－乳痈乳岩（乳卸）

乳痈初起，若服瓜蒌散，敷以香附饼，即见消散。如已成脓，则以神仙太乙膏贴之，吸尽脓，自愈矣。乳岩初起，若用加味逍遥散，加味归脾汤，二方间服，亦可内消。及其病势已成，虽有卢扁，亦难为力。但当确服前方，补养气血，纵未脱体，亦可延生。若妄用行气破血之剂，是速其危也。更有乳卸症，乳头拖下，长一二尺，此肝经风热发泄也，用小柴胡汤，加羌活防风主之。外用羌活、防风、白蔹、烧烟熏之。仍以蓖麻子四十九粒，麝香一分，研烂，涂顶心，俟乳收上，急洗去。

乳痈、乳岩二症，《医宗金鉴》外科，均有专门，详而且善，可参考之。

乳岩一症，若其核大如桃杏而坚者，是病势已成，最为难治，只好调补气血，万勿妄用行气破血之剂，以速其危！篇中所论，老成之见也。

乳卸，怪症也，如遇之，宜遵篇中之法治之。

《景岳全书》于此症偏主于补，然湿热熏利，徒补，恐变他症，宜遵此书为善。

95.清－医学心悟－程国彭－卷六外科证治方药－乳痈（乳岩）

乳痈者，乳房焮痛作脓，脓尽则愈。其初起，宜服瓜蒌散，敷以香附饼，即时消散。若已成脓，则用太乙膏贴之，若溃烂，则用海浮散掺之，外贴膏药，吸尽脓而愈。乳岩者，初起内结小核如棋子，积久渐大崩溃，有巉岩之势，故名乳岩。宜服逍遥散、归脾汤等药。虽不能愈，亦可延生，若妄行攻伐，是速其危也。

瓜蒌散：瓜蒌（一个）、明乳香（二钱），酒煎服。

香附饼、敷乳岩，即时消散，一切痈肿皆可敷。

香附（细末，一两）、麝香（二分），上二味研匀，以蒲公英二两煎酒去渣，以酒调药，热敷患处。

太乙膏：治一切痈疽肿毒，用之提脓极效。

肉桂（一钱五分）、白芷、当归、玄参、赤芍、生地、大黄、土木鳖（各五钱）、乳香（末，二钱）、没药（末，二钱）、阿魏（一钱）、轻粉（一钱五分）、血余（一团）、黄丹（六两五钱），以上各药用真麻油一斤浸入，春五、夏三、秋七、冬十日，倾入锅内，文武火熬至药枯浮起为度，住火片时，用布袋滤净药渣，将锅展净，入油，下血余再熬，以柳枝挑看，俟血余熬枯浮起，方算熬熟。每净油一斤，将炒过黄丹六两五钱徐徐投入，不住手搅，候锅内先发青烟，后至白烟叠叠旋起，其膏已成，将膏滴入水中，试软得中，端下锅来，方下阿魏散膏面上，候化尽，次下乳香、没药、轻粉，搅匀，倾入水内，以柳木搅成一块。

96.清－外科秘授著要－程让光－乳痈

乳痈之患，多因不知调养。盖乳房属胃经，乳头属肝经，由忿怒所逆。或郁闷所结，及厚味所酿，以致肝气不行。故窍闭不通，则乳浆不得出，遂致胃血沸腾，热甚而生痰为脓。或因所乳之子含乳而睡，口气所吹，蓄成结核。初起若寒热作痛，必须忍痛揉软，吃令乳汁透则散，否则成毒矣。大法惟用丹溪瓜蒌散主治。用青皮疏肝滞，石膏清胃火，瓜蒌豁痰利窍，归尾、赤芍行血散瘀，橘叶行肝气。以上几味俱系紧要，切勿轻减，随症再加减豁痰行气之药为妙。

瓜蒌散：瓜蒌、贝母、天花粉、陈皮、银花、角刺、石膏、赤芍药、乳香、甘草、白芷、橘叶、蒲公英、勾藤、地丁、香附，煎水服。

女人忧思郁结，乳结成核，年而发溃，则破陷如空洞，名曰乳岩，是不治之症。或用八珍汤与六味丸间服，庶或可久。

97.清－医述－程文囿－卷十三·女科原旨－杂病

乳疾

乳痈者，乳房肿痛，数日之外，焮肿而溃，稠脓涌出，此属胆胃热毒，气血壅滞所致，犹为易治。乳岩者，初起内结小核如棋子，不赤不痛，积久渐大，崩溃形如熟榴，内溃深洞，血水淋沥，有巉岩之势，故曰乳岩。此属脾肺郁结，气亏血损，最为难治。乳痈初起，服瓜蒌散，敷香附饼，即消。如已成脓，则以神仙太乙膏贴之，脓尽自愈。乳岩初起，用加味逍遥散、加味归脾汤，二方间服，亦可内消。病势已成，虽有卢扁，亦难为力。但服前方，补养气血，亦可延生，妄用行气破血，速其危也。更有乳卸，乳头拖长一、二尺，此肝经风热发泄，用小柴胡汤加防风、羌活，外用羌活、防风、白敛烧烟熏之，仍以蓖麻子四十九粒、麝香一分，研涂顶心，乳收洗去。此证，女人盛怒者多得之。（薛立斋）

98.清－谷荪医话－戴谷荪－卷一－药味相反

一人患砂淋，医以昆布、海藻与甘草并用，其所亲某以药味相反为疑，医引东坡说为证，已而病者服药，竟大吐不受，转方去甘草始安，某窃喜自负达药，以告余，余曰："予知其一，未知其二，余曾治一乳岩，以昆布、海藻与甘草并用，病家亦以为疑，然服之竟效。大约要看病在何部耳，病在上、中二部，非与甘草并用不可，甘草缓中，能缓昆布、海藻，不令直过病所，俾得稽留以成功。东垣治结核用此法，正是此意，若病在下部，正须令其速达病所，乃以甘草缓之，反令未病之人，无辜受累，其不能容受而致倾吐，宜矣。"某乃叹服。

西黄醒消丸（即外科西黄丸，《全生集》）：凡乳岩，瘰疬，痰核，横痃，流注，肺痈、小肠痈等毒。每服三钱，热陈酒送下。患生上部者临卧服，下部者空心服。此丸红痈亦可用。

真西黄（三分）、乳香（去油，一两）、没药（去油，一两）、麝香（一钱五分），上药先将乳、没各研，枰准再合黄、香共研，用黄米饭一两，如前法为丸。嫌饭干，酌加开水，晒干忌烘。

小金丹（《全生集》）：治一应流注痰核，瘰疬乳岩，横痃贴骨疽，蟮痃头等。每服一丸，陈酒送下，醉盖取汗，如流注将溃及溃久者，以十丸均作五日服完，以杜流走不定。

白胶香、草乌、五灵脂、地龙、木鳖（各一两五钱，俱为细本）、乳香（去油）、没药（去油）、归身（各七钱五分，俱净末）、麝香（三钱）、墨炭（一钱二分，各研细末），用糯米粉一两二钱，同上药末糊厚，千槌打融为丸，如芡实大。每料约二百五十粒。

瘰疬疏肝丸：缪仲淳治忧由郁起，气积于肝胃两经而成瘰疬、乳岩等症。是丸能开郁结，清肺热，涤痰火，消肿毒。每服二三钱，开水或雪羹汤任下。

川贝母、茜草、生甘草、蒲公英、漏芦、瓜蒌仁、软柴胡、橘叶、茅菇、陈广皮、茄蒂、连翘、鼠妇、银花、制首乌、白菊花、地丁草（各一两），上药共为细末，夏枯草二两煎汤泛丸。

乳岩

庄右，脉左寸关弦数不静，右寸关濡滑而数，舌苔剥绛。乳岩肿硬已久，阴液亏而难复，肝阳旺而易升，血不养筋，营卫不得流通，所以睡醒则遍体酸疼，腰腿尤甚。连投滋阴柔肝，清热安神之剂，尚觉合度。仍守原意出入。

西洋参（另煎汁冲服，二钱），朱茯神（三钱），蛤粉炒阿胶（一钱五分），丝瓜络（二钱），霍山石斛（三钱），生左牡蛎（八钱），嫩白薇（一钱五分），鲜竹茹（二钱），大麦冬（二钱），青龙齿（三钱），全瓜蒌（切，四钱），鲜枇杷叶（去毛、包，三张），鲜生地（四钱），川贝母（二钱），生白芍（一钱五分），香谷芽露（后入，半斤）。

外用金箍散、冲和膏，陈醋、白蜜调敷。

二诊：脉象尺部细弱，寸关弦细而数，舌质红绛。遍体酸痛，腰膝尤甚，纳谷减少，口干不多饮，腑行燥结，小溲淡黄，乳岩依然肿硬不消。皆由阴液亏耗，血不养筋，血虚生热，筋热则酸，络热则痛。况肝主一身之筋，筋无血养，虚阳易浮，腹内作胀，亦是肝横热郁，阳明通降失司。欲清络热，必滋其阴，欲柔其肝，必养其血，俾得血液充足，则络热自清，而肢节之痛亦当轻减矣。

西洋参（另煎汁冲服，二钱）、生左牡蛎（八钱）、蛤粉炒阿胶（一钱五分）、霍山石斛（三钱）、青龙齿（二钱）、羚羊片（另煎汁冲服，四分）、大麦冬（三钱）、生白芍（二钱）、嫩白薇（一钱五分）、鲜生地（四钱）、甜瓜子（三钱）、鲜竹茹（二钱）、嫩桑枝（一两）、丝瓜络（五钱，二味煎汤代水）。

另：珍珠粉（二分），用嫩钩钩（三钱），金器（一具），煎汤送下。

三诊：遍体酸疼，腰膝尤甚，溲黄便结，纳谷减少，口干不多饮，乳岩依然肿硬不消。皆由阴液亏耗，血不养筋，筋热则酸，络热则痛。病情夹杂，难许速效，再拟养血清络。

西洋参（二钱）、羚羊片（另煎汁冲服，八分）、黑芝麻（三钱）、霍山石斛（三钱）、左牡蛎（八钱）、青龙齿（三钱）、蛤粉炒阿胶（二钱）、大地龙（酒洗，三钱）、大麦冬（二钱）、生白芍（一钱五分）、嫩桑枝（一两）、首乌藤（三钱）、鲜生地（四钱）、川贝母（五钱）、甜瓜子（三钱）、丝瓜络（五钱，二味煎汤代水）。

另：珍珠粉二分，用朱灯心两扎，金器一具，煎汤送下。

四诊：乳岩起病，阴血亏虚，肝阳化风入络，肢节酸疼，心悸气逆，时轻时剧，音声欠扬。舌质光红，苔薄腻黄，脉象左弦数、右濡数。病情夹杂，还虑增剧，姑拟养肝体以柔肝木，安心神而化痰热。

西洋参（一钱五分）、朱茯神（三钱）、川象贝（各二钱）、柏子仁（三钱）、黑芝麻（三钱）、霍山石斛（三钱）、青龙齿（三钱）、瓜蒌皮（二钱）、凤凰衣（一钱五分）、夜交藤（四钱）、珍珠母（六钱）、生地（蛤粉拌，三钱）、嫩钩钩（后入，三钱）、蔷薇花露（一两）、香稻叶露（四钱，二味后入）。

另：珍珠粉二分，朱灯心二扎，煎汤送下。

王右，肝郁木不条达，挟痰瘀凝结。乳房属胃，乳头属肝，肝胃两经之络，被阻遏而不得宣通，乳部结块，已延三四月之久，按之疼痛，恐成乳岩。姑拟清肝郁而化痰瘀，复原通气饮合逍遥散出入。

全当归（二钱）、京赤芍（二钱）、银柴胡（八分）、薄荷叶（八分）、青陈皮（各一钱）、苦桔梗（一钱）、全瓜蒌（切，四钱）、紫丹参（二钱）、生香附（二钱）、大贝母（三钱）、炙僵蚕（三钱）、丝瓜络（二钱）、青橘叶（一钱五分）。

俞右，右乳结块，按之不痛。防成乳岩，再宜逍遥散加减。

当归尾（二钱）、淡昆布（一钱半）、生香附（一钱）、炙僵蚕（三钱）、京赤芍（三钱）、仙半夏（三钱）、云茯苓（三钱）、青梅叶（一钱半）、银柴胡（一钱）、陈广皮（一钱）、川象贝（各二钱）、生草节（五分）、陈海蜇皮（二两，漂淡，煎汤代水）、鹿角粉（一钱半，陈酒冲服）。

乳岩（乳中初起坚硬一粒如豆大，渐至如蛋大，七八年必破，破则难治）：生螃蟹壳，瓦上焙焦研末，黄酒冲服每服二钱，以消为度。

乳痈：螃蟹小脚尖，阴阳瓦焙干研末，每三钱黄酒调尽量饮，盖被出汗。或白芥子（炒黄）一两，末，烧酒冲尽量饮。或葱一斤捣汁，好黄酒分二次冲服，外用麦芽一两，煎汤频洗（加虾酱少许同煎尤妙）。

乳痈溃烂见心：猫腹下毛（要多），干锅内煅存性，末干掺。或清油调，入轻粉少许敷。

乳吹乳痈：葱一握，连根捣烂敷患处，用瓦罐盛炭火盖葱上一时，蒸热出汗消。

又方：槐花（用子亦可）炒为末，每服三钱，黄酒下。或鹅毛煅为末，酒下。

乳硬作痛：嫩桑叶左采，研细，米饮调摊纸上贴之。

乳头裂疮神方：茄子（秋后冷露裂开者）阴干，烧存性，末，水调敷。

乳岩已破：荷叶蒂七个，烧存性研末，黄酒调下。

乳痈（红肿痛者是，男女皆有此症）：豆腐店桌上做豆腐淋下之水一桶，入锅熬干成膏，冷透厚敷，干即换。（并治乳岩）

99.清－医级－董西园－女科卷之六－乳病（附瘰疬结核游风）

立斋曰：妇人乳痈，由胆胃二腑热毒，发则寒热渴烦，以败毒散、神效瓜蒌散、加味逍遥散治之自愈，即或溃脓，脓尽亦愈。若气血虚弱，脓清不敛，脉大者为难治。若乳岩之候，乃肝脾二经郁毒。初起小核，结于乳内，肉色如常，其人五心烦热，肢体倦怠，月经不调，用丹栀逍遥散、加味归脾汤或神效瓜蒌散治之，亦渐消散。若积久不治，郁火复加，历年渐积，根深蒂固，渐见色变，赤肿成痈，内溃深洞，状如岩穴，已经成岩，难言愈矣。但用归脾补养之剂，可延岁月，设或妄攻，愈促其危矣。大抵乳症，焮痛寒热者，宜散表邪；若因恚怒肿痛，宜养血疏肝，清火消毒。若不作脓，或脓不溃，或脓出反痛，发寒热，或晡热内热，劳则倍痛，皆当培养气血为亟；若不敛脓稀，呕吐泄泻，食减难敛，皆当先补脾胃为主，毋专事清寒，反致深重难愈也。

100.清－冯氏锦囊秘录－冯兆张－女科精要卷十六－女科杂症门

妇人有忧怒抑郁，朝夕积累，脾气消阻，肝气横逆，气血亏损，筋失荣养郁滞与痰，结成隐核，不赤不痛，积之渐大，数年而发，内溃深烂，名曰乳岩，以其疮形似岩穴也。慎不可治，此乃七情所伤，肝经血气枯槁之证，治法煅痛寒热初起，即发表散邪，疏肝之中，兼以补养气血之药，如益气养荣汤，加味逍遥散之类。以风药从其性，气药行其滞，参芪归芍补气血，乌药、木通疏积利壅，柴防、苏叶表散，白芷除脓通荣卫，官桂行血和脉，轻者，多服自愈，重者，尚可延年。若以清凉行气破血，是速其亡也。

101.清－冯氏锦囊秘录－冯兆张－外科大小合参卷十九－乳痈

乳房，阳明所经，乳头，厥阴所属，乳子之母，不知调养，忿怒郁闷所遏，厚味炙煿所酿，以致厥阴之气不行，故窍不得通，而汁不得出，阳明之血沸腾，故热胜而化脓，亦有所乳之子，膈有滞痰，口气煅热，含乳而睡，热气所吹，遂生结核。于初起时便须忍痛揉吮令通，自可消散，失此不治，必成痈疖。凡四十岁以前者易治。若五十内外者难痊，盖阳明厥阴两经之气血渐衰耳。治法，疏厥阴之滞。以青柴，清阳明之热以石膏，行瘀浊之血以甘草节，消肿导毒，以栝蒌子或加没药、青橘叶、皂角刺、金银花、赤芍、连翘、当归之类，然须以少酒佐之。若加灼艾二三十壮于肿处，其效尤捷，不可辄用针刀，必致危困。若因忧怒郁闷，年月积累，脾气消阻，肝气横逆，遂成隐核。如大棋子，不痛不痒，数十年后，方为疮陷，名曰奶岩。以形凸凹，似岩穴也，不可治矣。惟于始生便须消释病根，心清神安，然后施之治法，亦有可安之理。

102.清－冯氏锦囊秘录－冯兆张－杂症痘疹药性主治合参卷八－果部

陈皮

橘皮，花开于夏，实成于秋，得火气少金气多，故味辛苦、气温、无毒。味薄气厚，降多升少，阳中之阴也。入手足太阴、足阳明经。其主胸中瘕热逆气，气冲胸中呕咳者，以肺主气，气常则顺，气变则逆，逆则热聚于胸中而成瘕，瘕者假也，假物象形，如痞满郁闷之类也，辛散苦泄温能通行，则气利而瘕热，诸症消矣。脾为运动磨物之脏，气滞则不能消化水谷，为吐逆霍乱泻泄等症，苦温能燥脾家之湿，使滞气运行，霍乱诸症自平矣。肺为运之上源，肺得所养，津液贯输，气化运动，故膀胱留热停水，五淋皆通也。去臭下气及寸白虫，辛能散邪苦能杀虫也。橘核味苦温而下气，所以入肾与膀胱，除因寒所生之病，凡腰痛肾冷膀胱气疝，诸方中必用之药。橘叶能散阳明厥阴经滞气，故妇人妒乳，内外吹，乳岩乳痈用之皆效。一方治妇人乳痈，未成者，即散，已成者即溃，痛极者不痛，神验。用真橘皮汤浸去白面，炒微黄为末，每服二钱麝香油下，初发一服即效，总皆散结之功也。

陈皮，气味辛烈，凡青皮治低，陈皮治高，痰实气壅者服妙，然留白则补胃和中，而理脾，去白则消痰利滞而理肺，脾为元气之母，肺为摄气之龠，故专调诸气不离二经。君白术则益脾，单则损脾，佐甘草则补肺，否则泻肺，同竹茹治呃逆因热，同干姜治呃逆因寒，止脚气冲心，除膀胱留热，利水道通五淋，消酒毒去寸白，消食消痰，开胃下气，霍乱吐泻，能温能补能和，功在诸药之上，同补气药则益气，同泄气药则破气，同消痰药则去痰，同消食药则化食，各从其类以为用也。

核研调酒饮，腰痛疝痛神丹。叶引经以肝气行，散乳痈胁痈圣药。肉生痰聚气。

主治（痘疹合参）：健脾温中，消食化痰，同参芪散滞气，痘始终俱用，但气虚症候，兼在灌浆之时，不可过多。若自汗吐血气弱，皆所禁用，以其辛散走泄也。

103.清－冯氏锦囊秘录－冯兆张－杂症痘疹药性主治合参卷二－草部

蒲公草

得水之精气，故味甘平无毒，入肾、入肝，解毒凉血之要药。故乳痈乳岩首所重焉，水煮内服、外敷，神效。入剂同头枯草、贝母、连翘、白芷、栝蒌根、橘叶、头垢、牡鼠粪、山豆根、山慈菇，专疗乳岩。其根茎白汁，可涂恶疮肿毒，日涂三四，毒散肿消。

蒲公草，即黄花地丁草。溃坚肿消结核，屡建奇功，解食毒，散滞气，并臻神效。

主治（痘疹合参）：凡痘后余毒，痈疽可用。

夏枯草

禀纯阳之气，故冬至生，夏至枯也。且得金水之气，故味苦辛，性微寒，无毒。入足厥阴、少阳经。辛能散结，苦能泄热。故治一切寒热瘰疬，破癥坚瘿乳痈乳岩及火郁目珠痛极怕日羞明之要药。茎端作穗，开淡紫花，采阴干用之。

夏枯草，味辛苦而性微寒，散结气而解内热，补肝血缓肝火，破癥坚瘿瘤，散瘰疬鼠瘘，寒热并治，湿痹兼却，更治目珠疼痛，至夜则甚者如神，此草禀纯阳之性，夏至后得阴气即枯，所以治厥阴火郁之目疾，及郁怒所成乳岩乳痈，并一切痈肿也。

（目眦白珠属阳，故昼痛，点苦寒药则效；黑珠属阴，故夜痛，点苦寒药反剧。）夏枯草，气禀纯阳，补厥阴血脉，故治夜痛如神，以纯汤之气，而胜浊阴，且散厥阴郁火耳。

104.清－冯氏锦囊秘录－冯兆张－杂症痘疹药性主治合参卷十一－虫鱼部

牡鼠

牡鼠粪两头尖者，是味苦咸微寒无毒，属水而入足阳明、足厥阴经。其主小儿痫疾，大腹及伤寒劳复，皆热邪在阳明也。苦寒能除是经之热，所以主之。又治男子阴易腹痛，妇人吹乳乳痈者，皆取其除热软坚泄结，走肝入胃之功耳。同白芷、山慈菇、山豆根、连翘、金银花、蒲公英、夏枯草、贝母、橘叶、瓜蒌根、紫花地丁、牛蒡子，治乳痈乳岩有效。男子阴易及劳复，猳鼠屎汤，用猳鼠屎两头尖者十四枚，韭白根一大把，水二盏，煎一盏，温服，得粘汗为效，未汗再服。妇人吹奶，鼠屎七粒，红枣七枚，去核，包屎烧存性，入麝香少许，温酒调服，并治乳痈初起。

牡鼠入药，惟取雄者，煎膏敷汤火烂疮，生捣署踒折伤损，主小儿哺露疳，熬酒旋饮。补大人骨蒸痨，作羹时食。胆汁点目生光，耳聋可滴，但鼠才死，其胆便消，故最难得。膏脂，疗疮疡并汤火延灼。其粪煎理小儿痫疾，及伤寒劳复，阴阳两易几危。

105.清－傅青主女科－傅山－产后编下卷－产后诸症治法

乳疯（第四十一）

乳头属足厥阴肝经。乳房属足阳明胃经。若乳房痛肿、结核、色红，数日外，肿痛溃稠脓，脓尽而愈。此属胆胃热毒，气血壅滞，名曰乳痈，易治。若初起内结小核，不红、不肿、不痛，积之岁月渐大如晚岩山，破如熟榴，难治。治法痛肿寒热，宜发表散邪；痛甚，宜疏肝清胃；脓成不溃，用托里；肌肉不生，脓水清稀宜补脾胃；脓出及溃，恶寒发热，宜补血气，饮食不进，或作呕吐，宜补胃气。乳岩初起用益气养荣汤加归脾汤，间可内消。若用行气补血之剂，速亡甚矣。

106.清－傅氏外科－傅山－上卷－乳痈论

人有乳上生痈，先肿后痛，寒热往来，变成痈痛，此症男女皆有，而妇人居多。

盖妇生子，抱儿食乳，偶然困睡，儿以口气吹之，乳内之气塞不通，遂成乳疾。此时若以解散之药治之，可随手而愈。倘因循失治，而乳痈之症成矣。男子则不然，阳明胃火炽盛，不上腾于口舌，而中壅于乳房，乃生此症。乳痈不比他处之痈有阴阳之别，故治法亦无阴阳之判，但别其先后之虚实耳。初起多为邪实，溃烂乃为正虚也。虽然邪之有余，仍是正之不足，治宜补中散邪，乃万全之道，正不必分先宜攻而后宜补也。方用和乳汤：

当归、蒲公英（各一两）、贝母、天花粉（各三钱）、甘草（二钱）、穿山甲（一片），水煎服，一剂而乳通肿亦消矣，不必二剂也。此方用贝母、花粉者，消胃中之壅痰也，壅散而乳房之气通矣。佐以公英、山甲解其热毒，利其关窍，自然不攻而毒散矣。惟恐前药过于迅速，加当归、甘草补正和解，则正无伤而邪自退，何虑余毒不行而变乳岩哉？

秘诀：和乳一两归蒲公，三钱贝母花粉同，山甲一片二钱草，服下一服乳房通。

此症用消化无形汤亦效：金银花、当归（各一两）、甘草、天花粉（各三钱）、通草（一钱）、紫背天葵（五钱），水煎服，一剂即消。

秘诀：又有消化无形汤，银花一两当归行，甘粉三钱通草一，紫背天葵五钱良。

人有先生乳痈，收口后不慎房事，以致复行溃烂，变成乳岩，现出无数小口，而疮口更加腐烂，似蜂窝之状，肉向外生，终年累月不愈，服败毒之药而愈甚。人以为毒深结于乳房也，谁知是气血大虚乎？夫乳痈成岩，肉向外生，而筋束乳头，则伤乳即伤筋也。此症必须急救，否则有筋弛难长之虞矣。夫筋弛而又泄精，泄精则损伤元气，安得不变出非常乎？当失精之后，即用补精填髓之药，尚不致如此之横，今既因虚而成岩，复见岩而败毒，不已虚而益虚乎？无怪其愈治而愈坏也。治之法，必须大补其气血以生其精，不必再泻其毒，以其病无毒可泻耳。方用化岩汤：

茜草根、白芥子（各二钱）、人参、忍冬藤、黄芪、当归（各一两）、白术（土炒，二两）、茯苓（三钱），水煎服，连服二剂而生肉红润，再服二剂而脓尽痛止，又二剂漏管重长，又二剂痊愈，再二剂永不复发矣。此方全在补气补血，而不事消痰化毒之治。忍冬虽为消毒之药，其性亦补，况入于补药之中，亦纯乎补矣。惟是失精变岩，似宜补精，乃不补精而止补气血，何也？盖精不可以速生，补精之功甚缓，不若补其气血，气血旺则精生矣。且乳房属阳明之经，既生乳痈，未能多气多血，补其气血，则阳明之经既旺，自然生液生精以灌注于乳房，又何必复补其精，以牵制参芪之功乎？此所以不用生精之味耳。

秘诀：化岩汤中茜草根，二钱白芥一两参，忍冬芪归亦一两，白术二两苓三钱。

方用延仁汤亦效：人参、当归、白术、熟地、麦冬（各一两）、山茱萸（五钱）、甘草（一钱）、陈皮（五分），水煎服，四剂效。

秘诀：乳岩宜用延仁汤，参归术地麦两襄，山萸五钱一钱草，陈皮五分四剂良。

人有左乳忽肿如桃，皮色不变，又不痛，身体发热，形容渐瘦，人以为痰气郁结也，谁知是肝气之不舒乎？夫乳属阳明，而乳痈宜责之阳明胃经，余独言肝者何也？盖阳明胃土，最怕肝木之克，肝气不舒，则胃气亦不舒耳。况乳又近于两胁，正肝之部位也。与肝相远，尚退缩而不敢舒，与肝为邻，亦何敢恣肆而吐气哉？气不舒而肿满之形成，漫肿无头不痛不赤，正显其畏惧也。治之法，不必治阳明之畏，但治肝经之郁，自然毒消肿解矣。方用加味逍遥散：

柴胡（二钱）、川芎、甘草、人参（各一钱）、当归（二钱）、白术、半夏、茯苓、陈皮、瓜蒌仁（各三钱）、白芍（五钱），水煎服，服十剂而内消，去瓜蒌再服十剂不再发矣。逍遥散善解肝气之郁，肝气郁解而胃气自舒矣。况益之瓜蒌、半夏、陈皮，专能治胸中之积痰，痰去则肿亦易消也。

秘诀：逍遥加味二钱胡，芎草人参一钱煮，归术夏苓陈三钱，蒌仁亦三白芍五。

此症用归芍二通汤亦效：当归（一两）、白芍（五钱）、柴胡（三钱）、木通、通草（各一钱）、枳壳（二钱）、穿山甲（一片）、山楂（十个）、桃仁（十粒）、天花粉（三钱），水煎服，二剂效，继续服。

秘诀：归芍二通治乳岩，当归一两芍五钱，柴粉三钱二通一，枳壳山甲楂桃全。

妇人产后，忽两乳细小，下垂过腹，疼痛难忍，人以为悬痈也，谁知是胃经气血之燥乎？盖胃为水谷之海，而多气多血之腑也。夫产后亡血过多，则胃中空虚，而饮食不能遽进，即进饮食，而各脏腑取给于胃甚急，则胃气困矣。胃气困而胃血则燥矣。胃血燥无以解各脏腑之纷争，且小儿又索母乳，则内外取资于胃，胃无以应。乳房者，胃之外廓也；乳头者，胃之门户也。胃苦内之纷争，欲避出于外而不可得，况小儿日夜吮咂，则两乳细小下垂，以至于腹，有外遁难藏，入地无门之状，此倒悬切肤之痛，至危之症也。治之法，急救胃气，而益之补血之味，则胃气润而不燥，胃气和平，自然分给于脏腑，又何至外痛而倒悬哉？方用解悬汤：

人参、川芎（各二两）、当归（四两）、荆芥（三钱）、炮姜（一钱）、麦冬（一两）、益母草（三钱），水煎服，四剂而乳头收，再四剂痊愈矣。此方用人参以生胃气于无何有之乡；用当归、川芎以生新血于危急之地；用荆芥、益母草以解脏腑之纷争，得归于经络；用麦冬、炮姜者，因阳明胃火之燥，未免火动而延烧，产后不宜寒凉之药，故用麦冬微寒之品，少解其火势之烈也。

秘诀：乳垂疼痛解悬汤，参芎二两四归裹，荆芥三钱益母草，炮姜一钱麦两尝。

此症方用玉浆丹亦效：人参、玄参、麦冬（各二两）、当归、生地（各一两）、麻黄、五味子（各一钱），水煎服，二剂效。

秘诀：润胃益气是玉浆，人参玄参麦二两，归地一两麻黄钱，五味同麻二剂康。

107.清 – 高氏医案 – 高秉钧 – 中部 – 乳岩

乳岩溃破，在法无治，怡情安养，可以延年，拟以气血并顾。

生地黄、粉归身、台白芍、西洋参、云茯苓、炒白术、粉丹皮、广陈皮、砂仁末。

108.清 – 谦益斋外科医案 – 高秉钧 – 上编 – 乳部

乳岩

方，寡居多郁，郁则肝火自焚，从外现之症，不过乳块不移，其实内脏之肝络已痿，调胃养适，可二十年无妨，消散则难，症名乳岩。

加味逍遥散。

王，高年气血大衰，乳头缩进，结块无情，乳岩险症。

四物汤、制洋参、黄芪、青皮、郁金、茯苓。

钱，乳岩已成，难于图治，怡情安养，带疾延年。

归脾汤。

洪，血不养肝，肝气郁结，右乳胀硬，乳头掣痛，势成岩症。

当归、白芍、青皮、橘叶核、夏枯草、柴胡、茯苓、大贝。

孙，乳岩破溃，乳房坚肿掣痛，定有翻花出血之虞，极难图治。

中生地、当归、白芍、丹皮、大贝母、瓜蒌仁、蒲公英、连翘、黑栀、甘草。

胡，逢场作戏之人，其郁结之病更难医治，无他解郁之法，早已行之，则惟有更进一层，作禅家白骨观耳，此意须济亨先生自治之。

蒺藜一斤去刺，鸡子黄拌炒干阴为丸，每服四钱，砂仁汤送服。

杨，乳岩破溃，在法无治，怡情安养，或可延年，拟以气血并顾。

大生地、归身、白芍、泽兰、砂仁、广皮、西洋参、白术、丹皮。

109.清-疡科心得集-高秉钧-方汇/补遗-（新方）疏肝导滞汤

治肝经郁滞，欲成乳癖、乳痈、乳岩等证。

川楝子、延胡、青皮、白芍、当归、香附、丹皮、山栀。

110.清-疡科心得集-高秉钧-方汇/补遗-（元戎）逍遥散

治肝郁不舒，致成乳癖、乳岩、失营、瘰疬等证。

当归、白芍、白术、茯神、柴胡、甘草、薄荷，上姜水煎服。

111.清-疡科心得集-高秉钧-卷上-疡证总论

人身一小天地也。天有日月星辰，地有山川草木，人有五脏六腑，不外乎阴阳气化而已；气化不能有全而无偏，有顺而无逆，故天有时而失常，地有时而荒芜，人有时而疾病。夫病之来也，变动不一，总不越乎内证、外证两端。而其致病之由，又不越乎内因、外因二者。何谓内因？喜、怒、忧、思、悲、恐、惊，七情也，阴也。何谓外因？风、寒、暑、湿、燥、火，六气也，阳也。发于阳者，轻而易愈，发于阴者，重而难瘥，内科外科，俱是一例。今以内科论之，如癫、痨、臌、膈诸证，此发于脏者也，阴也，治之不易愈；如伤寒、疟、痹诸证，此发于腑者也，阳也，治之易愈。伤寒之传经，在阳经者易愈，在阴经者不易愈，夫人能知之。而外科之证，何独不然。有由脏者，有由腑者，有在皮肤肌骨者，无非血气壅滞，营卫稽留之所致。发于脏者，其色白，其形平塌，脓水清稀，或致臭败，神色痿惫，阴也；发于腑者，其色红而高肿，脓水稠粘，神清气朗，阳也，此其大概也。细论之，发于脏者为内因，不问虚实寒热，皆由气郁而成，如失营、舌疳、乳岩之类，治之得法，止可带疾终天而已。若发于腑，即为外因，其源不一，有火热助心为疡，有寒邪伤心为疡，有燥邪劫心为疡，有湿邪壅滞为疡，此俱系天行时气，皆当以所胜治之。又有寒邪所客，血泣不通者，反寒热大作，烦躁酸疼而似热，热邪所胜，肉腐脓腥，甚至断筋出骨，以致声嘶色败而似寒；又有劳汗当风，营逆肉里，而寒热难辨者。又有不内外因者，膏粱之积，狐蛊之感，房劳之变，丹石之威，无不可作大疔、成大痛；即如误食毒物，跌压杖棒，汤火虫兽等伤，亦皆作痛作脓，总由营气不从之所致也。然则治之奈何？亦在审其脉以辨其证而已。大约疮疡未溃之先，脉宜有余；已溃之后，脉宜不足。有余者，毒盛也；不足者，元气虚也。倘未溃而现不足之脉，火毒陷而元气虚也；已溃而现有余之脉，火毒盛而元气滞也。按定六部之脉，细察虚实，其间宜寒、宜热、宜散、宜收、宜攻、宜补、宜逆、宜从，总以适事为故，未可卤莽图治也。再疮疡之部位，其经络气血之循行，即伤寒之经络也。伤寒无定形，故失治则变生。外证虽有一定之形，而毒气之流行亦无定位。故毒入于心则昏迷，入于肝则痉厥，入于脾则腹疼胀，入于肺则喘嗽，入于肾则目暗手足冷；入于六腑，亦皆各有变象，兼证多端，七恶叠见。《经》曰：治病必求其本。本者何？曰脏也，腑也，阴阳也，虚实也，表里也，寒热也。得其本，则宜凉、宜温、宜攻、宜补，用药庶无差误；倘不得其本，则失之毫厘，谬以千里，可不慎诸！

112.清－疡科心得集－高秉钧－卷中－辨失营马刀生死不同论

辨乳癖乳痰乳岩论

薛立斋曰：乳房属足阳明胃经，乳头属足厥阴肝经。男子房劳恚怒，伤于肝肾；妇人思虑忧郁，损于肝脾，皆能致疡。第乳之为疡有不同。有乳中结核，形如丸卵，不疼痛，不发寒热，皮色不变，其核随喜怒为消长，此名乳癖，良由肝气不舒郁积而成；若以为痰气郁结，非也。夫乳属阳明，乳中有核，何以不责阳明而责肝？以阳明胃土最畏肝木，肝气有所不舒，胃见木之郁，惟恐来克，伏而不扬，气不敢舒；肝气不舒，而肿硬之形成，胃气不敢舒，而畏惧之色现，不疼不赤，正见其畏惧也。治法不必治胃，但治肝而肿自消矣。逍遥散去姜、薄，加瓜蒌、半夏、人参主之。（此方专解肝之滞，肝解而胃气不解自舒，盖以瓜蒌、半夏专治胸中积痰，痰去肿尤易消也。）

有乳中结核，始不作痛，继遂隐隐疼痛，或身发寒热，渐渐成脓溃破者，此名乳痰。或亦由肝经气滞而成，或由于胃经痰气郁蒸所致。用药疏肝之中，必加贝母、半夏、瓜蒌等以治痰，则未脓可消；至已溃，必兼补气血，方易收口。

乳痰之不可治者，则有乳岩。夫乳岩之起也，由于忧郁思虑，积想在心，所愿不遂，肝脾气逆，以致经络痞塞结聚成核。初如豆大，渐若棋子，不红不肿，不疼不痒，或半年一年，或两载三载，渐长渐大，始生疼痛，痛则无解日，后肿如堆栗，或如覆碗，紫色气秽，渐渐溃烂，深者如岩穴，凸者如泛莲，疼痛连心，出血则臭，并无脓水，其时五脏俱衰，遂成四大不救。凡犯此者，百人百死。如能清心静养，无挂无碍，不必勉治，尚可苟延。当以加味逍遥散、归脾汤，或益气养营汤主之。此证溃烂体虚，亦有疮口放血如注，实时毙命者，与失营证同。

113.清－改良外科图说－高文晋－卷一－治疡提纲

治痈疽之法，必须先观形象，细察病情。营血不伤，根脚必然收束；卫气若旺，疮头最易发高。作渴昏迷，疮家所忌；痰喘音哑，医者宜防。脓血胶黏者，腐肉定于易去；青脓臭秽者，元亏毒甚难疗。疮肉有衣，断非善候。痈形板片，不食莫劳。凡白硬根坚脉阴者（如沉涩弱弦微），虚证也，用景岳参姜饮加黄芪肉桂。红肿高软脉阳者（如大浮数动滑），阳证也，用《全生》方加白芍、谷芽。若漫肿无头，元气虚而不能化毒者，活络开凝，在所必用。日久不溃，阳气衰而不能速腐者，黄芪、鸡首（煎）切勿迟投。恶寒返本（汤）、保元（汤），发热培阴补益（汤）。脓出反痛，是气血并虚，峻补（煎）、真元（饮）。疮肉不长，乃脾气衰颓，培中汤益本。欲呕作呕，胃家中气虚寒，奇功（饮）内托。便滑腹痛，脾胃阴邪交扭，附子理中（汤）。饮食不甘，乃土气式微之故，（生）姜（麦）冬六君（子汤）。精神疲倦，属中宫脾胃弱衰，返本（回阳汤）新方。阴亏宜用育珠（退热汤），盗汗还求圣愈（汤），不寐内烦归脾（汤）、养营（汤）均可选用。渴家淋闭，补中（益气汤）、七味（汤），迟服堪忧。疏肝（散毒汤）麦味，治溃疡寒热往来。（十全）大补保元（汤），疗痈疽变患不测。生脉（散）乃投脉细，归脾（汤）能止血流，麦（冬、五）味口干是要药，（白）术、（干）姜寒泄却灵方。若夫七情成毒，不出乎郁怒忧思激伤肝脏，劳形苦志渐损心脾及御女以伤肾脏之真阴真阳，总以足三阴为要领，再审其元气亏乏之何如。如嗔怒不已，动及肝阳，以致气随血泣而患瘿瘤马刀疬者，宜宗五柴（胡饮）、七福（饮）、真元（饮）、开结（散）等方，或培中州气血为主。若桃夭赋晚，血滞三阴及雁泣离群，悲伤八脉，以致厥阴论事，营卫失行，而患乳岩翻花者，则用甘温育阴之剂，如寿脾（煎）、逍遥（饮）、景岳三阴（煎），外加芮枣、阿胶。若握算运筹，烦劳太过，偏损心脾，而患乳疽、海底管漏者，则用甘温培中之品，如保元（汤）、归脾（汤）之类。若金谷荒芜，志图恢复及心存君国，绥解无聊。虽有失营失精之分，总不外乎心脾二损，营卫乖离之故，须议养心（汤）、异功（散）、建中（汤）、都气（丸）

之类。若先天赋弱，精海不充，血涸于阴，而成骨疽骱漏者，法宜气血双培，兼乎益肾。若萌芽太早，勤种蓝田，虚火常炎，炽成痔疡肛漏者，切勿疮药两歧，须崇顾本治法。阳亢阴腾，壮水为主，如加减一阴（煎）、大营（煎）、左归（饮）之类。阴虚阳越，导火宜先，如右归、肾气等丸（加黄芪、甘草节）。至于变迁延染之毒，如伤寒遗热，肺液大伤，三消变疳，真阴已涸，而发肺胃肠痈者，有攻泻补元之法。如苇茎（湿肺）牡丹（皮汤）、（肠）参团（饮子）、（肺）猪肾（荠苨饮）之类。若下元虚损，三气袭阴，足骨渐粗，俗呼鹤膝风者，壮年用羌独苓乌柏陈桑，已鬒龄及耄耋之年，咸施鹿角六味（丸方）等法。若情恋燕支，毒潜阴茎及共衣同榻，乃发疳疮，治分在内在外，触毒感毒之因。用通邪（煎）、开闭（汤）、扫广（饮）、凝肤（汤）之类。其余四时（春夏秋冬）疮疖，用（银）花、（土）贝、（连）翘、（瓜）蒌、橘（皮）、甘（草）、杏（仁）、（赤）芍。如遇风淫化热，加以甘寒，用（土）贝、（赤）茯、蒲公（英）之品。温淫火旺，参入纯苦，同毛（慈）菇、橘叶、苦丁（茶）。暑逼气分，佐藿（香）、菊（花）、鲜荷（叶）以开解。热潜营间，投（西瓜）翠（衣）、（佩）兰、菱蕊之芬芳。秋来施辛凉以化毒，冬间投温散以催消。若夫疗毒为殃，加入地丁（草）、金线（重楼）。湿邪变疖，乃投羌（活）、独（活）、乌、前。口齿腐烂者，甘露（饮子）最宜；时毒便溏者，六和（汤）极妙。痧后有痹，须邀防风通圣（散）；咽喉肿痛，乃投利膈（汤）灵方。逍遥（散）治妇人百病，保元（汤）医痘后诸疡。若跌扑瘀凝，气留作痛，欲成疮者，又当用流动之品，如桃仁汤、复元活血饮，取其循经通络而不滞也。如元气怯弱者，仍培气血为主，不可拟定一法。总之疮疡凝泣，关于心营，毒化在于肺卫，收功全仗乎中州，妙处不多千金一诀。故施治虽有温凉补托之不同，而变化手法始终实有一定也。诸方俱见卷二。

114.清－家用良方－龚自璋－家用良方卷五－治外科各症并跌打损伤

乳岩

凡乳中初起坚硬一粒如豆大，渐长至如蛋大，七、八年必示破，破则难治。

急用生螃蟹壳瓦上焙焦为末，绍酒冲服二钱。服之，以消为度。

115.清－顾松园医镜－顾松园－本草必用卷一－草部

蒲公英

甘平，入肝、胃二经。专治乳岩痈毒，（凉血解毒之功。）主涂恶刺肿疼。（千金方云：余以手背偶触庭木、遂痛难忍，十日疮高大，以此涂之即愈。）

116.清－本草汇－郭佩兰－卷六－外科病机略

痈疽所发部分名状不同

疔疮、石痈、瘰疬、马刀、结核、瘿瘤、天蛇头、代指、甲疽、乳痈、乳岩、囊痈、阴头痈、便毒痈、内痈。

乳痈乳岩：乳痈，结核肿痛；乳岩，隐核下痛。乳痈，在行滞气，活血祛痰，有热者清之。乳岩在早治，清心疏厥阴。乳房，阳明所经；乳头，厥阴所属。此病多因厚味湿热之痰停蓄膈间，与滞乳相搏而成。又有因口气吹嘘，或怒气郁闷而成也。治法，疏厥阴之滞，以青皮清阳明之热，细研石膏，行污浊之血，以生甘草节消肿导毒，以瓜蒌子，或加没药、青橘叶、皂角刺、金银花、当归头，或汤或散，随意消息，然须以酒少佐之。《山居》：妇人吹乳，用桑树、蛀屑，饭捣成膏，贴之。乳头裂破，丁香末敷之。

117.清－本草汇－郭佩兰－卷十七－药鳞部（十四种）

鲮鲤甲（即穿山甲。三百六二）

味咸，微寒，有毒。入足厥阴经，兼入手足阳明经。除痰疟，通经窍；消痈肿，排脓血；疗蚁瘘（即漏也，以其食蚁，故治蚁漏），敷疮癞；治痘疮变黑，散疔毒乳岩。

按：穿山甲穴山而居，寓水而食，能走窜经络，无处不到，直达病所，为通经下乳之要药（谚云：穿山甲王不留，妇人食了乳长流。亦言其迅速也）。患病在某处，即用某处之甲。然性猛不可过服。痘疮元气不足不能起发者，不宜服。同乳香、没药、番降香、红曲、山楂、通草、童便，治上部内伤疼痛。

生湖广岭南。肖鲤而有四足，黑色，能陆能水。凡用之，或酥炙、便炙、醋炙，或土炒、蛤粉炒，或烧、或油煎，打碎用，未有生用者。仍以尾甲，乃力胜。

118.清－外科明隐集－何景才－卷二－十三因总论歌

辨郁歌

郁发厥阴少阳经，（此"郁"乃肝胆闷郁之说，非内症湿食痰火气血之"六郁"也。肝为乙木，经属厥阴；胆为甲木，经属少阳。）暴怒久忿累积生。（肝胆多郁怒，久结暴现，患多难愈。）肝木克土脾先败，（脾属土，受木之克则衰。）血不荣筋肿色青。（脾为统血之源，弱则血涩不能荣筋，肿必兼青。）又有思虑伤脾土，木黫坚胀牵引疼。（谋虑伤脾之候，犹比郁结为患更甚。坚肿如岩，牵引筋脉作疼，隐胀难忍者是也。）深结筋骨如石嵌，浅居经脉肿硬棱。（肿深附筋，肿浅伤脉，皆是坚胀棱硬。）日久隐疼食渐减，胁胀中满痃病成。（久则必成疮劳。）石疽乳岩失荣症，结核瘰疬痰郁凝。（概言郁结为患诸因等症之名。）与邪为患表寒现，（郁邪相兼为患，初也附冷增寒，周身拘紧。）并火生速色紫青。（郁症抟染，内毒为患，发速者必青紫。）冶宜养荣平肝木，（凡治郁结之症，首重平肝养血，方称上法。）缓或可愈急焉能。（此言郁结之症，以缓治，莫以急治也。）青筋现露犹可愈，红筋若现命多倾。（郁结谋虑等症，将溃前后，疮傍有青筋、红筋之分。）肿上高低如堆粟，（以上等患，若是气血过败，原肿之上，又有突肿几处高低分界。）或现斑点俱难生。（肿处四傍现露斑点，更难生。）溃后深顽傍坚硬，脓少清稀移污腥。（溃后顽硬，虚邪牢固，脓少清稀，气血衰败，秽污兼腥，真阴已竭。）三分在治七分养，（非是此症易治之说，乃言以上之患，重于加意调摄，故以三分之治相比。）不比别症一类同。（言其恶逆之情，难比别症易治。）

119.清－外科明隐集－何景才－卷二－五－总论歌

《黄帝内经》云：诸疮疼痒，皆属心火。其语乃系止言属阳之诸疮而矣，非将阴疽、瘿瘤、痰肿、郁结、石疽、乳岩等症，概言在内也。今人不精于学，始终不解《内经》之旨，多有将毒火二字认真，不管属阴属阳，无论患之形色，投方便用清降凉消之剂，患者每因被治所害。生阴疽者，命中想必应遭如此之劫数。

120.清－外科明隐集－何景才－卷四－溃后主治诸方

四君四物加减方

四君子汤：人参、茯苓、白术、甘草，治溃后气虚之主方。

四物汤：当归、川芎、杭芍、生地，治溃后血虚之主方。

以上二方并用，名为八珍汤，专治气血两虚。若加黄芪、肉桂，名曰十全大补汤，主治溃后诸虚之总方也。若将十补汤内减去川芎，加陈皮、远志、五味子，治溃后面黄血少之证，名曰人参养荣汤。若将十补汤内减去白术，加陈皮、远志、麦冬，治溃后津液燥耗而作干渴者，名曰内补黄芪汤。

按：溃后疼硬之理，应有辨解详列此后。

方歌：四君参术茯苓草，四物芎归芍地黄。二方并用八珍是，若加芪桂十补汤。荣去芎加陈远味，内去术加远冬良。溃后疼硬当分辨，轻用山甲恐致伤。

按：《金鉴》此歌末句曰：疼甚乳没硬穿皂。其论当有分别。盖溃后作疼者，多因暴怒结郁，而致血伤作疼；或者乳岩、失荣、鼠瘰诸各等逆患，溃后疼甚，治法有此下段之四物加味之托里定痛之方，酌量加减，寻情施治可也。其外又有手足肢指等毒，溃后虽然腐脱以尽，犹有疼痛者，亦不可作溃后论治，仍宜行降破瘀解毒之法，疼或可止。复有阴虚作疼者，更应溃后现象，其疼必系夜疼昼轻为异，治当宜以六味地黄汤，加法用治可也。其次溃后患处肿硬者，若因情结内郁之由，必系坚紫棱胀，治宜顺气和荣解郁之法；若因风寒外伤，患处肿硬，必多木硬色黯，治宜烫洗之方，倍加温热之药，或以附子饼灸法必效。勿可轻用穿山甲，其乃气腥性燥烈发之物，若用治以溃后气虚脾弱之证，必有异变。诸疮溃后，禁忌发物，世所知也，岂可以山甲投治溃后。余论是否，后贤必有考核。

按：诸疮溃后，若是气虚者，必多兼寒，治者宜当以温热之药，随因加治。若溃后脾虚多痰者，宜将四君汤内加陈皮、半夏，名六君子汤。若呕吐不思饮食者，宜再加木香、砂仁，名香砂六君子汤。若胃虚呕逆者，宜加丁香、沉香，以舒逆滞。若脾胃受寒者，宜加肉桂、附子。若脾胃虚泻者，宜加柯子、肉蔻。若滑肠不固者，宜加罂粟壳。若肺弱咳嗽者，宜加陈皮、五味子、麦冬。若兼作渴者，加用干葛。若脾胃虚弱食不运化者，宜加焦三仙。以上皆溃后气虚加法之方也。

121.清－外科明隐集－何景才－卷四－医方

阳和解凝汤

怀熟地（一两），鹿角胶（三钱），白芥子（二钱，炒），麻黄、姜炭（各五分），肉桂、甘草（各一钱）。

方歌：阳和汤治阴顽疽，骨槽流注并鹤膝。乳岩结核石疽证，无名阴疽漫肿异。皮常坚硬色白暗，解凝除邪消痰奇。熟地一两鹿胶三，芥子二钱肉桂一。麻黄姜炭各五分，甘草一钱生用宜。煎服微汗疽消解，红肿阳热莫用之。

此方内鹿角胶，现今物假价贵，（余）每以鹿角霜、当归（各三钱），以代鹿角胶之力。每用亦皆有效。

此方乃王洪绪先生治阴疽之最妙法也。麻黄得熟地而不散，熟地得麻黄而不滞。但系阴疽肿溃，用之皆有神效。

122.清－妇科良方－何梦瑶－乳证

乳岩

乳根结成隐核，如围棋子大，不痛不痒，肉色不变，其人或内热夜热，数年后，方从内溃出，嵌空玲珑，洞窍深陷，有如山岩，故名。由其人中气虚寒，或抑郁不舒，致气血凝滞，宜早服十六味流气饮或逍遥散，外以木香、生地捣饼敷上，热器熨之。鹿角胶一味消岩圣药，隔蒜灸亦佳。不时以青皮、甘草为末，煎浓姜汤调服亦可。宜戒七情厚味，便可消散。若溃后惟宜培补，十全大补汤、八珍汤、归脾汤、人参养荣汤酌用。

123.清－簳山草堂医案－何书田－下卷－乳岩

性情拘执，郁火蒸痰，右乳成块，大如覆杯，脉弦细而数，久恐延为乳岩之候，不易消去也。拟方候外科名家酌之。

羚羊片、冬桑叶、川贝母、郁金、山栀、夏枯草、石决明、牡丹皮、瓜蒌仁、橘络、蒲公英汁。

又方：生香附、冬桑叶、甘菊花、夏枯草、鲜荷叶、鲜首乌、牡丹皮。

七味蒸露代茶，每日服二次。

营虚肝络不和，乳中结核，治以滋肝兼通络化痰法。

制首乌、牡丹皮、瓜蒌仁、川郁金、青皮、茯苓、全当归、石决明、化橘红、白蒺藜、蒲公英。

124.清－经验选秘－胡增彬－卷二－痈疽总论

乳岩

初起乳中生一小块，不痛不痒，症与瘰疬，恶核相若，是阴寒结痰。此因哀哭忧愁，患难惊恐所致。

其初起以犀黄丸每服三钱，酒送；十服全愈，或以阳和汤加土贝母五钱煎服，数日可消。倘误以膏贴药敷，定主日渐肿大，内作一抽之痛，已觉迟治。若皮色变异、难以挽回，勉以阳和汤日服，或以犀黄丸日服，或二药每日早晚轮服，服至自溃。用大蟾六只，每日早晚取蟾，破腹连杂，以蟾身刺孔贴于患口，连贴三日。内服千金托里散，三日后接服犀黄丸，十人之中可救三四，溃后不痛而痒极者，断难挽回。大忌开刀，开则翻花最惨，万无一活，男女皆有此症。

阴疽用膏议

凡患一应色白大小等疽，忌用洞天膏贴，嫩膏敷，用则寒凝愈结。最忌用千捶膏、鲫鱼膏贴。盖此二膏内皆有巴豆、蓖麻，贴则被其提拔助成。每见横痃、乳岩，贴至致命；孕妇贴则堕胎。凡诸疽溃后宜贴阳和解凝膏。

125.清－经验选秘－胡增彬－卷三

阳和汤：治鹤膝风、贴骨疽，及一切阴疽。如治乳癖、乳岩，加土贝五钱。

熟地（一两）、肉桂（二钱，去皮研末）、麻黄（五分）、鹿角胶（三钱）、白芥子（一钱）、姜炭（五分）、生甘草（一钱），煎服。

二陈汤：治流注初起。

橘江（五钱）、半夏（二钱）、白芥子（二钱，炒研）、茯苓（一钱）、生甘草（三分），加阳和丸同煎服。

千金内托汤：治乳岩溃者，并治一切溃烂红痈最效。阴症忌服。

党参（或用人参）、黄芪、防风、官桂、川朴、白芷、川芎、桔梗、当归、生甘草，分两随时斟酌，煎服。

败毒汤：治红肿成痈，初起立消。

花粉、黄芩、连翘、赤芍、银花、归身（各二钱）、生甘草节（一钱），水酒各半煎好，以醒消丸送下立消。唯疔忌用酒煎夺命汤：治一切疔毒，一切痈肿。

银花、金线重楼（即草河车）、黄连、赤芍、泽兰、细辛、僵蚕、蝉蜕、青皮、甘草、羌活、防风、独活，分两随时斟酌，煎服。

犀黄丸：治乳岩横痃，瘰疬痰核，流注肺痈，小肠痈等症。

犀黄（三分）、麝香（钱半）、乳香、没药（各去油，各一两），各研极细末，黄米饭一两，捣烂为丸，忌火烘，晒干，陈酒送下三钱。患生上部临卧服；下部空心服。

小金丹：治一切流注、痰核、瘰疬、乳岩、横痃、贴骨疽、鳝痈头等症。

白胶香、草乌、五灵脂、地龙、木鳖（各一两五钱，为细末）、乳香、没药（各去油）、归身（俱净末，各七钱半）、麝香（三钱）、墨炭（一钱二分，亦各研细末），用糯米粉一两二钱，同上药末糊厚，千捶打融为丸，如芡实大，每料约二百五十粒，临用陈酒送下一丸，醉盖取汗。如流注将溃及溃久者，以十丸均作五日服完，以杜流走不定，可绝增入者。如小儿不能服煎剂，以一丸研碎，酒调服之。但丸内有五灵脂与人参相反，断不可与参剂同日服也。

洞天救苦丹：治一应久烂不堪，并瘰疬、乳痈、乳岩溃烂不堪者。

126.清－古今医彻－怀抱奇－卷之三杂症－乳症

经云：怒则气上，思则气结，上则逆而不下，结则聚而不行。人之气血，贵于条达，则百脉畅遂，经络流通。苟或怫郁，则气阻者血必滞，于是随其经之所属而为痈肿。况乎乳房，阳明胃经所司，常多气多血。乳头，厥阴肝经所属，常多血少气。女子心性偏执善怒者，则发而为痈，沉郁者则渐而成岩。痈之为患，乳房红肿，寒热交作，宜化毒为主，瓜蒌、忍冬之属，可使立已。岩之为病，内结成核，久乃穿溃，宜开郁为要，贝母、远志之类，不容少弛。若男子则间有，不似妇人之习见也。陈氏则云微有异者，女损肝胃，男损肝肾，肝虚血燥，肾虚精怯，血脉不得上行，肝筋无以荣养，遂结痈肿，似亦有见。至既溃之后，气血必耗。惟以归脾、逍遥、人参养荣无间调之。又必患者怡情适志，寄怀潇洒，则毋论痈症可痊，而岩症亦庶几克安矣。倘自恃己性，漫不加省，纵有神丹，亦终无如何也。

乳痈，恶寒发热，乳房红肿，用橘叶散。

乳吹，乳房作胀，枳壳散，乳汁不通，膨闷，王不留行汤。

郁怒伤肝，左乳结核，加味逍遥散，入贝母、金银花、青皮、香附。思虑伤脾，右乳结核，加味归脾汤入贝母、金银花。

乳疖溃后不敛，人参养荣汤、归脾汤，八珍汤调养之。余毒未解，入忍冬花。

乳岩溃后，须前方久服勿辍，调和情性。若郁结不舒者，不治。

橘叶散：金银花、瓜蒌、青皮、当归、皂针、连翘（各一钱）、橘叶（十片）、柴胡（七分）、甘草节（三分），水煎，心思不遂者。加远志贝母。

枳壳散：枳壳、木通、生地、当归、广皮、金银花（各一钱）、甘草（三分）、钩藤（二钱），灯心一握，水煎。

王不留行汤：穿山甲（炒）、麦门冬（去心）、王不留行（炒）、当归、白芍药（酒炒）、熟地黄、茯苓、通草（各一钱）、川芎（五分）、甘草（三分），用猪前蹄煮汁二碗煎药，食远服之。以热木梳梳其乳房，其乳立至。

127.清 – 金匮启钥（妇科）– 黄朝坊 – 卷五 – 乳少论

乳自出、乳疽、妒乳、乳痈、乳岩、乳头小疮

妇人气血溢下为经，蒸上为乳，皆资于冲脉脾胃之所化生也。产妇乳脉不行，分二种，有气血盛而壅闭不行者，有血少气弱，涩而不行者。治法，虚者补之，盛者疏之。补用炼成钟乳，参、归、猪蹄、鲫鱼之属，疏用通草、漏芦、土瓜根之类。若少年初产无乳，此必有风热之滞，须清利之药。即上云气血盛而壅闭之证也。累经产而无乳者，须服滋养之药以动之。即上云气弱不行之证也。是故气血弱而乳少，以十全大补合猪蹄汤，或兼身体壮热头昏，乳房胀满，大便涩滞，可投玉露散。因怒动肝胆之火，乳肿汁少，加味逍遥散合涌泉散。体肥痰壅，乳阻不来，经脉凝滞，乳肿胀，六君子合漏芦汤。传云乳汁勿令置于地下，虫蚁食之，令乳无汁，即乳盈溢泼东壁上佳。（自由）有产后乳汁自出者，此体虚所致也。若乳多而热满急痛，以温帛熨之。《产宝》有是论，却无方治。若遇此证，但以漏芦散亦可。终不如大补血之为的也。如气血俱虚，十全大补汤。肝经血热，加味逍遥散。肝经怒火，四物加参、术、柴、栀。肝脾郁怒，加味归脾汤。有未产之前，乳汁自出者，谓之乳泣，生子多不育。经书虽未论治，总属亏损，莫能统摄，当以补药止之，治方参上略同。（乳疽）有乳疽者，因儿吃奶时，儿忽自睡，呼气不通，乳不能泄，蓄积在内，遂成肿硬，壅闭乳道，伤结疼痛。亦有不痒不痛，肿硬如石，肿久成痈，此宜速服皂角散、栝蒌散，外以手揉散及以天南星末敷之。（妒乳）有名妒乳者，因新产后，儿未能饮，致乳不泄，而乳胀甚。捏其汁不尽，使乳蓄与血气相搏，即壮热大渴。初觉，便以手捏去其汁，更以傍人助吮引之，或服瓜粉散、连翘汤或将麦芽二三两炒热，水煎服立消。倘不速治，轻则为妒乳，重则为乳痈。虽有专门，不可不知。（乳疮）有乳头生小热疮者，搔之则黄汁出，治宜以赤龙皮汤或天麻汤洗之。敷以芩漏散或黄连胡粉膏涂之。（乳痈）有乳痈者，因胆胃二经，热毒血壅，赤肿疼痛而成也。其证发热恶寒，头痛，口渴，治宜人参败毒散或神效瓜蒌散或加味逍遥散，服之均可使其自消，或成脓，脓尽自愈。若脓清脉大者，多致不起。（乳岩）又有名乳岩者，多因肝脾郁怒，乳房内结小核，肉色如常，内热而肌体渐瘦，月经不调，多服加味逍遥散，佐服神效瓜蒌散，或服加味归脾汤，久调可消。连翘金贝散亦可用之。若溃出清水，肉溃如岩，苟能大补气血，参、芪、当归、熟地等药，重投数月，或者十可一生，不然，徒破毒攻伐之药，则益促其亡，令人抚膺而长叹也，医者慎之。

证治歌

妇人气血上为乳，生从冲脉脾胃府。乳少气血分盛衰，盛者宜疏虚宜补。补宜（炼成）钟乳及参归，鲫与猪蹄堪类举。流用通草及漏芦，根取土瓜宜连茹。初产血盛乳或无，风热滞宜清利主。累产无乳气血虚，药宜滋养儿堪哺。气血虚弱猪蹄汤，十全大补（汤）亦宜与。身体壮热并头昏，乳房胀满玉露（散）溥。乳肿原因怒动肝，加味逍遥（散）涌泉（散）煮。肥人痰滞乳不来，六君（子汤合）漏芦（汤）功最普。更有体虚乳自流，勿与肥人同日语。乳多热满急痛疼，温帛熨之桴应鼓。漏芦散好亦堪投，大补气血更为愈。肝经血热用（加味）逍遥（散），肝脾郁怒归脾（汤）辅。怒损肝经四物汤，参术柴栀皆同轨。未产乳流总属虚，惟投补剂自和煦。哺儿儿睡气不通，痛兼肿硬难宁处。或硬如石痒痛无，久则成痈儿推抚。均用手揉涂南星（末），服宜皂角（散）栝蒌（散）予。更有新产妒乳名，儿未能饮致胀苦。轻则为妒（乳）或为吹（乳），重为乳痈病靡盛。即宜捏出服连翘，瓜粉（散）麦芽（炒）功可许。乳头生疮汁出黄，洗用天麻（汤）赤龙（皮汤）水，敷用黄连胡粉膏，或以芩漏（散）宜捣杵。痈由胆胃热毒成，口干寒热头痛妇。人参败毒（散）或（加味）逍遥（散），神效瓜蒌（散）解纲苦。肝脾郁怒成乳岩，小核内生肉不腐。内热肌肤渐瘦羸，月水不调谁怜汝。仍宜瓜蒌（散）与逍遥（散），（连翘）金贝（散）归脾（汤）均受补。痈溃如岩水出清，大补气血为先矩。重投熟地及参归，犹或生肌看栩栩。破毒攻伐速其亡，所愿医人宜则古。

脉

六脉沉细无力，为血少气弱，为虚。六脉洪实长滑，为气血盛壅，属实。浮洪而数，风热之闭。沉细而滑，痰壅之征。怒动肝火者，肝脉弦细而长。经脉凝滞者，经脉迟涩而濡。此乳少之切法，其他乳自出病、乳疽及妒乳、疮痈等病，详验其症类，参之脉，可无惧焉。

128.清－寿身小补家藏－黄兑楣－卷之五－乳痈乳岩两证（指方）

乳痈者，即肿胀日久不消而成也，先仍以二四十连翘金贝煎多服数剂，再以四九加减人参败毒散服之，或用百九三薛氏加味逍遥散，均宜。倘过用苦寒之药，日久溃后不敛，浓清脉浮则难治矣，此治乳痈之大法也。

若产后因郁怒伤肝，乳内结核，坚硬疼痛，肉色如故，故名曰乳岩。致令五心发热，肢体倦瘦，面无血色，若渐久渐大，内溃深洞，终为难治，宜用四五扶脾养元法，或用又八人参养营汤，可延岁月，若用消耗，危始速矣。每有孕妇亦有此证，名曰内吹。凡用药亦如之，然不可用牛膝、瞿麦等药，以犯其胎。

乳岩初起，内结小核，不赤不痛，渐大而溃，形如熟榴，内溃深洞，此脾肺郁结，气血亏损，最为难治。初起用加味逍遥散、加味归脾汤，二方并服，亦可内消。及其病势既成，虽有卢扁，亦难为力。

乳卸者，乳头拖下一二尺，此肝经风热发泄，用小柴胡汤加羌、防主之，蓖麻子四十九粒，麝香一分，研涂顶心，俟乳头收上，即洗去。

129.清－笔花医镜－江涵暾－卷四女科证治－肝气

肝气者，妇女之本病。妇女以血为主，血足则盈而木气盛，血亏则热而木气亢，木盛木亢，皆易生怒，故肝气唯妇女为易动焉。然怒气泄则肝血必大伤，怒气郁则肝血又暗损。怒者，血之贼也。其结气在本位者，为左胁痛；移邪于肺者，右胁亦痛；气上逆者，头痛目痛，胃脘痛；气旁散而下注者，手足筋脉拘挛，腹痛、小腹痛，瘕疬、乳岩、阴肿、阴痒、阴挺诸症。其变病也不一，随症而治之。

左胁痛，肝气不和，柴胡疏肝散，若七情郁结，用逍遥散、解恨煎；右胁痛，用推气散，如肝燥而皮泡胀痛者，瓜蒌散；头痛者，痛或连眉棱骨眼眶，逍遥散主之；目痛者，蒺藜汤加柴胡、山栀；胃脘痛者，沉香降气散、柴胡疏肝散并主之；手足筋脉拘挛者，肝气热也，五痿汤加黄芩、丹皮；腹痛者，木乘土也，芍药甘草汤主之；小腹痛者，疝瘕之气，橘核丸主之；瘰疬者，血燥有火也，消瘰丸散之，兼服逍遥散；乳岩者，逍遥散、归脾汤二方间服；阴肿、阴痒、阴挺诸症，逍遥散主之，甚则龙胆泻肝汤。

治妇人乳岩方：用蒲公英、金银花二味等分，用无灰好酒煎，尽量饮，数次全愈。

130.清－医宗说约－蒋示吉－卷之四－女科乳疾

阳明胃经主乳房，厥阴肝经乳头生，醇酒厚味兼愤怒，胃肝火动痈疽妨。坚硬如石名石乳，婆娑多口乳发方，吹乳发于乳嘴上，乳漏之症生兜囊，不痛不痒如桃核，乳岩溃后病难当。有子吹乳外吹症，儿口热毒吹乳病，急须消散易为功，因循溃后医难应。软温饮子是煎方，总治乳疾能接命，柴胡赤芍并木通，黄芩瓜蒌青皮顺，甘草桔梗共当归，乳香没药山甲进，广胶三钱酒水煎，痛甚角刺橘叶渗，托里黄芪及防风，解毒银花（连）翘贝（母）顺。

示吉曰：乳症，消散为易，溃后收敛为难。盖其形内悬垂而血易满也。然乳疖为轻，石乳、乳发为重；乳痈溃日，尤可望愈；乳岩一溃，不可救矣。胎前乳疖为内吹，产后乳疖为外吹。外吹若溃，乳至即脓，最难收口。初起乳汁不通，结核肿痛，速宜揉散，或忍痛吮出恶汁，或用木梳频刮乳房，乳汁一通，核自消散。倘不愈，急用葱捣成饼，摊乳上一指厚，用灰火一罐覆之，须臾汗出肿消，内服瓜蒌散亦妙。

黄瓜蒌（子多者，一个）、当归、甘草（各五钱）、乳香、没药（另研。各一钱）水、酒煎服。若结核、乳岩，兼用八珍汤。加青皮、柴胡、麝香少许，尤妙。

秘方，治吹乳，乳汁不行，猪牙皂（炒黑）、蛤粉等分，为末，每服一钱，陈酒送下。

乳上湿疮痛痒，用蚌壳（煅末），和轻粉、冰片研匀，金银花汤调搽。

乳头开花，以寒水石（研末），和冰片、白荠粉，水调搽之。

乳内有块防成乳岩：每日用山慈姑（一钱），胡桃肉（三枚），酒服，以散为度。

乳痈串烂，洞见内腑，年久不愈者，取摇船之橹上首手捏之处旧藤箍，剪下，以阴阳瓦上煅末，日日掺之，或香油敷。

满头黄泡疮，白螺壳（煅）、橄榄核（煅）、寒水石、冰片干渗，或麻油搽，并治痘毒。

乳痈乳岩：黄瓜蒌大者（一个，去皮，焙为末。子多者有力），甘草（生用）、当归（酒浸，焙，各五钱），乳香、没药（另研，各二钱半），为末，酒三升，入瓦罐内，慢火熬一升半，分三服。食后良久服之，乳岩可以绝根，名瓜蒌神效散。

乳痈初起神效。用黄瓜蒌（一个，去皮，焙研）、甘草（五钱）、没药（二钱半），或加当归、白芷、乳香。用酒二碗，煎一碗，分两服，即愈。凡此大忌刀针。

乳岩初起，急用葱白（寸许），半夏（一枚），打烂为丸芡实大，绵裹。如患左乳塞右鼻，患右乳塞左鼻，二宿而消。

山豆根（二十七）：专泻心火，则金肺无然；兼消诸毒，则热痛可缓。治乳岩，解中蛊，该五般急黄，可以量治；杀虫癣，副蛇伤，独喉风邪牙痛，尤属擅长。

131.清－药镜－蒋仪－拾遗赋

乳岩

乳根结成隐核，如大棋子，不痛不痒，肉色不变。其人内热夜热，五心烦热，皆由忧怒郁闷，朝夕积累，肝气横逆，脾气消阻而然。积数年后方成疮陷，以其疮形嵌凹，似岩穴之状，故名岩，然至此则不可治矣。须于初起时即知其为肝脾亏损而成，勿用攻伐之药，加味逍遥、归脾、益气养荣三汤酌用。鹿角胶一味，消岩圣药。隔蒜灸亦可愈。

《本草经疏》忌宜

乳岩、乳痈、内外吹，忌（补气、升、辛温燥酸敛）。宜（散结气、和肝、凉血、活血、清热解毒）。贝母、橘叶、连翘、花粉、山慈菇、山豆根、紫花地丁、黄连、甘草、柴胡、白芷、橘皮、牡鼠粪、乳香、没药、漏芦、夏枯草、金银花、瓜蒌仁、头垢、人爪、鲮鲤甲、半枝莲、茜根。

乳岩：郁闷则脾气阻、肝气逆，遂成隐核，不痛不痒，一二载始溃，或五六年后方见外肿紫黑，内渐溃烂，亦有数载方溃而陷下者，皆曰乳岩，最难治疗。

132.清－订正医圣全集－李缵文－保寿经针线拾遗－乳针线无

乳痈乳岩

乳痈则因儿口气所吹，壅结胀痛，肉色赤肿，发热烦渴，憎寒头痛，治之亦易。惟乳岩之症，初起结小核于内，肉色如常，速宜服消散之药。若积久渐大，内溃深洞，最为难疗。服补方尚可以延岁月，切忌开刀，开刀则翻花必死，用药咬破者亦同。

乳岩列方

加味阳和汤（热补）：治乳岩初起，日久亦宜，此乃阴症圣药。须间日服二陈汤。

熟地（八钱）、肉桂（去皮，另炖，六分）、泡姜（五分）、真鹿胶（炒珠，三钱）、麻黄（四分）、甘草（炙，一钱），水煎服，服后饮好酒一二杯。谨戒房事，服至病愈为止。泡姜、肉桂，看症任加，制附子亦宜。

加味逍遥散（热补）：治乳岩。

白术（净，二钱）、当归（三钱）、白芍（酒炒）、香附（杵）、柴胡（各一钱五分）、泡姜、茯苓（各一钱）、炙草（七分）。

133.清–勉学堂针灸集成–廖润鸿–勉学堂针灸集成卷二–乳肿

乳痈：足临泣、神门、太溪、下三里、内关、膈俞、骑竹马穴各七壮。

奶岩：年四十以前犹可治，年四十以后则难治。是早年寡妇及无产女患此则死。

134.清–类证治裁–林佩琴–卷之八–乳症

乳症论治

乳症多主肝胃心脾，以乳头属肝经，乳房属胃经，而心脾郁结，多见乳核、乳岩诸症。乳痈焮肿色红，属阳，类由热毒，妇女有之，脓溃易愈。乳岩结核色白，属阴，类由凝痰，男妇皆有，惟孀孤为多，一溃难治。且患乳有儿吮乳易愈，无儿吮乳难痊。其沥核等，日久转囊穿破，洞见肺腑，损极不复，难以挽回。而乳岩尤为根坚难削，有历数年而后痛，历十数年而后溃者，痛已救迟，溃即不治。须多服（归脾、养荣）诸汤。切忌攻坚解毒，致伤元气，以速其亡。

乳内结小核一粒如豆，不红不痛，内热体倦，月事不调，名乳岩。急早调治，若年久渐大，肿坚如石，时作抽痛，数年溃腐，如巉岩深洞，血水淋沥者，不治。溃后大如覆碗，不痛而痒极者，内生蛆虫也。症因忧思郁结，亏损肝脾气血而成。初起小核，（用生蟹壳爪数十枚，砂锅内焙，研末酒下，再用归、陈、枳、贝、翘、姜、白芷、甘草节，煎服数十剂，勿间。）可消。（蟹爪灰与煎剂间服，曾经验过。）若未消，（内服益气养荣汤，外以木香饼熨之。）阴虚晡热，（加味逍遥散去焦术，加熟地。）寒热抽痛，（归脾汤。）元气削弱，（大剂人参煎服）可消。若用攻坚解毒，必致溃败不救。（凡溃后，最忌乳没等药。）

何氏，左乳结核，经六七载，溃后深洞如碗，是名乳岩。由脾肝郁结，气血失畅。结核渐大，溃则巉岩深陷可畏。一僧犹用乳、没破耗气血。不知年衰茹素，日夕抽痛，脓水清稀，营卫日亏，毒娈由化，恐三伏难延矣。峻补气血，托里滋液。患口虽难遽敛，尚冀痛势略定，迁延岁月耳。八珍汤去炒术，加生芪、五味、麦冬、大贝，数服脓稠痛缓。入夏延秋，患内作痒者肉腐蛆生。（以乌梅肉腊雪水浸，雄黄末，鸡羽蘸抹。）其弟妇张氏，并系早孀，亦患乳核，二十余年未溃，坚大如胡桃，劳则抽痛，脉来沉缓。症属郁损心脾，用归脾汤加香附汁、炒熟地、牡蛎粉、大贝、忍冬藤，数十服而核渐软。

135.清－类证治裁－林佩琴－卷之三－郁症

郁症论治

凡病无不起于郁者，如气运之乖和也，则五郁之病生。经言木郁达之，（宜吐。）火郁发之，（升散。）土郁夺之，（攻下。）金郁泄之，（解表利小便。）水郁折之，（制其冲逆。）此论胜复之变。情志之怫抑也，则六郁之病作。经言忧惕思虑则伤神，忧愁不解则伤意，悲哀动中则伤魂，喜乐无极则伤魄，盛怒不止则伤志，恐惧不解则伤精。此论气血之损。又言尝贵后贱，虽不中邪，病从内生，名曰脱营。尝富后贫，名曰失精，以及病发心脾，不得隐曲，思想无穷，所愿不得，皆情志之郁也。夫六气外来之郁，多伤经腑，如寒火湿热痰食，皆可以消散解。若思忧悲惊怒恐之郁伤气血，多损脏阴，可徒以消散治乎！七情内起之郁，始而伤气，继必及血，终乃成劳，主治宜苦辛凉润宣通。（苦能泄热，辛能理气，凉润能濡燥，宣通能解结，用剂必气味相投，乃可取效。）以郁为燥邪，必肺气失宣，不能升降。中气日结，不能运纳，至血液日涸，肌消骨蒸，经闭失调，乳岩项疬，而郁劳之症成，不止血嗽气膈，狂癫失志而已。今分条列治，如思郁伤脾，气结，（宜郁金、贝母、当归、柏子仁、桔梗、木香汁。）思郁伤神，精滑，（神伤必不摄肾，故遗精淋浊，固阴煎。）思郁伤肝，潮热，（逍遥散。）思郁伤心脾，失血，（归脾汤去白术，加白芍。）忧郁伤肺，气阻，（杏仁、栝蒌皮、郁金、枳壳、枇杷叶、竹沥、姜汁、半夏。）忧郁伤中食少，（七福饮去熟地，加砂仁。）悲忧脏躁欲泣，（甘麦大枣汤。）惊郁胆怯欲迷，（人参、枣仁、茯神、龙骨、石菖蒲、南枣、小麦。）惊郁神乱欲狂，（清心温胆汤。）怒郁肝伤气逆，（解肝煎。）怒郁火升动血，（化肝煎。）恐郁阳消精怯，（八味丸加减，或鹿角胶酒化服。）诸郁久，风阳内生，眩悸咽痛，（宜阿胶、生地、石斛、茯神、牡蛎、白芍、麦冬、甘草。）气郁脉沉而涩，（七气汤。）血郁脉涩而芤，（四物化郁汤。）气郁生涎心悸，（温胆汤。）血郁络伤胁痛，（金铃子散加桃仁、归须、郁金、降真香。）肺脾郁，营损肌瘦，（养营汤去桂心，减熟地黄。）心脾郁，怔忡崩漏，（归脾汤。）肝胆郁，（血燥结核，加味逍遥散。若嘈杂吞酸，逍遥合佐金汤。）脾胃郁，气噎哕呃，（金匮麦门冬汤加竹茹、丁香。）三焦郁，口干不食，（栀子仁姜汁浸炒黑研细，以人参、麦冬、乌梅煎汤服。）若夫六气之火郁，散之，（火郁汤。）寒郁成热，泻之，（羚羊角、山栀、生白芍、丹皮、川黄连、川石斛。）湿郁除之，（除湿汤、平胃散。）痰郁涤之，（润下丸，或二陈汤加海石、栝蒌、贝母、竹沥。）食郁消之，（保和丸。）通治诸郁，（用越鞠丸、六郁汤加法。）阴阳壅滞，气不升降，（沉香降气散。）妇人咽中如有炙脔，咯不出，咽不下，（半夏厚朴汤。）凡怀抱不舒，遭遇不遂，以及怨旷积想在心，莫能排解，种种郁悒，各推其原以治之。然以情病者，当以理遣以命安。若不能怡情放怀，至积郁成劳，草本无能为挽矣，岂可借合欢捐忿，萱草忘忧也哉！

乳头生小浅热疮，搔之黄汁出，浸淫渐大，百疗不瘥，动经年月，名为妬乳。若感外受之邪与气血相搏，即壮热大渴引饮，牢强掣痛，手不近是也。若夫不得于舅姑，忧怒郁遏，时日累积，脾气清汩肝气横逆，遂成隐核如鳖棋子，不痛不痒，十数年后方为疮陷，名曰乳岩（仲圭曰：本病若在未成溃疡以前，以香附饼治之良效。方用香附细末一两，麝香二分，研匀，以蒲公英二两，酒煎去渣，以酒调药，乘热敷患处，日数次。如已成溃疡者，应受外科之治疗，特本症之病原既由肝脾抑郁而起，则怡情悦情又为至要。汤剂以逍遥散与归脾汤间服。至于性情如何怡悦，则莫如披阅内典，以了解人生观为上策）。

136.清－本草害利－凌奂－肝部药队［凉肝次将］

夏枯草

［害］久服亦伤胃家。

［利］辛苦微寒，缓肝火，解内热，散结气，治瘰疬、鼠瘘、瘿瘤、乳痈、乳岩，目珠夜痛，能散厥阴之郁火故也。土瓜为使，伏汞砂。

［修治］此草夏至后即枯，四月采，晒干用。

137.清－饲鹤亭集方－凌奂－外科

内消瘰疬丸

治男妇忧思郁怒，积于肝胃两经，致生瘰疬乳岩诸毒。此丸能开郁清热，消肿涤痰。

元参、连翘、当归、制军、花粉（各三两）、生地、海石粉（各四两）、薄荷、白蔹、川贝（各二两）、朴消、青盐、生甘草（各一两）、夏枯草（四两）。

煎汤泛丸。每服四五钱，开水送下。

瘰疬疏肝丸

缪仲淳治忧思郁怒，气积于肝胃两经，而成瘰疬乳岩等症。是方解郁结，清血热，涤痰火，消肿毒。

昆布（四两）、海石、川贝、牡蛎（各二两）、天葵子（五钱）。

共细末，夏枯草汤法丸。

小金丹

专治瘰疬痰核，乳岩，横痃流注等症。未成即消，已成即溃。并杜流走窜生之患。

麝香（三钱）、墨炭（一钱五分）、乳香、没药、归身（各七钱五分）、草乌、木鳖、白胶香、地龙、五灵脂（各一两五钱）。

共末，曲糊丸，每丸湿重五分，辰砂为衣。每服一丸，早晚温酒送服，被盖出汗为度。

138.清－济阴宝筏－刘常蜚－方论下卷－疏肝清胃丸

夏枯草、蒲公英、金银花、漏芦、橘叶、甘菊、鼹鼠粪、紫花地丁、贝母、连翘、白芷、山慈菇、瓜蒌实、炙甘草、广陈皮、茜根、乳香、没药。

上法制，等分为末，另用夏枯草煎膏为丸，每服五钱，开水送。

王晋三曰：乳岩发于乳中，按《胃经循乳穴歌》云：乳中正在乳头心，次有乳根出乳下。又《肝经循乳穴歌》云：循本经之章门，至期门之所，挟胃属肝。故前贤皆以忧思郁怒，积气于肝胃两经，而成乳岩。第方书治法虽多，不失之峻补，则失之峻攻，惟仲醇制疏肝清胃丸虽平淡无奇，却有深中肯綮之妙。夏枯草入厥阴，解郁热，散结气。蒲公英一名黄花地丁，入阳明，散热毒，消痈肿，二味为君。金银花入阳明，散热消乳肿，甘菊清风热，益肝阴，鼠粪入阴解热，紫花地丁透乳消肿，茜根行血通经，贝母开郁结，消乳痈。凡此六者，皆入肝经。连翘清客热，消肿毒，白芷散血热，攻乳癖，山慈菇攻毒散结，瓜蒌实降火涤痰，甘草和胃消痛，陈皮和胃破结。凡此六者，皆入胃经。共十二味为佐。乳香活血，没药散血，皆能止痛消肿，二味为使。再复以夏枯草煎膏为丸者，其义重在通阳化阴，流通血脉，乳癖自散。实遵经言肝欲散、胃喜通之旨。较之世人以乳痛为实，乳岩为虚，泥于参、术以滞其气者，其用意远矣。

139.清－济阴宝筏－刘常棐－卷十六疮疡门－乳痈乳岩

经云：乳头属足厥阴肝经，乳房属足阳明胃经。若乳房忽壅肿痛，结核色赤，数日之外，焮痛胀溃，稠脓涌出，脓尽而愈，此属胆胃热毒气血壅滞，名曰乳痈，为易治。若初起内结小核，或如鳖棋子，不赤不痛，积之岁月渐大，巉岩崩破，如熟榴，或内溃深洞，血水滴沥，此属肝脾郁怒气血亏损，名曰乳岩，为难疗。治法，焮痛寒热，宜发表散邪。肿焮痛甚，宜疏肝清胃。或不作脓，脓成不溃，宜用托里。或肌肉不生，脓水清稀，宜补脾胃。或脓出反痛，恶寒发热，宜补气血。慎不可用克伐之剂，复伤脾胃也。乳岩初患，用益气养荣汤、加味逍遥散、加味归脾，可以内消。若用行气破血之剂，则速亡。

附治验

《薛案》：妇人久郁，右乳内肿硬。此肝经血症也，用八珍加远志、贝母、柴胡、青皮及隔蒜灸，兼神效瓜蒌散，两月余而痊。

妇人因怒，左乳作痛发热，因表散太过，肿热殊甚。用益气养荣汤数剂，热止脓成。因不即针，益肿胀热渴。针之脓大泄，仍服前汤，月余而痊。

妇人脓成胀痛，余欲针之，不从，至数日，针出败脓三四碗许，虚症蜂起，几至危殆，用大补之剂，两月余始瘥。

妇人左乳内肿如桃，不痛不赤，发热渐瘦。此肝脾郁怒也，用八珍汤加香附、远志、青皮、柴胡百余剂，又兼神效瓜蒌散三十余剂，脓溃而愈。

妇人禀实性躁，怀抱久郁，左乳内结一核，按之微痛。此皆气血郁滞，以连翘饮十余剂少退。更以八珍加青皮、香附、桔梗、贝母，二十余剂而愈。

妇人右乳内结三核，年余不消，朝寒暮热，饮食不甘。此肝脾气血亏损，内服益气养荣汤，外以木香饼熨之，年余血气复而消。

神效瓜蒌散：治乳痈及一切痈疽初起，肿痛即消，脓成即出，脓出即愈。

瓜蒌（一个，烂研）、生粉草、当归（酒洗，半两）、乳香、没药（一钱）。用酒煎服，良久再服。若肝经血虚结核而不消，佐以四物、柴胡、升麻、白术、茯苓、甘草。若肝脾气血虚弱，以四君、芎、归、柴胡、升麻。若忧郁伤脾气血亏损，佐以归脾汤。

玉露散：治产后乳脉不行，或身体壮热，头目昏痛，大便涩滞等症。

人参、白茯苓、桔梗（炒）、川芎、白芷、当归、芍药（一钱）、甘草（五分），水煎服。

140.清－医学集成－刘仕廉－卷三－乳证

治妇人乳肿方

蒲公英、泽兰叶、金银花、白芷、木瓜、生甘草，以上各三钱，末之，每服二钱，水酒各一盏，煎服，出汗即消。

又治乳岩（此病先因乳中一粒大如豆，渐大如鸡子，七八年后方破，破则不可治矣，急宜服此）

生蟹壳，砂锅内焙焦为末，每服二钱，酒调下，须日日服之。

木郁不达，乳房结核坚硬，胸胁气撑，腰脊疼痛。气血两亏，郁结不解，论其内证，即属郁劳；论其外证，便是乳岩，皆为难治。

党参、香附、川贝、当归、白芍、青皮、橘核、狗脊、杜仲、砂仁。

诒按：论病简洁老当。

乳房结核坚硬，虽皮色不红，而推之松动。此非乳痰，仍属乳痈，肝郁所致。身微寒热，防滋蔓难治。

柴胡（盐水炒）、当归、白芍、黑栀、川贝、香附、瓜蒌皮。

另：金针菜（炙脆，三钱）、皂荚子（炙，三钱）、射干（炙，三钱），研末，分三服，饮酒者酒下，否则砂仁汤亦可。

诒按：煎方用逍遥散，亦通套方也。好在有末药以佐之。

再诊：乳痈已溃，寒热亦止。第余块未化，惟和其气血，调其郁结而已。

当归、白芍、香附、川贝、远志、砂仁、丹参。

肝郁结成乳痰，延及旬月，坚中带软，顶色转红，势将穿溃。溃后见脓乃吉，若血多脓少，非所宜也。

川楝子、当归、青皮、白芍、橘红、川贝、香附、茯苓、砂仁。

再诊：乳痰穿破，有血无脓。乃气虚不能引血化腐为脓也。防变乳岩，不易收功。

党参、归身、白芍、茯神、枣仁、川贝、香附、陈皮、牡蛎、砂仁、甘草、橘叶。

诒按：此等郁痰证，须正气不亏，更能旷怀自遣，乃可医治，二者缺一，不可治也。

冰

时珍曰：冰者，太阴之精，水极似土，变柔为刚，所谓物极反兼化也。《周礼》：凌人掌冰，以供祭祀宾客。《左传》：古者日在北陆而藏冰，西陆朝觌而出之。其藏之也，深山穷谷，涸阴沍寒，其用之也，禄位宾客丧祭，今人冬月藏冰于窖，叠之以盐，是也。藏器曰：去热烦，熨人乳石发热肿。吴瑞曰：解烦渴，消暑毒。时珍曰：伤寒阳毒热盛昏迷者，以冰一块置于膻中良，亦解烧酒毒。藏器曰：夏暑盛热，食冰，应与气候相反，便作宜人，诚恐入腹，冷热相激，却致诸疾也。《食谱》云：凡夏用冰，止可隐映饮食，令气凉尔，不可食之。虽当时暂快，久皆成疾也。

141.清 – 溪单方选 – 陆锦燧 – 卷上 – 乳门

吹乳肿痛：瓜蒌一个，乳香二钱。酒煎服。外用南星为末，温水调敷。

乳吹：橘皮一两，甘草一钱。煎服。

又方：穿山甲三片，橘红二钱。水煎，和酒服。

又方：砂仁五分，冬葵子八分。研末。以蒲公英五钱、瓜蒌仁三钱，水煎，和酒服。

又方：甘菊花根、叶。杵烂，酒酿冲服。渣敷患处，效。

乳吹成痈：鲜蟹一只。捣烂，醇酒烫热冲服。

又方：橘红（面炒令黄，研末）二钱，加麝香二厘。酒下。

又方：端午粽箬。烧灰。酒服二钱，效。

乳痈初起：大熟瓜蒌一枚。捣，白酒一斗，煮取四升，温服一升，日三服。

女人乳痈，初起肿痛，未成脓者：蒲公英（连根叶）二两。捣烂取汁，忍冬藤煎浓汤，入少酒，和汁服。

乳痈：葱白捣，绞汁服，或橘核煎服。

又方：贝母二钱。研末。酒调服，令儿吮之。

又方：金针菜、皂荚子、射干各三钱。共炙，研末。分三服，砂仁汤下。

乳痈肿痛：紫苏汤频饮，渣滓封患处。

乳痈已成：胡桃。隔瓦上焙，研末。红糖调匀，温酒每送三钱。

又方：槐花五七朵。酒煎服，即以花瓣摘散，贴患处。

乳癖：白芷、雄鼠粪等分。曝干，为末。好酒调服，必多饮，取一醺睡而愈。

又方：陈皮。炒，末，黑糖调服三钱，七日愈。或橘叶煎服。

又方：蒲公英一两，银花二两。酒、水各一碗，煎半，加酒一小杯服。

乳疬：梳垢。丸梧子大。五枚，豆腐皮包，酒下。

乳结：百药煎。研末。每三钱，酒一盏煎服。

乳岩，先乳中一粒，大如豆，渐大如鸡子，七八年后方破，则不可治。急服生蟹壳数十枚，砂锅内焙焦为末。每服二钱，好酒调服，勿间断。

又方：陈年老南瓜蒂。烧炭。无灰酒冲服。外再用麻油调炭涂。

又方：土贝母五钱。煎服。

乳起结核，久之成岩，初起不痛疼，最恶之症。日用山慈菇一钱，胡桃三枚。捣，酒送服。

乳岩已破者：土贝母五钱，胡桃隔、银花、连翘各三钱。酒、水煎服。

又方：溃烂已久者。用雄鼠粪（经霜）、土楝子、露蜂房各三钱。俱煅存性，各取净末，和匀。每服三钱，酒下，间二日一服，即止痛收口。

妇人乳毒：败龟板一枚。烧，研。酒服。

乳塞不通而皮痈，名妒乳。雄鼠屎二十一粒。豆腐皮包，酒吞下，日三服。

乳塞：丝瓜（连子，煅）。酒服三钱，被覆取汗即通。

又方：莴苣子、糯米各一合。研细，水一碗，入甘草末三分，搅匀，煎，频呷。

无乳：黄芪五钱，七星猪蹄一只。煮烂食。

又方：赤砂糖煮豆腐，以醇酒下。

又方：羊肉二斤，黄芪八两，干地黄、归身、川断各四两，牛膝二两。同煮绞浓汁，入蜜四两，熬如饴，每温酒服一匙。

又方：母猪蹄一对。通草同煮食，并饮汁。

又方：莴苣三枚。研成泥，调服。

乳汁不下：鲤鱼，作羹食之。

又方：丝瓜（连子）。烧，研末。酒服三钱，被覆取汗。

又方：赤小豆。煮汁饮，或煮粥食。

通乳消胀：豌豆。煮食。

吹乳不通：雄猪前脚爪一个，鬼馒首二个。并煮食之，一日即通，虽无子女，人食之亦有乳。

妇人乳少：芝麻。炒，研，入盐少许食。

又方：穿山甲末。米泔调服。

无子食乳，乳不消，发热恶寒：大麦蘖二两。炒，为末。每服五钱，白汤下。

两乳细小下垂，痛甚，名乳悬。川芎、当归各二斤。煎服半斤，余烧烟熏口鼻。

142.清－本草二十四品－陆懋修－消痈敛痔卷二十四－夏枯草

苦、辛，微寒。入肝。钱半、三钱。

散结消瘿，明目。专治瘰疬瘤、乳痈乳岩。缓肝火，解内热，治目珠夜痛。（用苦寒药点之反甚者，取效如神。）又能散肝之郁火，治失血后不寐，不宜半夏者代以夏枯草，饮之，其寐立至。阳得阴以化，则阳入阴中而得卧也。

久服伤胃。

143.清－文集－陆懋修－卷十二·文十二－合论珠黄散、苏合香丸、至宝丹、紫雪丹

海宁许辛木部曹樨精医理，尤长于外科，所制膏丹，必购求良药，亲自研炼，拯治危症甚多。尝言瘰疬一症，服药最难见效，外治亦鲜良方。《王氏全生集》消核膏，曾试用之，蕴热重者，转至红肿，盖药品多毒烈也。因以控涎丹为主，加入麻黄煎成膏药，普施甚效。故友汤绪云：又加入数味，嗣后求者踵至。不独瘰疬，凡痰核乳岩贴之，初起即消，久者纵不能消，亦不再大。妙在并无斑蝥、蜈蚣、全蝎等毒药，虽好肉贴之无损。石门某医之女，颈生瘰疬十余年，自为医治不效，且有溃者。闻部曹有自制消核膏，浼人求索，令未溃者贴此膏，已溃者贴阳和解凝膏（见《全生集》），掺以九一丹。每次索膏必数十张，如是数月，未溃者消，已溃者敛，遂不复发，今嫁人有子女矣。此方治愈者众，其药用制甘遂（二两）、红芽大戟（三两）、白芥子（八钱）、麻黄（四钱）、生南星（一两六钱）、直天虫（一两六钱）、朴硝（一两六钱）、藤黄（一两六钱）、姜半夏（一两六钱）。九一丹：用降药九分，生石膏一分。

刺蒺藜（味苦、微辛，微温，入肺、脾、肾三经。酒炒，去刺）：治虚劳腰痛，

遗尿泄精（苦温补肾之功）。泻肺气而散肝风，除目赤翳膜（肝以散为补，凡补肝药皆能明目），疗白癜瘙痒，破癥结积聚（辛以散之），疗肺痈、乳岩、湿疮（能消风解毒）。妊妇忌用。

夏枯草（味苦、辛，性微寒，入肝经）：禀纯阳之气（冬至生，夏至枯），补肝血，缓肝火，治瘰疬、瘿瘤、鼠瘘（辛散结也），疗目珠夜痛如神（目眦白珠属阳，故昼痛，点凉药则效；黑珠属阴，点凉药则剧。用夏枯草纯阳之品而胜浊阴，且散厥阴郁火，同香附各二两，甘草四钱为末，茶调服，下咽即愈），及郁怒所成乳岩乳痈，一切肿痛俱效（解内热，散结气）。

按：夏枯草辛寒，久用亦损胃家。

有乳岩者，属肝脾二脏，郁怒后气血亏损，初起小核，结于乳内，肉色如常，或三年五年发作，其人内热，肢体倦瘦，月经不调。用加味逍遥散（方在上第九内）、瓜蒌散（方在本条），多自消散。若积久渐大，巉岩色赤，内溃深洞为难疗。但用归脾汤等补药，多服可愈。若误用攻伐，危殆迫矣。

是病初起，用青皮、甘草为末，以白汤或少加姜汁调服，以消为度。

外治仙方：于初起时，急用葱白寸许，生半夏一枚捣为丸，以绵裹之，患左塞右鼻，患右塞左鼻，每日更换，日久可消。

乳头生疮，汁出切痛，用鹿角三分，甘草一分为末，和以鸡子黄，于铜器中温热敷之。日再易即愈。

乳悬奇证：产后瘀血上攻，忽两乳伸长如肠，痛不可忍，用当归、川芎各一斤，浓煎汤，不时温服，以瘥为度。或再二斤三斤可也。

大凡乳证，因恚怒者，宜疏肝清热。焮痛寒热，宜发表散邪。肿痛甚，宜清肝消毒，并隔蒜艾灸。不作脓，或脓不溃，补气血为主。不收敛，或脓稀，补脾胃为主。脓出反痛，或发寒热，补气血为主。或晡热内热，补血为主。饮食少思，或作呕吐，补胃为主。饮食不化，或作泄泻，补脾为主。有孕妇患此，名曰内吹，所致之因则一，惟用药不可犯其胎耳。

乳岩论，乳房为阳明所经，乳头为厥阴所属（《证治》）。凡不得于夫、不得于舅姑，忧怒郁遏，时日积累，脾气消阻，肝气横逆，遂成隐核，如鳖棋子，不痛不痒，十数年后，方为疮陷，名曰奶岩，以其疮形嵌凹，似岩穴也，不可治矣。

初起乳岩（《玉历》）：橘叶一味，或瓜蒌（一个）煎浓汤，冲酒服，立消。

乳中初起，坚硬一粒，如豆大，渐至如蛋大，七八年必破，破则难治，用生螃蟹壳，瓦上焙焦研末，酒冲，每服二钱，以消为度。

乳岩已破（丁氏）：荷叶蒂（七个，烧末），酒调下。（按：不效再服。）

治乳岩（《证治》）：青蛙皮烧存性末之，蜜和敷。（青蛙即田鸡，冬月无此，桑树下掘三尺即有。）（《随山宇》）

又方（《玉历》）：枸橘李（切片，炙研末），每日酒调服（二钱），服半月愈。

又方：瓜蒌（一个，研碎）、当归（五钱）、蒲公英（三钱）、乳香、没药（并去油，各一钱）、生甘草（二钱）、鲜橘叶（每岁一叶），酒煎服立消。

144.清－医悟－马冠群－卷十－乳痈乳岩（乳卸）

乳痈者，乳房胀痛，数日之外，焮肿而溃，脓畅自愈，此属肝胃热结，气血壅滞，犹为易治。若初起内结小核，不赤不高，积久渐大，溃如熟榴，血水淋漓，洞穿内膜，有巉岩之势者，名乳岩，此属心脾郁结，气血亏损，最为难治，始先与以逍遥散、归脾汤等；更能息心静养，屏除烦虑，或可内消，如病势已成，百中殆无一二得生者。更有乳卸症，乳头下垂长一二尺，肝经风热壅结，极而下注也，治宜小柴胡汤加羌活、防风，外用羌活、防风、白芨烧烟熏之，仍用蓖麻子四十九粒、麝香一分，研烂涂顶心，俟乳收上，急洗去，此属怪症，女人盛怒者多有之。

145.清－马培之医案－马培之－乳岩

乳头属肝，乳房属胃。胃与脾相连，乳岩一症，乃思虑抑郁，肝脾两伤，积想在心，所愿不得，志意不遂，经络枯涩，痰气郁结而成。两乳房结核有年则攀痛牵连筋，肝阴亦损，气化为火，阳明郁痰不解，虑其长大成为岩症，速宜撒去尘情，开怀解郁，以冀消化乃吉。拟方候裁。

西洋参、童便制香附、青皮（蜜炙）、川贝母、全瓜蒌、赤白芍、毛菇、陈皮、夏枯草、清半夏、当归、佩兰叶、红枣头。

乳岩破溃，乳房坚肿、掣痛，定有翻花出血之虞。难治之症。姑拟养阴清肝。

中生地、当归、白芍、黑栀、生甘草、羚羊片、丹皮、瓜蒌、大贝母、连翘、蒲公英。

乳岩一年肿突，红紫甫溃，两目筋脉掣痛，难治之症。勉拟养阴清肝。

北沙参、麦冬、大贝、丹皮、当归、羚羊片、黑栀、连翘、甘草、泽兰、夏枯草、藕。

肝郁乳核气化为火，抽引掣痛，恐酿成乳岩大症，宜清肝汤主之。

当归、瓜蒌、丹皮、夏枯草、连翘、大贝、黑山栀、泽兰、北沙、白芍、金橘叶。

血不养肝，肝气郁结，右乳胀硬，乳头掣痛，势成岩症。急为清肝解郁，冀消化为要。

全瓜蒌、青皮、甘草、白术、薄荷、当归、柴胡、白芍、黑栀、丹皮、蒲公英、橘叶。

暴怒伤阴，厥气火偏旺，与阳明之痰热交并于络，以致乳房坚肿，颈颜连结数核，或时掣痛，已成岩症，脉数右洪，气火不降，谨防破溃。急为养阴清肝。

羚羊片、天门冬、全瓜蒌、大贝、丹皮、黑栀、鲜石斛、连翘、泽兰、赤芍、黑元参、蒲公英。

气虚生痰，阴虚生热，气火夹痰交并络中，乳岩坚肿，痛如虫咬。此阳化内风，动扰不宁，每遇阴晦之日，胸闷不畅，阴亏液燥。宜养阴清气化痰，缓缓图之。

天冬、羚羊、夜合花、橘叶、郁金、海蜇、蒌仁、茯苓、川贝母、泽兰、连翘、勃荠。

乳核掣痛已减，肝火未清，脉尚弦数，仍以前法。

全瓜蒌、白芍、当归、丹皮、夏枯草、连翘、北沙参、大贝、黑栀、泽兰、合欢花、橘叶。

肝气夹痰，左乳房结核三月，幸未作痛，可冀消散。宜清肝散结。

当归、柴胡、连翘、赤芍、香附、僵蚕、青皮、大贝、夏枯草、瓜蒌、蒲公英、橘叶。

146.清－医略存真－马文植－辨陈氏《外科正宗》之说

痈疽之阴阳，及内外两因，《正宗》已详其说，再参脉之虚实，应何汤散，投之自无差误。至外用之丹散，亦当详审。看症辨症，全凭眼力，而内服外敷，又在药力，药性不究，如何应手？假如火毒疮疡，用辛燥之药外治，立增其痛，立见腐烂。凡人之痛苦，痛最难忍，痛则伤脾，饮食顿减，形神顿消，故疮疡以止痛为要。而疔疮发背，又欲其知痛，如湿痰流注、附骨、鹤膝，若能止痛，可冀内消。至瘰疬、马刀、失荣、石疽、乳岩，又不可作痛，痛则焮热，皮现红紫，势必穿溃。古方之消散膏丹，用蟾酥、蜈蚣、全虫，取其以毒攻毒。而瘰疬、马刀、失荣、乳岩等症，以蟾酥等外治，每每起泡皮腐。盖七情火郁于里，不得以辛温有毒之品外治，即如风火热毒，湿热疮痏癫癣，古方有用轻粉、雄黄、硝、矾、花椒等药，用之反增痒痛，肌肤疮腐。总之，皮色红热及色白而皮肤燥裂者，均不宜温燥之药敷搭，只可性凉之品。今时误于此者，不知凡几！病家每责之疡科，实辨症之未明，投药之未审耳。

147.清－医略存真－马文植－刀针当用不当用之辨

昔岐伯作九针，以治内外疾，五曰铍针，以取大脓。大脓者，《玉版篇》所谓阴阳不通，两热相搏，乃化为脓也。寒客经脉，血注不通，卫气归之，不得复反，故痈肿。刺取毒血，即汗解之义。失此不治，内腐为脓，更惧于针，听其自溃，势必至筋烂骨伤，腐败不起。是针固疡科之首务，宜切究而夙习也。《全生集》乃谓疔疮以外，概不用针，譬之水势甚涨，不为疏导，必致决裂溃败，不可拯援。与其奔冲而患甚，孰若疏利而患小乎。大凡外疡肿痛者，脓成至七分，即当针刺。若至十分，空陷必大，甚而肤色紫暗，皮与肉离，溃久不敛，遂成败症。故脓成尤宜早刺。惟皮白而肿，脓在筋骨之间，刺早反泄其气，脓亦难出，必胀至肌肉之上，方可用针。若肿而肤急者，内必是血，慎不可刺。用针之法，宜顺而不宜逆，水性下流，逆则脓兜于下不易达，即不易敛也。至瘿瘤、恶核、石疽、乳岩及凡坚硬之症，并禁用针，针之立败，其在头项以上，尤当谨慎。《九针篇》云：形乐志乐，病生于肉，治之以针石；形苦志苦，病生于咽喉，治之以甘药。故痈疽可刺，而咽中之症不可轻刺也。更有溺孔紧小之症，茎梢外皮包裹马口，只有一线可通，溺出胀痛难忍，非用针穿破外皮，则终身疾苦，且不能生育，此又不得不用针之处。故特历历叙出，以见刀针之不能不用，而特不可乱用耳。

148.清－医略存真－马文植－六神丸不可轻服说

六神丸，古方书不载。窃谓六神者，想有六种灵动之品配合而成，究不知出自何人所创，亦不知其药性之纯猛何如也。昔年余幼子三岁，因落水受寒而咳嗽发热，成内吊慢惊。友人举荐钱厚甫幼科先生推拿手法极佳，即延之苏，请其推抹，稍定顷刻，惊又作，嘱服六神丸可定。即至肆中购回，如黍米大，服十粒，片刻眉皱目闭，腹中攻动，意谓药之效也，讵料逾时而毙。余急觅阅是方，此症究为何药所误，终未能得。而细加访察，闻服此丸者甚多，无论何症，有医命之服者，有自购而服者，如疮疽、痈肿、乳岩、瘰疬、喉痈、喉痧、急慢惊风，皆命服之。观其丸之形色，疑是《正宗》所载黍米寸金丹，犹未能决。今于门人处得到是方阅之，果《正宗》寸金丹也。按此方治痈疽发背、对口疔疮初起者，可一二服，如大毒甚，体气虚者不宜，其余诸症概不可服，而内症喉痧尤不可轻试。又见常州梅姓，患湿热对口，服此丸百粒，疮毒攻心而卒。有患喉痧者，服此丸而加剧。在病者欲求病之速愈，而医者不究药性之所忌，并不知此方何药配成，妄令人服，误人非浅。兹特标出，以挽时风，当不以予言为谬也。

149.清－医略存真－马文植－乳岩乳核辨

乳岩、乳核，男妇皆有之，惟妇人更多，治亦较难。乳头为肝肾二经之冲，乳房为阳明气血会集之所。论症核轻而岩重，论形核小而岩大。核如颈项之瘰疬，或圆或扁，推之可移；岩如山岩之高低，或凹或凸，似若筋挛。皆肝脾郁结所至，痰气凝滞则成核，气火抑郁则成岩。核则硬处作痛，岩则硬处不痛，四围筋脉牵掣作疼。治核宜解郁化痰；治岩宜解郁清肝。再察脉之虚实、体之强弱，虚者略兼平补，以扶其正。陈《正宗》欲用艾灸针刺，此治乳痈之法，非乳岩、乳核之治法也。乳岩、乳核断不可刺，刺则必败且速。《全生集》欲用阳和丸，此治虚寒之病，非郁火凝结之病也。郁火方盛，断不可以阴疽例视。最妙初觉即用消散，消散不应，必须宽怀怡养，随症调治，犹可暂延。若抽掣作痛，即属郁火内动，急进清肝解郁，外用清化膏丹敷贴。然医药虽尝，终无济于情志之感触也。

再论乳岩，乃七精致伤之症，以忧思郁怒，气积肝胃而成。气滞于经则脉络不通，血亦随之凝泣，郁久化火，肿坚掣痛，非痈疽可用攻补诸法。奈医以乳痈为实，乳岩为虚，泥用参、术以滞其气，气盛而火愈炽，焉得不溃？历年见是症破溃者，非补剂即服阳和汤，败坏者多矣。故复申言，为后学者戒。

犀黄丸：治一切骨槽风，并患乳岩瘰疬，痰核横痃，肺痈小肠痈流注等症。

犀牛黄（三分）、真麝香（一钱五分）、乳香（一两，灯心同炒，去油）、没药（一两，制同上），共为细末，取粟米饭一两，捣为丸，如绿豆大。晒极干，忌烘。每服三钱，用热陈酒送下。饮醉盖被取汗，醒后痈消，而痛亦息矣。

紫石寒食散方（《金匮要略》）：治伤寒，令愈不复。

紫石英、白石英、钟乳（煅，一作礁炼）、赤石脂、太一余粮（烧）、栝蒌根、防风、桔梗、文蛤、鬼臼（各十分）、干姜、附子（炮去皮）、桂枝（去皮），各四分。

上十三味，杵为散，酒服方寸匕。

［案］此与黑散同为寒食方。而仲景以黑散治中风，此散治伤寒。虽各当其病，要之，不可轻用方意。紫石散治风寒为君，故专方名。白石英、钟乳以下九味为臣，石英、钟乳皆温补为一类。凡唐人书所云：乳石者，乳即钟乳；石即白石英。古者

石英重白者也。赤石、余粮温涩为一类。栝蒌根、文蛤同用者，亦栝蒌牡蛎散方之意。《本经》鬼臼辛温、有毒，杀蛊毒，鬼疰精物，解不祥，逐邪，解百毒。《别录》疗风邪烦惑。甄权主殗殜劳疾。然则此方用之者，恐其留风作注也。与桔梗、防风，同为排气解毒之用，以风能壅滞故也。姜、附、桂为佐使。鬼臼者，南星之别种，无鬼臼，可用南星。

乳岩一证，由脾胃素虚，痰饮停积，协抑郁之气而胶结乳下成核。此病在气分，不可用血分之药，如流气饮等方皆不中用。法主理脾涤饮开郁散结，方用六君子汤加石菖蒲、远志、南星、白蔻。若虚而寒者，更加姜、附。

乳悬一证，谓因产后瘀血上攻，两乳伸长，直过小腹，痛不可忍。其说荒唐无理，不可信。其方主用芎、归，皆不通，不足录也。

和荣散坚丸：治失荣症坚硬如石，不热不红，渐肿渐大者。

当归身、熟地黄、茯神、香附、白术、人参、橘红（各二两）、贝母（一两）、南星（一两）、远志（一两）、酸枣仁（一两）、柏子仁（一两）、芦荟、角沉（各八钱）、龙齿（一对，煅。如无，用鹿角尖三两煅代之）、牡丹皮（一两）、朱砂（六钱为衣）。

上为末，炼蜜为丸桐子大。每服八十丸，食后用合欢树根皮煎汤送下。更须改往从新，澹薄安命。其中有得愈者，十中一二。否则难脱然也。

飞龙阿魏化坚膏：治失荣症，及乳岩瘿瘤，瘰疬结毒，初起已成，但未破者，用此贴之。

用蟾酥丸药末一料，加金头蜈蚣五条，炙黄去头足末研匀。用西圣膏（见首卷）二十四两，顿化。入前末药，搅匀。以红绢摊贴，半月一换。轻者渐消，重者亦可停止。常贴可以保后无虞。

乳岩

亦乳中结核，不红热，不肿痛，年月久之，始生疼痛，疼则无已。未溃时，肿如覆碗，形如堆粟，紫黑坚硬，秽气渐生。已溃时，深如岩穴，突如泛莲，痛苦连心，时流臭血，根肿愈坚。斯时也，五大俱衰，百无一救。若自能清心涤虑以静养，兼服神效栝蒌散、益气养荣汤，只可苟延岁月而已。

初起时，宜艾灸核顶，次日起泡挑破，用铍针针入四五分，插去腐灵药捻子，纸封之，至十余日，其核自落。用绛珠膏敛口。再当保养，庶不再发。惜乎初时必不肯如是治也。

按：乳头属足厥阴肝经，乳房属足阳明胃经，外属足少阳胆经。是症也，女子多发于乳，盖由胎产忧郁，损于肝脾。中年无夫者，多有不治。男子多发于腹，必由房劳、恚怒伤于肝肾。治宜六君子汤加芎、归、柴胡、栀子数十剂。元气复而自溃，仍痛而恶寒者，气血虚也，易十全大补汤加柴、栀、丹皮，兼六味地黄丸。若两目连睫，肝脉微弦者，前十全大补汤更加胆草。

乳症诸方

升葛汤：治乳吹乳毒，乳痈乳疽。

升麻、葛根（各一钱半）、羌活、防风、黄柏、南星、穿山甲（炒）、半夏（各八分）、鹿角灰（二钱）、大黄（二钱）。用黄酒二盅，葱头三个，煎八分，食远服。热甚加山慈菇，郁加土贝母，已成加皂角刺。再橘叶、橘红（麸炒）、通草，皆要药也。

乳毒丸：大黄（炒，三钱）、连翘、白芷、独活（各一钱），为末，用砂糖丸，黄酒下，尽醉为度，一泻即瘥。

一用牵牛（五钱），良姜（三钱），甘草（八分）。用白酒一盅，水一盅，煎八分服。

蒌贝散：治乳核。瓜蒌（五钱）、贝母、南星、连翘、甘草（各三钱）。用水二盅，煎八分，加酒二分，食远服。一加青皮、升麻。

神效瓜蒌散（见内痈）：治乳岩，久服可绝病根。

本方去当归加皂刺（一两六钱，半生半熟），名立效散。

乳痈初起，加土贝母、金银花、蒲公英。有脓少加白芷，无脓多加白术。

乳痈初起，用鲜蒲公英，连根叶捣汁，酒冲服。随饮葱汤，服之出汗。

一用鹅翼七根，左用左，右用右，烧灰为末，黄酒服。

致和散：治乳岩溃烂，脓水不干者。蜂房、雄鼠粪、川楝子（经霜者佳），各等分，瓦煅存性，为末掺之，即干。

下乳方：乳汁不通及乳少者。王不留、穿山甲（酥炙）、猪前蹄（七片），为末，酒下即通。

一用当归（三钱），川芎（二钱），穿山甲、王不留各钱半，通草（五分）。用鲜虾汤煎，加白酒盅许，和服。一加红花子（五分）。升麻（三分）。

服下乳药，但作胀而无乳，乃气血竭而津液亡也。用八珍汤倍参、术，少佐肉桂，多服奏效。

灰奶：用驴胰子炒熟，用黄酒食，即变好乳。

回乳汤：无儿吃乳，致乳汁胀痛者。

麦芽（炒，二两）、归尾、赤芍、红花、牛膝（各二钱），水煎服。外以脚布束紧两乳，以手按揉之。

一用葫芦巴为末，每服二钱，酒下二次，即降。

乳岩

玄胡索、薏苡仁（各五钱），黄酒二盅，煎二盅，空心服，出汗即验。

琥珀丸对症药也。灸肩髃穴、足三里穴，各二七壮。

内痈主治方

神效瓜蒌散：治内痈，脑疽背腋诸毒，瘰疬便毒，乳痈、乳疽、乳劳、乳岩等症，悉效。

大瓜蒌（一个子多者佳，子少者用二个）、当归（五钱）、甘草（四钱）、没药（三钱）、乳香（一钱）。

用黄酒二碗，煎八分服，或去当归，加皂角刺一两六钱半生半熟炒，名立效散。与原方兼服之，尤佳。服将愈，加参、芪、芎、术，以培其元。

加减栝蒌散：治内痈脑疽背腋诸毒，瘰疬便毒，乳疽乳岩等症，未成者即消，已成者速溃。

大栝蒌（一个，子多者佳，少者用二个，杵烂）、当归（三钱）、没药（二钱）、乳香（一钱）、甘草（三钱）、金银花（五钱）、生姜（五钱）。

用无灰酒二碗，煎一碗服。将溃者，加皂角刺五钱。乳痈脑疽，加蒲公英、土贝母各五钱。溃后用参、芪补之。

肩髃穴：治乳痈，乳毒，乳岩。（穴在肩端两骨罅间，陷者宛宛，举臂取之。有空是穴，一名肩井穴。足少阳阳蹻之会。）

治乳疬及乳岩效过方

用败龟板煅存性，每服三钱，糖拌酒下，尽量饮之，即消。

爪甲，筋之余，其味甘咸（时珍），其性锐利（石顽），故能催生下胞，下利小便（时珍）。治尿血及阴阳易病（思邈），散乳痈、乳岩、虮症有效（仲淳）。

（案38）光绪八年，葛隆镇一农工患乳岩，溃出血水已数月矣。往黄墙医治，朱少村一见，曰："此绝症也，不必服药，十往而十回也。"其人自问无生理，遂就本镇外科医治。医投以《全生集》阳和汤。一月而收功。往见少村，少村曰："此乃医运，非本事也。"嗟夫！固属绝症，尚当勉力图维。何况元气未艾，遽而云绝而不予药，岂仁人之用心哉！我阅杨介传，见一人患消渴，介以为无救也。其人回家，见完素。完素云："无恐也，宜食梨一担。"食罢而疾瘳。复见吉老，吉老曰："若遇仙人乎？"曰："非也，完素教我吃梨耳。"吉老乃望山再拜，曰："我之师也，我不及若远矣。"使少村见之，谅有愧色。

治乳岩（此病先因乳中一粒大如豆，渐渐大如鸡蛋，七八年后方破，破则难治，宜急服此药）：生蟹壳（砂锅内焙焦）为末，每服二钱，酒调下。日日服之，不可间断。

又方：大瓜蒌一个（半生半炒），酒二盅，煎一盅，食后服。

治乳岩已破，用荷叶蒂（七个，烧灰存性）研末酒下。

又方：用贝母、核桃橘、金银花、连翘（各三钱），酒、水煎服。

乳岩已破二方：①荷叶蒂七个，烧灰存性，研末酒下。②贝母、核桃橘、金银花、连翘各三钱，酒、水煎服。

150.清－沈氏女科辑要－沈又彭－卷下－第四十节吹乳

缪仲淳云，妒乳、内外吹乳、乳岩、乳痈，不外阳明、厥阴两经之病，橘叶最妙。又用生半夏一个，研末，生葱头一段，研裹，左右互塞鼻，神验。又于山中掘野芥菜（去叶用）根，洗净捣烂，无灰酒煎数滚，饮一二次，即以渣罨患处。凡乳痈未成，或肿或硬、或胀痛者，无不立消，屡次经验。野芥菜一名天芥菜，又名鹦哥草，似芥菜而略矮小，其根数出如兰根，用以治乳，想其形似乳囊也，故用有验。

151.清－沈氏女科辑要－沈又彭－卷下－第四十三节乳岩

坎气，洗净切薄，焙燥研末，日吃一条，酒下。约二十条效。（此缪德仁治验，半年以内者效。）

又狗粪、东丹、独囊蒜，三味捣匀，摊布上，勿用膏药令粘。贴上微痛，数日可愈。

沈尧封曰：乳岩初起，坚硬不作脓；其成也，肌肉叠起，形似山岩。病起抑郁，不治之证。方书云：桃花开时死，出鲜血者死。余见一妇患此已四年，诊时出鲜血盈盂，以为必死。日服人参钱许，竟不死。明年春桃花大放，仍无恙，直至秋分节候方毙。此妇抑郁不得志，诚是肝病。然不死于春而死于秋，何哉？岂肝病有二：其太过者死于旺时；其不及者，死于衰时耶！此证本属肝病，缪以坎气补肾而愈，亦理之不可解者。外有方附后疡科方选中。

笺疏：乳岩初起，止是一个坚核，不胀不肿，虽重按之，亦不觉痛。但块坚如石，与其他疡症不同，故不能消散。苟能养血调肝，开怀解郁，止可保其不大不胀。经数十年终身不为患者所见已多。若多劳多郁，则变化亦易，迨渐大而知作胀，已难治疗。若时作一抽之痛，则调经更是棘手，虽能养阴，亦多无益。断不可误投破气消克，及软坚走窜之药。尝见误服甲片、皂刺，应手焮发，速其胀裂，最是催命灵符。其溃也，浮面发腐，其中仍如巉石嵌空而坚，止有血水，并不流脓，且易溢血，必无带病延龄之望，坎气亦是单方，恐未必果有效力。蒜头涂法必令发痒，如其浮皮一破，即是弄假成真，必不可试。总之此症无论何药，断无能令必愈之理。沈谓外有方附后，今亦未见，岂传抄有脱佚耶？然纵使有方，亦无效果，阙之可耳。

王鸿绪《外科全生集》大夸其阳和一方，妄谓是乳岩瘰疬，必用良药。颐授经师李牟云：先生次女，本患结核，误于阳和汤十六帖，两月而乳岩成，又三月而溃腐盈尺，渗遭非命，即是殷鉴。又吾嘉秦骥云：制一末药施送，说治乳痈、乳癣、乳岩，一服必减，三服必痊。用石首鱼背上鳍生剥撕下，贴壁上，阴干积久，炒研末，每一两，对以小青皮末一两，每服三钱，热陈酒调服。

152.清－片石居疡科治法辑要－沈志裕－卷上－乳岩

乳岩症，由阴寒凝结，忧愁郁怒，肝脾两伤所致。始发乳中结一小块如豆，渐如枣栗，不红不热，此时尚可消散，如溃则百无一生矣。倘日久乳中有一抽之痛，或患处现出红色者，已难挽回。谓之岩者，因溃后肌肉腐烂，翻叠如岩也。治法初起多服犀黄丸，或服阳和汤，自能消散而愈，最忌膏药敷药，并忌刀开。若因循失治，已经发觉，勉以阳和汤、犀黄丸二方，日日早晚轮服，服至自溃，再用大蟾六只，每日取蟾破腹，连杂将蟾身刺孔，贴于疮口，连贴三日，内服千金托里散，三日后仍服犀黄丸，可救十中三四耳。若溃后不痛而痒者，必无挽回。此法系《全生集》中所载，与诸书不同，余窃用之于初起者，无不全愈。至溃后未尝试用，想舍此亦无他法也。

涩脉往来艰涩，如刀刮竹，阴也。（此阴字，非阴寒也，血主阴，涩乃血少之象。）外感涩而紧数，为寒燥搏束，主身热无汗，或皮肤刺痛，或咳嗽不爽，胸臆牵疼；内伤涩而弦数，为血燥阴伤，男子伤精，妇人不孕。多由七情不遂，营气耗伤，血无以充，气无以畅，在上有上焦之不舒，在下有下焦之不运，在外有筋脉之拘挛、麻痹、枯痿，在里有风、劳、蛊、膈、瘰疬、内疽、乳岩、癥瘕等证。总之，皆血虚化燥，由燥而结，由结而坚，致成干涩内著之候。

一方：治乳岩硬如鼓。

槐花炒为末，每日陈酒调服三钱即消。

153.清－惠直堂经验方－陶承熹－卷三乳病门－乳吹乳岩方

瓜蒌（一个，去皮，子多者有力）、生甘草、当归（酒炒，各五钱）、乳香、没药（去油，各二钱半）。

共为末，用无灰酒三升，砂锅文火煎一升，分三次，食后良久服。如有乳岩，服此可断根，如毒气已成，能化脓为黄水。如未成即于大小便中通利。如痰甚者，再合服以退为度。

154.清－惠直堂经验方－陶承熹－卷三乳病门－乳癖乳岩方

蒲公英、金银花、夏枯草（各五钱）、土贝母（三钱）。

白酒二碗，煎一碗，空心热服愈。一方加当归一两，花粉三钱，生甘二钱，山甲一片炙，同上煎服。

又方：治乳岩乳痈。

葫芦巴（三钱，捣碎）、酒煎服，渣敷之。未成散，已成溃愈。

155.清－惠直堂经验方－陶承熹－卷四膏药门－金锁比天膏

治发背痈疽，无名肿毒，疔疮鼠，马刀瘰疬，紫疥红丝，鸦焰漏睛等疮。两腿血风，内外臁疮，鱼口便毒，杨梅结核，金疮杖疮，蛇蝎虫咬，虎犬人伤，顽疮顽癣，久流脓血，万般烂疮，风寒痰湿，四肢疼痛，乳癖乳岩。不论已破未破，并用葱椒汤洗净贴之。如初发势凶，将膏剪去中心，留头出气，不必揭起。一膏可愈一毒，摊时不可见火，须重汤化开。

紫花地丁、刘寄奴（去泥根）、野麻根、苍耳草（连根叶子）、豨莶草（各一斤）、山甲（一具，或净甲一斤）、蛤蟆皮（一百张，或干蟾一百只更妙）。

真麻油（十二斤）、内将（四斤）先煎穿山甲枯焦，余药入（八斤）油内，加老酒葱汁各二碗，文武火煎药枯去渣，复煎至滴水成珠。每药油一斤，加飞丹八两，看嫩老得所，离火，不住手搅，下牙皂、五灵脂（去砂）、大黄（各四两，皆为末），待温，下白胶香，即芸香末（四两），或膏，水浸三四日用。

乳起结核

久之成乳岩，初起并不疼痛。最恶之症，每日用山慈菇（一钱）、核桃肉（二枚），其捣碎，酒送，以散为度，否则变患莫测。

小金丹：专治一应痰核瘰疬，乳岩，横痃流痓等症。

白胶香（即芸香水，煮三度，手扯油净，磨粉，一两五钱）、草乌（制净，一两五钱）、五灵脂（研末，酒飞日干，一两五钱）、地龙（制净，一两五钱）、番木鳖（制净，一两五钱）、制没药（七钱五分）、制乳香（七钱五分）、当归身（七钱五分）、麝香（三钱）、墨炭（一钱二分）。

上药十味，各制，称准。以糯米粉一两二钱为厚糊，和入诸末，捣千捶为丸，如芡实大。此一料约为二百五十丸。晒干，忌烘，固藏。临用取一丸布包，放平石上，隔布敲细。入杯内，取好酒几匙浸药，用小杯合盖，约浸一二时。以银物加研，热陈酒送服，醉盖取汗。如一应证候初起，服消乃止。孩儿不能服煎剂及丸子者，服之甚妙。如流痓等症，成功将溃。溃久者，当以十丸作五日早晚服。服则以杜流走，患不增出。但丹内有五灵脂与人参相反，不可与有参之药同日而服。

制药法：草乌，有烈毒，去皮取白肉。每斤用绿豆半升同煮，豆开花去豆，取乌切晒磨粉，留黑皮炙研，醋拌调。治蚘发癣。

地龙，药铺有卖。破腹去泥，以酒洗晒干。每四两配糯米、花椒各一两同炒，炒至米黄透为度。去椒、米磨粉。

木鳖，水浸半月，入锅煮数滚，再浸热汤中数日。刮去皮、心，入香油锅中，煮至油沫尽，再煮百滚，透心黑脆，以铁丝筛捞出，即入当日炒透土基细粉内拌。拌至土粉有油气，入粗筛，筛去油土。再换炒红土粉拌一时，再筛去土。如此三次油净，以木鳖同细土锅内再炒，入盆中拌罨一夜，取鳖去土，磨粉入药。独有木鳖之功，而无一毫之害。

黑豆：味甘性平，色黑体润。此肾之谷也，入肾祛风散热，利水下气，活血解毒，明目镇心，泽肌补骨，止渴生津。去水则治身面浮肿，水痢不止，痘疮湿烂；下气则治脚气攻心，胸胁卒痛；解热则治热毒攻眼，乳岩发热；活血则治便血赤痢，折伤堕坠；

解毒则治风瘫疮疥，丹毒蛇蛊；益肾则治腰膝疼痛，妊娠腰痛，胎动不安，产后中风危笃等症。下产后余血，熬令烟尽，以酒淋服。又能解毒，同甘草则解百药毒。稀痘方以此煮食。治痘疮火毒发狂，同人中黄煮水饮，立平。生则性平，炒食极热，煮食甚寒。作豉极冷，造酱及生黄卷则平。牛食之温，马食之冷。但性壅多服，令人身重。忌厚朴，犯之则动气。畏五参、龙胆草、猪肉。得前胡、杏仁、牡蛎、石蜜、诸胆汁良。

蒲公英：专入胃、肝。味甘性平，微寒无毒。清胃热，凉肝血。化热毒，解食毒，散滞气，消肿核，专治疗毒乳痈，亦为通淋妙品。擦牙，染须发，壮筋骨。白汁，涂恶刺、狐尿刺疮，即愈。缘乳头属肝，乳房属胃，乳痈乳岩多因热盛血滞，用此直入胃、肝二经，故妇人乳痈水肿，煮汁饮及外敷立消。用忍冬同煎，入酒少许服尤良。内消须同夏枯、贝母、连翘、白芷等药同用。又能入肾凉阴，故于须发可染。独茎一花者是，有桠者非。茎断有白汁。凡螳螂诸虫游诸物上，必遗精汁，干久则有毒。人手触之成疾，名狐尿刺，惨痛不眠，百疗难效，取汁厚涂即愈。《千金》极言其功。

夏枯草：专入肝。辛苦微寒，无毒。散结消瘿明目，缓肝火，解内热，治瘰疬湿痹，目珠夜痛，头疮鼠瘘，破癥散瘿，乳肿乳岩，脚痛。多服伤胃，如内有火亦忌。目白珠属阳，故昼点苦寒药则效；黑珠属阴，故夜点苦寒药反剧。一人至夜目珠疼，连眉棱骨痛，及头半边肿痛，用黄连膏点之反甚，诸药不效。灸厥阴少阳，疼随止旋作，乃以夏枯草二两，香附二两，甘草四钱，为末，每服一钱半，茶清调服，下咽则疼减半，至四五服全愈矣。

青皮：专入肝。苦辛性燥烈，本陈皮之嫩者。行肝气滞。陈皮浮而上，入脾肺气分；青皮沉而降，入肝胆气分，平下焦肝气，仍兼疏泄。疏肝胆，泄肝气，发汗，破坚癖积结气滞，除痰消痞，治胸膈气逆，胁痛，左胁积气，并气郁久怒久疟，疝痛乳肿，去下焦诸湿，引诸药至厥阴之分。但有汗气虚切忌，醋炒用。肉生痰聚饮。核治疝痛，腰肾冷痛。乳房属阳明，头属厥阴，或因忿怒郁闷，厚味酿积，致肝气不行闭窍，胃血腾沸化脓，亦或子有滞痰膈热，含乳而摇嘘气所致者，治法以青皮疏肝滞，石膏清胃热，甘草节行浊血，栝楼仁消肿导毒，或加没药、橘叶、金银花、蒲公英、皂角少许，若于肿毒处灸三五壮尤佳。久则凹陷成乳岩，难治。

乳痈乳岩，多属肝胃热起，宜用蒲公英以疗之。

156.清－寿世新编－万潜斋－疮毒门－神效瓜蒌散

治乳痈及乳岩神效。

瓜蒌（大者一枚，去皮，焙为末，子多者有力）、生甘草、当归（酒浸，焙。各五钱）、乳香、没药（并另研，各二钱半），共为末。好酒三升，于银石器内，慢火熬至乙升半，去滓，分作三服，食后良久服之，如乳岩服此，可杜病根，如毒已成，能化脓为黄水，毒未成，则即于大小便中通利，病甚则再合服，以瘥为度。

又方，水酒各半煎服。

157.清－本草易读－汪昂－本草易读卷八－鲫鱼（三百七十六）

甘，温，无毒。温中下气，利水消肿，止血住痢，疗疮平疣。

卒患水肿，用三条，去肠留鳞，以商陆、赤小豆填扎定，煮烂去鱼，食豆服汁，二日一作。（验方第一）

肠风下血，用一枚，去肠留鳞，入五倍子末，泥固火煅，为末，每酒服一钱。或丸服。（第二）

酒积下血，酒煎鲫鱼常食之。（第三）

刮骨取牙，用一个去肠，入砒在内，露于阴处，待有霜，刮下瓶收。以针搜开牙根，点少许，咳嗽即落，良有效也。（第四）

反胃，去肠留鳞，入矾石封固，煅末服，饮下。（第五）

乳岩隐痛，活鲫鱼取肉，用白鲜、山药共捣如泥，加元香敷之，七日一换，痒极无动。（第六）

乳中结核，久久不愈，轻则乳劳，重成乳岩。均宜：木香（五钱）、生地（一两）、捣合饼帖之，或熨斗间日熨之。（诸方第一）

化岩汤：乳痈病久失治，或更伤于酒色热物，致溃烂如蜂窠状者，曰"乳岩"，最难治。乳房属胃，乳头属肝，宜补血疏肝，佐以和胃去痰解毒之品，庶血气复而症可愈。

黄芪（一两）、当归（五钱。此补血汤也）、白术（三钱。理脾胃）、人参（一钱。补气以生血）、茯苓（五分。渗脾湿）、防风（五分。行肝木以疏脾土）、白芥子（八分。行胁痰，去皮里膜外之痰，亦所以行肝气）、红花（三分。使之去瘀生新）、金银花（五钱。解毒，兼能补养），水煎服。

乳溃成岩，非大补气血，无以能攻毒而收溃也。此与托里黄芪汤法同，但主经行肝胃耳（防风、白芥子、红花皆行肝，参、术、茯苓皆主脾胃）。

158.清－望诊遵经－汪宏－望诊下－诊乳望法提纲

诊乳之法，《内经》未言。李梴《医学入门》云：女人属阴，阴极则必自下而上冲，故乳房大而阴户缩也；男子属阳，阳极则必自上而下降，故阴茎垂而乳头缩也。杨士瀛曰：男子以肾为重，妇人以乳为重，上下不同，而性命之根则一。诊乳之法，观此亦可心解矣。何也？相书谓妇人乳头朝上，生子易养，乳头朝下，生子难养，以脾胃冲任之有强弱也。乳大者子多，乳小者子少，以脾胃冲任之有盛衰也。白小低偏者子息难，以形色亏也；黑大坚硬者子息好，以形色全也。男胎则左乳先胀硬，女胎则右乳先胀硬；阳从左，阴从右也。妇人受孕，其乳当转黑；小儿脐风，其乳当结核。有诸中，形诸外也。至于妇人乳中坚硬，不红不痛者，乳岩也。乳中肿胀，色红且痛者，乳痈也。痈者壅也，疽者阻也，六腑有所壅则为痈，五脏有所阻则为岩也。合色脉而察之，亦诊妇人赤子之一助云尔。

乳岩五七年不散，青皮四钱水煎，徐徐服，壮人尤宜。

妇人乳岩，归尾（五钱）、半夏（一钱）、贝母（一钱）、白芷（一钱，炒）、远志（一钱）、甘草（一钱）、木香（三分）、蒲公英（三钱）、金银花（二钱）、橘红（一钱）、乳香（五分）、没药（五分）、大瓜蒌（一个，捣烂）。

用酒二碗，煎服二剂，无不愈者。

乳痈、乳岩、吹奶，并以穿山甲（炙焦）、木通各一两，自然铜半两，为末。每服二钱，酒下。

妇人乳岩，五七年不散。用青皮四钱，水一盏半，煎一盏，徐徐服，日一服。或用酒服。

丹雄鸡全骨一副（生取）、千里奔（即驴马骡修下蹄甲也，五钱）、紫降香（五两）、当归、生甘草（各一钱）、槐树枝（三十寸）：先以鸡骨，入麻油锅内微水煎枯，入后药，亦用微火煎枯去渣，二油一丹，收成膏，浸冷水中，拔去火气，不论已破未破，量大小贴之，以愈为度。兼治乳岩亦效。

乳岩

大瓜蒌一个（半生半炒），酒三钟，煎一钟，食后服。生蟹壳，砂锅内焙焦为末，每日二钱酒下，勿间断，以愈为度。橘核一两，炙存性研，分三服酒下。甘草水（洗净，二钱）、白蜡（三钱），酒煎去渣，服五七次效。圆蛤壳研末，加皂荚末少许，醋煎去火气，傅。此证初起，不痛不痒，坚硬如岩，必数年始溃，溃后难愈。始觉即用活壁蟢，以针捍住，乘活用竹纸包作小球，食后白汤下，日一服，不过数日，患处即痒，如蟢行之状，坚块自消。初起以葱白寸许，嵌入梅花点舌丹一粒，另用旋覆花三钱煎汤，和醇酒少许吞下，日服一粒，不旬而愈。

缪仲淳云：妒乳、内外吹乳、乳岩乳痈，不外阳明、厥阴二经之病，橘叶最妙。

坎洗净切薄，焙燥研末，日吃一条，酒下，约二十条效。缪德仁治验，半年以内者效。

又狗粪、东丹、独囊蒜，三味捣匀摊布上，勿用膏药令粘，贴上微痛，数日可愈。

沈按：乳岩初起，坚硬不作脓，其成也，肌肉叠起，形似山岩。病起抑郁，不治之证。方书云：桃花开时死，出鲜血者死。余见一妇患此已四年，诊时出鲜血盈盂，以为必死，日服人参钱许，竟不死。明年春，桃花大放仍无恙，直至秋分节候方毙。此妇抑郁不得志，诚是肝病。然不死于春而死于秋，何哉？岂肝病有二，其太过者死于旺时，其不及者死于衰时耶？此证本属肝病，缪以坎补肾而愈，亦理之不可解者。

159.清－潜斋简效方（附医话）－王孟英－潜斋简效方－乳病

乳岩

土贝母五钱，煎服，数日可消。已破者加胡桃膈、银花、连翘各三钱，酒水煎服。溃烂已久者，用雄鼠粪、经霜土楝子（不用川楝）、露蜂房各三钱，俱煅存性，各取净末和匀，每服三钱酒下，间二日一服，即止痛收口。

160.清－潜斋简效方（附医话）－王孟英－续－瘰疬乳岩疔疮秘方

杨素园大令曰：瘰疬、乳岩二证，最称难治，余购得一秘方，屡经试验，付潜斋刊以传世。方用丹雄鸡金骨一副（生取），千里奔（即驴马骡修下蹄甲也，五钱），紫降香（五两），当归、生甘草（各一钱），槐树皮（三十寸）。上六味，以鸡骨入麻油锅内，微火煎枯，入后药，亦用微火煎枯，去渣，二油一丹收成膏，浸冷水中，拔去火气，不论已破未破，量大小贴之，以愈为度。又一治面疔方甚简效：活（鱼脊）鱼一尾，杵烂，入研细辰砂拌匀，围之火即渐散，渐微渐小，其疔自拔，百试百中。

胡季权令正，许子双之女弟也。初于乙巳患乳房结核，外科杂投温补（此乳岩之渐也，岂有用补之理），核渐增而疼胀日甚，驯致形消汛愆，夜热减餐，骨瘘于床。孟英诊，曰：郁损情怀，徒补奚益（岂惟无益，愈增其病矣）？初以蠲痰开郁之剂吞当归龙荟丸（因误补之后，故用此丸，否则可以不必），痛胀递减，热退能餐，月事乃行。改投虎潜加减法，服半年余而起。凡前后计用川贝母七八斤，他药称是。今春因哭母悲哀，陡然发厥，与甘麦大枣加龙、牡、龟、鳖、磁砟、金箔、龙眼而安。

161.清－医方简义－王清源－卷六－乳痈乳岩

乳痈乃乳房肿硬，乳管闭塞不通，数日之外，必焮肿作脓。初起必寒热往来，病在足少阳足阳明二经，宜通络破滞。古人每用逍遥散治之。往往绵延不愈，甚至溃烂。余自制芎归疏肝汤治之，靡不应手取效。未溃者即消，已溃者即脓矣。至于乳岩一症，室女寡妇居多，何也，因室女寡妇，最多隐忧郁结，情志不舒，日久血分内耗，每成是症。初起如梅核状，不痛不移，积久渐大，如鸡蛋之状，其硬如石，一致溃烂，形如破榴，内溃空洞，血水淋漓，有巉岩之象，故名乳岩。病在脾肺胆三经，血气两损，最难治疗。治之愈早愈妙，宜归脾汤、逍遥散二方，始终守服，切勿求其速效。庶乎十救其五。如致溃烂，则不治矣，慎之戒之。

芎归疏肝汤（自制）：并治乳痈乳岩，凡胎前不宜。

川芎（二钱）、当归（四钱）、制香附（二钱）、炒青皮（一钱）、王不留行（三钱）、延胡（三钱）、蒲公英（二钱）、鹿角霜（二钱）、麦芽（三钱，炒）、柴胡（二钱）、漏芦（一钱）、夏枯草（二钱）。

加路路通四个，枇杷叶五片，去毛，水煎，入酒少许冲。

逍遥散（见调经门）：治乳岩初起，并治乳痈已愈。

归脾汤（见心经症）：治乳岩初起。

香附饼：并治乳痈乳岩初起者。

香附（一两）、麝香（二分）。共研细末，另用蒲公英二两，酒煎去渣，以酒调药末，乘热敷于患处可也。

162.清－潜斋医话－王士雄－乳病

乳岩

土贝母五钱煎服，数日可消。已破者，加胡桃膈、银花、连翘各三钱，酒水煎服。

溃烂已久者，用雄鼠粪、经霜土楝子（不用川楝子）、露蜂房各三钱，俱煅存性，各取净末和匀，每服三钱酒下，间二日一服，即止痛收口。

乳痈乳疽乳岩

乳房属阳明胃，乳头属厥阴肝，此证皆由肝气郁结，胃火壅滞而成，俱生于乳房，红肿热痛者为痈，十余日脓成，若坚硬木痛者为疽，月余成脓。凡四十岁以前易治，五十内外者难痊，因阳明、厥阴两经之气血渐衰耳。初起速宜用隔蒜灸法，不可妄用针刀。至若因肝脾两伤，气郁凝滞，乳房结核，初如枣栗，渐如棋子，虽不热痛，亦速当外用灸法，内服补剂，否则年深日久，始则肿痛，继则腐烂，深如岩壑，谓之乳岩，不可治也。惟于始生患者，即能清心涤虑，静养调理，速求善治，庶可回春。

连翘金贝煎（方见前吹乳）：此方无论乳痈、乳疽、乳岩，凡初起，俱可服。

复元通气散：此方无论乳痈、乳疽、乳岩，凡初起肿硬不消，皆由毒气壅塞，俱宜服，通气散毒。

青皮、陈皮（各三钱）、瓜蒌子（去壳捶油）、穿山川（炒捣，各三钱）、金银花、连翘（各一钱半）、生甘草（七分，炙）、甘草（七分），水七分，酒三分，煎服。

托里透脓汤：此方无论乳痈、乳疽、乳岩，并诸毒服药不散肿，患处内觉时时跳动，势将溃脓者，宜服。

生黄芪（三钱）、当归（二钱）、人参、白术（炒）、穿山甲（炒捣）、白芷（各一钱）、皂角刺（一钱半）、升麻、甘草节、青皮（各五分），水煎服。

大凡乳症，无论乳吹、乳痈、乳疽、乳岩，一切等病，若溃后久不愈者，惟宜培补气血，或十全大补汤、八珍汤、归脾汤，择其宜而用之。

一妇，两乳皆患乳岩，两载如桂圆大，从未延医。因子死悲哭发威，形大如杯，以五通、犀黄丸，每日早晚轮服，九日全消。又，男子乳亦患，因邻送鲫鱼膏贴上，两日发大如拳，色红始来。令其揭下，与服阳和四剂，倘色转白可救。色若仍红，无救矣。四日，患色仍红，哀恳求治，以犀黄丸、阳和汤轮服，服至十六日，四余皆消，独患顶溃，用蟾拔毒三日，半月收功。

163.清－外科全生集－王维德－卷四－煎剂类

阳和汤：治鹤膝风，贴骨疽，及一切阴疽。如治乳癖乳岩，加土贝五钱。

熟地（一两）、肉桂（一钱，去皮，研粉）、麻黄（五分）、鹿角胶（三钱）、白芥子（二钱）、姜炭（五分）、生甘草（一钱），煎服。

马曰：此方治阴症，无出其右，用之得当，应手而愈。乳岩万不可用。阴虚有热及破溃日久者，不可沾唇。

千金内托汤：治乳岩溃者，并治一切溃烂红痈，最效。阴症忌服。

党参（或用人参）、黄芪、防风、官桂、川朴、白芷、川芎、桔梗、当归、生甘草，分两随时斟酌，煎服。

犀黄丸：治乳岩、横痃、瘰疬、痰核、流注、肺痈、小肠痈等症。

犀黄（三分）、麝香（一钱半）、乳香、没药（各去油，各一两，各研极细末）、黄米饭（一两），捣烂为丸，忌火烘，晒干，陈酒送下三钱。患生上部，临卧服；下部，空心服。

马曰：犀黄丸久服必损胃气，有虚火者勿宜，肺痈万不可用，乳岩、瘰疬、痰核等症亦不宜用。

小金丹：治一应流注、痰核、瘰疬、乳岩、横痃、贴骨疽、善痞头等症。

白胶香、草乌、五灵脂、地龙、木鳖（各一两五钱，俱为细末）、乳香、没药（各去油）、归身（俱净末，各七钱半）、麝香（三钱）、墨炭（一钱二分），亦各研细末，用糯米粉一两二钱，同上药末，糊厚，千槌打融为丸，如芡实大，每料约二百五十粒，临用陈酒送下一丸，醉盖取汗。如流注将溃及溃久者，以十丸均作五日服完，以杜流走不定，可绝增入者。如小儿不能服煎剂，以一丸研碎，酒调服之，但丸内有五灵脂，与人参相反，断不可与参剂同服也。

洞天救苦丹：治一应久烂不堪，并瘰疬、乳痈、溃烂不乳岩堪者。

有子蜂窠（露天者佳）、尖鼠粪、楝树子（立冬后者佳）、青皮（各等分），炙研细末，每服三钱，陈酒送下，隔二日再服，愈。

马曰：此丹治藜藿之辈则可，然溃烂不堪者，亦不相宜。

164.清－外科全生集－王维德－卷一－阴症门

乳岩

初起乳中生一小块，不痛不痒，症与瘰疬恶核相若，是阴寒结痰，此因哀哭忧愁，患难惊恐所致。其初起以犀黄丸，每服三钱，酒送，十服痊愈。或以阳和汤加土贝五钱煎服，数日可消。倘误以膏贴药敷，定主日渐肿大，内作一抽之痛，已觉迟治，若皮色变异，难以挽回。勉以阳和汤日服，或以犀黄丸日服，或二药每日早晚轮服，服至自溃，用大蟾六只，每日早晚取蟾破腹连杂，以蟾身刺孔，贴于患口，连贴三日，内服千金托里散，三日后接服犀黄丸。十人之中，可救三四。溃后不痛而痒极者，断难挽回。大忌开刀，开则翻花最惨，万无一活。男女皆有此症。

马曰：乳岩乃心肝二经，气火郁结，七情内伤之病，非阴寒结痰，阳和汤断不可服，服之是速其溃也，溃则百无一生。惟逍遥散最为稳妥，且犀黄丸内有乳香、没药、麝香，辛苦温燥，更当忌投。

阴疽用膏议

凡患一应色白大小等疽，忌用洞天膏贴、嫩膏敷，用则寒凝愈结。最忌用千捶膏、鲫鱼膏贴，盖此二膏内，皆有巴豆、蓖麻，贴则被其提拔助成。每见横痃、乳岩，贴至致命。孕妇贴则堕胎。凡诸疽溃后，宜贴阳和解凝膏。

乳岩起于肝郁，郁久化火掣痛，姜桂必不宜服。

165.清－外科全生集－王维德－自序

明代刘诚意伯言：药不对症，枉死者多。余曾祖若谷公《秘集》云：痈疽无一死症。而诸书所载，患生何处，病属何经。故治乳岩而用羚羊、犀角，治横痃而用生地、防己，治瘰疬、恶核而用夏枯、连翘。概不论阴虚阳实，惟多用引经之药，以致乳岩、横痃，患成不救；瘰疬、恶核，溃久转怯。竟不知为引经之药所误，反诿咎于白疽本不可救，不亦谬欤！夫红痈乃阳实之症，气血热而毒滞；白疽乃阴虚之症，气血寒而毒凝，二者俱以开腠理为要。腠理开，红痈解毒即消，白疽解寒立愈。若凭经而不辨症，药虽对经，其实背症也。世之患阴疽而致毙者颇多，苟其阴阳别治，何至有死症乎？余曾祖留心此道，以临危救活之方，初起立消之药，一一笔之于书，为传家珍宝。余幼读之，与世间诸书迥别。历症四十余年，临危者救之，初起者消之，痛痒者止之，溃烂者敛之，百治百验。凭经治症，天下皆然；分别阴阳，惟予一家。是以将祖遗秘术，及予临症将药到病愈之方，并精制药石之法，尽登是《集》，以待世之留心救人者，依方修合，依法法制，依症用药，庶免枉死。使天下后世，知痈疽果无死症云尔。

（时乾隆五年，岁在庚申仲春朔日。洞庭西山王维德洪绪氏书）

于，木郁不达，乳房结核坚硬，胸胁气撑，腰脊疼痛。气血两亏，郁结不解，论其内证，即属郁劳；论其外证，便是乳岩。皆为难治。

党参（三钱）、香附（二钱）、川贝（二钱）、当归（三钱）、白芍（二钱）、青皮（钱半）、橘核（三钱）、狗脊（三钱）、杜仲（三钱）、砂仁（五分）。

［诒按］论病简洁老当。

二诊：乳岩肝郁也。呕而不纳，脾胃弱也。胸、胁、背、腹气攻作痛，元气亏，脾胃弱，木横无制也。《经》云：有胃则生，无胃则死。安谷者昌，绝谷者亡。勉拟一方，以尽人事而已。

川连（五分，吴萸三分拌炒）、盐半夏（钱半）、东白芍（二钱）、火麻仁（三钱）、朱茯神（三钱）、金橘叶（数片）、人参（一钱，另煎冲）。

三诊：前方加炙黑草五分、乌梅肉三分。

另金橘饼，过药。

曹，营虚肝郁，气结不舒，乳房结核，坚硬如石，此乳岩之根也。消之不易，必须畅怀为佳。用缪氏疏肝清胃法。

当归（三钱）、川石斛（三钱）、川楝子（三钱，炒打）、白芍（一钱半）、大贝母（三钱）、甘草（四分）、茜草（一钱）、山慈菇（五钱）、昆布（一钱半，洗淡）、制没药（五分）、乳香（五分）。

二诊：前方化块软坚，此方养营舒郁，宜相间服之。

党参（三钱）、归身（一钱半，酒炒）、白芍（一钱半）、石决明（五钱，打）、茯神（三钱）、炒枣仁（三钱）、远志肉（五分，甘草汤制）、刺蒺藜（三钱）。

丸方：川楝子（一钱，炒）、当归（一钱，酒炒）、两头尖（一两，炒）、制首乌（一两，炒）、带子露蜂房（三钱，炙），共研末蜜丸，每服三钱，开水下。

另附乳岩丸方：党参（三两）、熟地（四两）、白芍（三两）、归身（二两）、茯神（三两）、枣仁（三两，炒）、阿胶（二两）、冬术（三两）、香附（三两）、茜草炭（三两）、山药（四两）、陈皮（一两）、丹皮（二两）、沙苑子（三两）、山慈菇（三两），共为末，用夏枯草半斤，煎极浓汁一大碗，滤去渣，将汁再煎滚，调下真藕粉四两为糊，和上药末，捣为丸，每朝服五钱，建莲、红枣汤送下。

166.清－外科证治秘要－王旭高－第三十一章乳癖、乳痰、乳岩、乳痈、烂皮乳痈、乳疽、内吹、乳头风

乳癖

乳头属肝，乳房属胃。乳中结核不痛，无寒热，皮色不变，其核随喜怒为消长者，为乳癖。

治法：宜逍遥散去姜、薄，加瓜蒌、半夏、陈皮。

乳痰

即乳癖之大者。初起不痛，后渐痛疼发热，成脓穿破。此名乳痰，即乳岩之根也。治法与上大段相同。

乳岩

初起与乳痰、乳癖大略相同。或半载一年，或两三载，渐长渐大，始生疼痛。日后肿如堆栗，或如覆杯，色紫气秽，渐渐溃烂，疼痛连心，出血腥臭，并无脓水。此属绝证，十中可救一活。

治法：初起逍遥散、归脾汤、益气养营汤。

乳房之证，有肝郁乳痈，其色白；有火毒乳痈，其色即红。又有乳癖，在乳旁，或大或小，随喜怒为消长。又有乳痰，如鹅卵大，在乳房之中，按之则硬，推之则动者是也。若推之不动，钉着于骨，即属乳岩，难治。

167.清－绛雪园古方选注－王子接－下卷女科－定岩散

猰鼠粪（三钱，两头尖）、土楝实（三钱，经霜有核者佳，不用川楝）、露蜂房（三钱）。

上煅存性，各取净末三钱，和匀，每服三钱，酒下，间两日一服。

定，止也，溃岩服之，痛定而烂止也。猰鼠粪性主走阴，专入厥阴血分，通经下乳。楝实用土者，取其微苦力薄，走中焦乳间泄热，不似川楝力厚，直行下焦。露蜂房入阳明经，驱肝经风毒犯胃，有收敛之性。凡外疡之毒根在脏腑者，非此不愈。故乳岩

溃烂经年，仅存内膜者，服之痛止脓干，收敛口合。此方传自江西，允称神异。

168.清－绛雪园古方选注－王子接－下卷女科丸方－疏肝清胃丸

夏枯草、蒲公英、金银花、漏芦、橘叶、甘菊、猵鼠粪、紫花地丁、贝母、连翘、白芷、山慈菇、瓜蒌实、炙甘草、广陈皮、茜根、乳香、没药。

上法制，等分为末，另用夏枯草煎膏为丸，每服五钱，开水送。

乳岩发于乳中，按《胃经循乳穴歌》云：乳中正在乳头心，次有乳根出乳下。又《肝经循乳穴歌》云：循本经之章门，至期门之所，挟胃属肝。故前贤皆以忧思郁怒，积气于肝胃两经，而成乳岩。第方书治法虽多，不失之峻补，则失之峻攻，惟仲醇制硫肝清胃丸，虽平淡无奇，却有深中肯綮之妙。夏枯草入厥阴，解郁热，散结气。蒲公英一名黄花地丁，入阳明，散热毒，消痈肿，二味为君。金银花入阳明，散热消乳肿，甘菊清风热，益肝阴。鼠粪入阴解热，紫花地丁透乳消肿，茜根行血通经，贝母开郁结，消乳痈，凡此六者，皆入肝经。连翘清客热，消肿毒，白芷散血热、攻乳癖，山慈菇攻毒散结，瓜蒌实降火涤痰，甘草和胃消痈，陈皮和胃破结，凡此六者，皆入胃经。共十二味为佐。乳香活血，没药散血，皆能止痛消肿，二味为使。再复以夏枯草煎膏为丸者，其义重在通阳化阴，流通血脉，乳癖自散。实遵《经》言肝欲散、胃喜通之旨。较之世人以乳痈为实，乳岩为虚，泥于参术以滞其气者，其用意远矣。

169.清－雪堂公医学真传－魏瑶－卷二－妇女杂病歌

乳房红肿坚若苞，牙皂辛葱白芷梢，饮汤用渣敷外面，或用韭蚯调醋包（此治乳肿）。若系乳痈青皮散（此治乳痈），乳吹皂蛤（散）用何惮（此治乳吹）。垂出数寸名乳悬，甘草末服可解难（此治乳悬）。乳少猪脚（汤）闭丝瓜（子散，此治乳少乳闭），蟹壳（散）乳岩日日爘（此治乳岩）。产中伤胯补胯（散）茹，经月常服勿令疏（此治伤胯）。阴门翻突状如饼，补中（益气）汤用丹栀领（此治阴门翻出）。阴痒难忍必有虫，肝经湿热郁火攻，紫丹归芍梅苓（苍）术，葱煎鸡子纳阴中（此治阴痒）。又闻阴挺若芝菌，俗名茹疾归脾（汤）饮，洗以芎归（汤）敷藜芦（散），红白茄根白薇（汤）引（此治阴挺）。交接出血肝脾伤，不离逍遥（散）归脾汤，肉桂原皆可益入，或以八味（丸）补真阳（此治交接出血）。

乳岩乳疬

败龟板煅存性，每服三钱，糖拌好酒，送下尽醉即消。

乳岩证治

《心悟》云：乳岩初起，内结小核如棋子，不赤不痛，积久渐大，崩溃形如熟榴，内溃深洞，血水淋沥，有巉岩之势，故曰乳岩。此属脾肺郁结，气血亏损，最为难治。初起若用八味逍遥散（见郁病）、加味归脾汤（即归脾汤去木香、加栀仁、丹皮），二方间服，亦可内消。及病势已成，虽有卢扁，实难为力，但当确服前方补养气血，亦可延生。若妄用行气破血之剂，是速其危也。

舒驰远曰：乳岩由脾胃素虚，痰饮停积，协邪郁之气，而胶结乳下成核。此属在气分，不可兼用血分之药，如流气饮等方皆无用。法主理脾涤饮，开郁散结，方用六君子加石菖蒲、远智、白蔻、南星，虚寒者更加姜、附。

十六味流气饮：治乳岩。当归、白芍、人参、黄芪（二钱）、川芎、防风、苏叶、白芷、枳壳、桔梗（一钱）、槟榔、甘草（五分）、乌药、厚朴、官桂、木通（八分）。每五钱，水煎服。外以木香、生地捣饼，以热气熨之。

黑大豆：甘寒，色黑。属水似肾，肾之谷也（豆有五色，各入五脏），故能补肾镇心（肾水足则心火宁），明目（肾水足则目明），利水下气（古方治水肿，每单用，或加他药），散热祛风（炒熟酒沃饮其汁，治产后中风危笃，及妊娠腰痛，兼能发表。《千金》云：一以去风，一以消血结），活血（《产书》云：熬令烟绝，酒淋服，下产后余血）解毒（苏颂曰：古称大豆解百药毒，试之不然，又加甘草，其验乃奇），消肿止痛。捣涂一切肿毒，煮食稀痘疮。紧小者良（小者名马料豆，每晨盐水吞，或盐水煮食，补肾）。畏五参、龙胆、猪肉，忌厚朴（犯之动气）。得前胡、杏仁、牡蛎、石蜜、猪胆汁良。《求真》云：黑大豆味甘性平，色黑体润，形象似肾，本为肾谷，而黑豆则尤通肾，加以盐引，即直入也。服此力能补肾，故令人泽肌补骨，止渴生津。又能入肾去水，故身面浮肿、水痢不止、痘疮湿烂，得此则消；又能制风，故头项强痛、卒中失音，得此则除；又能下气，故脚气攻心、胸肋卒痛，服之则效；又能解热，故热毒攻眼；乳岩发热，服之则愈；又能活血解毒，故治便血赤痢、折伤堕坠、风毒疮疥、丹毒蛇虫，加甘草，则解百药毒。然体润性壅，多服令人身重（时珍曰：豆有五色，为黑豆属水，性寒属肾。藏器曰：大豆生平，炒食极热，煮食甚寒，作豉极冷，造酱及生黄卷则平，牛食之温，马食之冷。一体之中，用之数变）。

乳中结核

乳房结核坚硬，小者如梅，大者如李，按之不移，推之不动，时时隐痛，皮色如常，由肝脾二经气郁结滞也。形势虽小，不可轻忽。若耽延日久不消，轻成乳劳，重成乳岩，慎之。初起气实者，宜清肝解郁汤（见后）；气虚者，宜香贝养荣汤（见瘰疬）；郁结伤脾，食少不寐者，宜归脾汤（见血门）。外用木香饼（见后）灸法，消之甚效。

乳岩

由肝脾两伤，气郁凝结而成。自乳中结核，初起如枣栗，渐如棋子，无潮热恶寒，始觉大痛，牵引胸腋，肿如覆碗，坚硬形如堆栗，高凸如岩，顶透紫色光亮，内含血丝，先腐后溃，污水时津，有时涌冒臭血，腐烂深如岩壑翻花，突如泛莲，疼痛连心。若复因急怒，暴流鲜血，根肿愈坚，其时五脏俱衰，即成败证，百无一救。果能清心涤虑，静养调理，初宜神效栝楼散（见后），次宜清肝解郁汤（见后），外贴鲫鱼膏（见后），其核或消。若反复不应，疮势已成，不可过用克伐，致损胃气，宜香贝养荣汤（见瘰疬）；或心烦不寐，归脾汤（见血门）；潮热恶寒，逍遥散（见后），稍可苟延。如于肿核初起时，即加医治，用豆粒大艾炷，当顶灸七壮，次日起疱，挑破，用三棱针刺入五六分，插入冰螺散（见后）捻子，外用纸封糊至十余日，其核自落。外贴绛珠膏、生肌玉红膏（俱见痈疽外治），内服舒肝养血理脾之剂，生肌敛口，自愈。

鲫鱼膏（季芝）：治乳岩。活鲫鱼肉、鲜山药（去皮，等分），捣如泥，加麝香少许，涂核上。觉痒极，勿搔动，隔衣轻轻揉之。七日一换，旋涂即消。

冰螺捻：治乳岩。硇砂（二分）、大田螺（五枚，去壳，线穿，晒干）、冰片（一分）、白砒（一钱二分，面裹煨热，去面用砒），将螺肉切片，同白砒研末，再加硇砂、冰片，同研细，以稠末糊搓成捻子，瓷罐密收。用时将捻插入针孔，外以纸糊封贴核上，勿动。十日后，四边裂缝，其核自落。

乳痈乳岩

刘氏，产后左乳肿痛，肉色焮赤，憎寒壮热，头痛烦渴，诊两关浮大弦数。此属胆胃二腑热毒，气血壅滞而成乳痈也。即用人参败毒散以解表清热，更以神效瓜蒌散及八味逍遥散，连服二十余剂，其肿消痛止。

定氏，产后患乳疮五年，百治无效。余视右乳肿如大腕，内溃深洞，脓水不绝，皆由肝脾二脏郁怒，气血亏损，故初起小核，结于乳内，积久渐大，由核而痛而岩，以致气血败坏，为难疗之疾。勉用加味归脾汤，以延岁月。

蔡氏，右乳痛肿如桃，内热晡热，胸膈不利，食少汗多，形体消瘦。余曰：脉息细微，此缘治痛过服苦寒之剂，故致肝脾受伤，气血亏损之极。亟用十全大补汤加远志、贝母，以冀渐痊，外用隔蒜灸之，以木香饼熨之，间服八珍及补中益气汤，调理半年，气血复而痛止痛消。

玉氏，左乳患疮经年，溃烂脓清，赤汁滴沥，脉弦细数。此由恼怒气血郁结，医药迟误，致成疮如岩穴。法在难治，幸年轻质赋尚壮，宜服归脾汤加丹皮、炒山栀，常以药水葱汤熨洗，搽以茅草灰药，间以神效瓜蒌散、八味逍遥散，日渐见效。嗣用八珍、十全大补等汤，调理年余，计用人参二斤，竟获全愈。

（［批］井疽。）发于胸，名曰井疽，其状如大豆，三四日起，不早治，下入腹，不治，七日死矣。（胸者，膻中之分，宗气之所居也。［批］甘疽。）发于膺，名曰甘疽。色青，其状如谷实蒜蒌，常苦寒热，急治之，去其寒热。十岁死，死后出脓。（蒜，音括。蒌，音楼。膺乃足厥阴阳明之部分。此即乳岩石痛之类也。［批］败疵。）发于肋，名曰败疵。败疵者，女子之病也。灸之，其病大痈脓，治之其中乃有生肉，大如赤小豆。剉蔆蒌草根各一升，以水一斗六升煮之竭，为取三升，则强饮厚衣，坐于釜上，令汗出至足已。（剉，麓卧切。蔆，音陵。蒌，音翘。强，上声。肋在腋之下肺肝之部分也。［批］股胫疽。）发于肌胫，名曰肌胫疽。其状不甚变，而痈脓搏骨，不急治，三十日死矣。（足少阴之毒也。）

青皮

辛、苦，温。入肝胆肺经，泻气分，破滞消坚，除痰癖胁痛，多怒久疟，结癖疝痛，乳肿。最能发汗，不宜多用。若有汗及气虚人，更忌之。丹溪曰：治乳中结核，以青皮、石膏、草节、栝楼、没药、橘叶、银花、公英、角刺，佐以酒煎，于肿核上灸三五壮，可消。久则成乳岩，不可治矣！诚斋曰：乳岩初起，如棋子大，便以青皮、人参等分末之，每日以食后酒调服方寸匕，俟消止药。或用加味逍遥散入青皮末之酒煮，丸如小麦大。每夜卧时温水服七十丸或百丸，皆验。时珍曰：柴胡疏上焦肝气，青皮平下焦肝气，并能除湿，治伤寒呃逆，唇燥生疮。醋炒、面煨、酒制，各从其宜。

170.清－质问本草－吴继志－质问本草内篇卷之三－白芷

春生苗，高五、六尺，夏开花。

白芷，释名白茝。味辛温。入阳明、太阴。主治女人带下、腰疼、乳岩、男子额痛、便淋，疯痒，疮痍，目赤，瘰疬，功效如神。按：白茝，山谷皆有，吴地更多，春生苗，叶相对婆娑。立秋后，苗枯，宜正七月采根，刮皮晒干，内润泽者佳，叶洗瘾疹、癍痧、透发甚捷。（壬寅，陆澍）

白芷，生下泽，芬芳与兰同德。长尺余，粗细不等，白色，春生，叶相对，紫色，阔三指许，花白微黄，入伏后结子，立秋后苗枯。凡采勿用四条一处生者，此名丧公藤。（壬寅，潘贞蔚、石家辰）

俗名白芷，载在《纲目》。（甲辰，戴道光、戴昌兰）

绛珠膏：此膏治溃疡诸毒，用之去腐、定痛、生肌，甚效。

天麻子肉（八十一粒）、鸡子黄（十个）、麻油（十两）、血余（五钱）、黄丹（水飞，二两）、白蜡（三两）、血竭（三钱）、朱砂（二钱）、轻粉（三钱）、乳香（三钱）、没药（三钱）、儿茶（三钱）、冰片（一钱）、麝香（五分）、珍珠（三钱）。将麻油炸血余至焦枯；加麻子肉、鸡子黄、再炸枯去渣；入蜡候化，离火少时，入黄丹搅匀，再加细药和匀，收用摊贴。

[方歌] 绛珠化腐主生肌，麻肉鸡黄油血余，丹蜡竭砂轻乳没，儿茶冰麝共珍珠。研细和匀随证用，乳岩须要入银朱（乳岩加银朱一两）。

莹珠膏：此膏治溃疡，去腐、定痛、生肌，并杨梅疮、杖、臁疮、下疳等证。

白蜡（三两）、猪脂油（十两）、轻粉（末，一两五钱）、樟冰（末，一两五钱）。先将白蜡脂油溶化，离火候温，入轻粉樟冰搅匀候稍凝；再入冰片末一钱，搅匀成膏，罐收听用。凡用先将甘草、苦参各三钱，水煎，洗净患处，贴膏。

杖疮用荆川纸摊极薄贴之，热则易之，其疔瘊即散，疼痛立止。杨梅疮加红粉二钱。顽疮、乳岩，加银朱一两。臁疮，加水龙骨三钱，或龙骨四钱。

[方歌] 莹珠膏用治溃疮，定痛生肌功效强，白蜡猪脂樟冰粉，杨顽乳杖并臁疮。

171.清－医宗金鉴12外科心法要诀－吴谦－医宗金鉴卷六十六－胸乳部

乳岩

乳岩初结核隐疼，肝脾两损气郁凝。核无红热身寒热，速灸养血免患攻。耽延续发如堆栗，坚硬岩形引腋胸。顶透紫光先腐烂，时流污水日增疼。溃后翻花怒出血，即成败证药不灵。

[注] 此证由肝、脾两伤，气郁凝结而成。自乳中结核起，初如枣栗，渐如棋子，无红无热，有时隐痛。速宜外用灸法，内服养血之剂，以免内攻。若年深日久，即潮热恶寒，始觉大痛，牵引胸腋，肿如覆碗坚硬，形如堆栗，高凸如岩，顶透紫色光亮，肉含血丝，先腐后溃，污水时津，有时涌冒臭血，腐烂深如岩壑，翻花突如泛莲，疼痛连心。若复因急怒，暴流鲜血，根肿愈坚，期时五脏俱衰，即成败证，百无一救；若患者果能清心涤虑，静养调理，庶可施治。初宜服神效瓜蒌散，次宜清肝解郁汤，外贴季芝鲫鱼膏，其核或可望消。若反复不应者，疮势已成，不可过用克伐峻剂，致损胃气，即用香贝养荣汤。或心烦不寐者，宜服归脾汤；潮热恶寒者，宜服逍遥散，稍可苟延岁月。如得此证者，于肿核初起，即加医治，宜用豆粒大艾壮，当顶灸七壮，次日起疱，挑破，用三棱针刺入五、六分，插入冰螺散捻子，外用纸封糊，至十余日其核自落，外贴绛珠膏、生肌玉红膏，内服舒肝、养血、理脾之剂，生肌敛口自愈。

季芝鲫鱼膏：活鲫鱼肉、鲜山药（去皮，各等分）。共捣如泥，加麝香少许、涂核上，觉痒极，勿搔动，隔衣轻轻揉之，七日一换，旋涂即消。

[方歌] 鲫鱼膏贴乳岩疾，肿如覆碗似堆栗，山药同研加麝香，涂于患处七日易。

冰螺捻：硇砂（二分）、大田螺（去壳，线穿晒干，五枚）、冰片（一分）、白砒（即人言。面裹煨熟，去面用砒，一钱二分）。将螺肉切片，同白砒研末，再加硇片同碾细，以稠米糊，搓成捻子，瓷罐密收。用时将捻插入针孔，外用纸糊封，贴核上勿动，十日后四边裂缝，其核自落。

[方歌] 冰螺捻消诸核疬，硇砂螺肉煨白砒，再加冰片米糊捻，乳岩坚硬用之宜。

乳岩证治

十六味流气饮、青皮甘草散。

乳岩郁怒损肝脾，流气饮归芍参芪，芎防苏芷枳桔草，槟榔乌朴桂通随。外熨木香生地饼，青皮甘草服无时。溃后不愈须培补，十全八珍或归脾。

[注] 乳岩之证，初起结核如围棋子大，不痛不痒。五七年或十余年，从内溃破，嵌空玲珑，洞窍深陷，有如山岩，故名乳岩。皆缘抑郁不舒，或性急多怒，伤损肝脾所致。宜速服十六味流气饮，其方即当归、白芍、人参、黄芪、川芎、防风、苏叶、白芷、枳壳、桔梗、甘草、槟榔、乌药、厚朴、官桂、木通。外以木香、生地捣饼，以热器熨之，且不时以青皮、甘草为末，煎浓姜汤调服。戒七情，远荤味，解开郁怒，方始能愈。若溃后久不愈，惟宜培补其气血，或十全大补汤、八珍汤、归脾汤选用之。

十全大补汤、八珍汤、归脾汤（方俱见首卷）。

又由忧思抑郁，脾气消阻，肝气横逆所致，不痛不痒，如棋子大一核，数年后方破者，名乳岩。

172.清－本草经疏辑要－吴世铠－卷四－草部下

贝母得土金之气，禀清肃之令，入心、肺经气分。阴中微阳，可升可降，阴也。色白象金而主肺。肺热生痰，或邪热所干，喘嗽烦闷，以此主之。以其辛散苦泄，专能散结除热化痰也。同郁金、橘叶、连翘、栝楼根、鼠粘子、夏枯草、山慈菇、山豆根、元参，消一切结核、乳岩、瘰疬。

山豆根

味甘、苦，寒，无毒。主解诸毒，止痛，消疮肿毒，发热咳嗽。治人及马急黄，杀小虫，解咽喉肿毒。

山豆根得土之冲气，兼感冬寒之令。甘能和毒，寒能除热，为解毒清热之上药。入散乳毒药中，能消乳岩。

夏枯草

[批] 肝虚目痛。

味苦、辛，寒，无毒。主寒热，瘰疬，鼠瘘，头疮，破癥，散瘿结气，脚肿湿痹，轻身。

夏枯草得金水之气，入肝、胆经。丹溪谓其补肝家之血，辛能散结，苦寒泄热，为治瘰疬鼠瘘之要药。

得连翘、忍冬藤、贝母、元参、薄荷、栝楼根、蓖麻子仁、甘草，治一切瘰疬有效。得蒲公英，治一切乳痈、乳岩，方具蒲公英条下。

王不留行

[批] 下乳。治疔疮。

味苦、甘，平，无毒。主金疮，止血，逐痛出刺，除风痹内寒，止心烦，鼻衄，痈疽，恶疮瘘乳，妇人难产，通血脉，利小便。

王不留行禀土金火之气，苦泄辛散，甘温行血。入足厥阴肝经，入血活血之要药。

同漏芦、贝母、穿山甲、青皮、没药、山慈菇、山豆根、栝楼根，治乳岩乳痈。同穿山甲、白芷、通草、猪蹄汁，煮服下乳。为末，和蟾酥，治疗疔疮，酒服取汁。

173.清－本草从新－吴仪洛－卷三草部隰草类－夏枯草

散结，消瘿，明目。

辛，苦，微寒。缓肝火，解内热，散结气。治瘰疬鼠瘘，瘿瘤癥坚，乳痈乳岩，目珠夜痛，（夜痛，及点苦寒药反甚者，火为阴寒所郁故尔。夏枯能厥阴之郁火）。久用亦伤胃家。

174.清－本草从新－吴仪洛－卷十果部五果山果夷果味类蓏类水果－青皮

泻肝破气，散积。

辛、苦而温。色青气烈，入肝胆气分，疏肝泻肺（凡泻气药皆泻肺）。引诸药至厥阴之分（柴胡疏上焦肝气，青皮平下焦肝气。），下饮食，入太阴之仓。破滞削坚，消痰散痞。治肝气郁积，胁痛多怒，久疟结癖（入肝散邪，入脾除痰，故清脾饮以之为君）。胸膈气逆，疝痛乳肿（丹溪曰：乳房属阳明，乳头属厥阴。乳母或因忿怒郁闷，厚味酿积，致厥阴之气不行，故窍不得出，阳明之血腾沸，故热甚而化脓；或因其子有滞痰膈热，含乳而睡，嘘气致生结核者，初起便须忍痛揉软，吮令汁透，自可消散。治法俱宜以青皮疏肝滞为主，再加石膏清胃热，栝蒌消肿，甘草节解毒。余如没药、橘叶、金银花、蒲公英、皂角刺、当归，皆可随宜用之，少佐以酒。久则凹陷，名乳岩，不可治矣）。

175.清－吴氏医方汇编－吴杖仙－吴氏医方汇编第二册－乳症

乳房属胃，而黑圈内属肝。其症不一，有怀孕而内吹者，由有小儿食乳而外吹者，有勒乳而结者，有欲断乳而太急者。初觉疼痛，即以通壳塞鼻，立消。如起肿痛，肉色赤，或憎寒热，头痛烦渴者，为乳痈，宜清胃解毒汤，热服取汗。如已溃者，须用补养气血之药。若起于黑圈。肿硬不消，亦无疼痛者，乃肝气郁滞所致，宜生何首乌一两，加青皮、柴胡平肝之剂。至于五心烦热、肢体倦瘦、月经不调、乳内结毒如茨实者，为乳栗。初起用青皮为末，以人参汤调入生姜汁细细呷之，一夜五六次，至五七日自消；再用四物汤加行经开郁之剂。若迟至日久，内毒外溃，形如岩穴，名乳岩，百无一生。

乳岩

泽兰叶（四钱）、地丁（四钱）、白及（四钱）、蒲公英（四钱）、生甘草（一钱）、木瓜（四钱）、当归（三钱），水酒各一碗，煎一中，候饥时热服。渣再煎浴乳，汗出即愈。如患重者，再一剂，痛止肿消矣。

乳岩久不愈

桦皮（烧灰存性）、油核桃（烧灰存性）、枯矾（各等分）、轻粉（减半），为末，香油调敷。

乳岩

蟹壳砂锅内炒炭，为细末，每服二钱，黄酒调服，日则良之，勿令间断，以消尽为度，神效无比。

176.清 – 女科经纶 – 萧埙 – 卷八 – 热入血室症

乳证

乳岩属忧怒抑郁肝脾气逆。

朱丹溪曰：妇人有忧怒抑郁，朝夕累积，脾气消阻，肝气横逆，遂成隐核如棋子，不痛不痒，数年而发，名曰奶岩，以疮形似岩穴也，不可治。

乳岩属肝脾郁怒气血亏损所致。

薛立斋曰：乳岩乃七情所伤，肝经血气枯槁之证，不赤不痛，内有小核，积之岁月渐大，内溃深烂，为难治。因肝脾郁怒，气血亏损故也。治法：焮痛寒热初起，即发表散邪，疏肝清胃为主，宜益气养荣汤、加味逍遥散，可以内消。若用行气破血，则速其亡矣。

乳岩属郁气有用药法。

武叔卿曰：乳岩之病，大都生于郁气。盖肝主怒，其性条达。郁而不舒，则屈其挺然之质。乳头属厥阴，其气与痰，时累积而成结核。兹以风药从其性，气药行其滞，参、芪、归、芍补气血，枳实、乌药、木通疏利壅积，柴、防、苏叶表散，白芷腐脓通荣卫，槟榔通滞下行，官桂行和血脉。且曰木得桂而枯，为伐肝之要药。

慎斋按：已上三条，序乳岩之证也。病虽均在乳，而有痈与岩之分。痈轻而岩重，痈之来也骤，而岩之成也渐，故治痈易而治岩难。大抵痈属外感之风热，内伤之厚味，儿吮俱多；岩本于七情郁怒，脏气不平，肝脾亏损。故治岩之法，与治痈微有不同，一宜补少而泻多，一宜泻少而补多也。

薛立斋曰：大凡乳证，若患怒，宜疏肝清热；焮痛寒热，宜发表散邪；肿焮痛甚，宜清肝消毒，并隔蒜灸；不作脓，或脓不溃，补气血为主；不收敛，或脓稀，补脾胃为主；脓出反痛，或发寒热，补气血为主；或晡热内热，补血为主；若饮食少思，或作呕吐，补胃为主；饮食难化，或作泄泻，补脾为主；劳碌肿痛，补气血为主；怒气肿痛，养肝血为主；儿口所吹，须吮通揉散；若成痈，治以前法。若乳岩属肝脾二脏郁怒，气血亏损。故初起小核结于乳内，肉色如故，五心发热，肢体倦瘦，月经不调，加味归脾汤、加味逍遥散、神效栝蒌散，多服自消。若迁延日久渐大，岩色赤，出水，腐溃深洞，用前归脾汤等药可延岁月。若误攻伐，则危殆矣。

慎斋按：已上一条，序治乳痈乳岩之大法也。世医治乳痈乳岩，不过寒凉清火，破气消瘀。岂知病之成也，原于肝胃亏损，荣卫不能运行所致。唯立斋惓惓于扶持脾胃，补气养血为主，戒人不可诛伐太过，以致夭枉，垂训之意深矣。

177.清－救生集－虚白主人－卷三－妇人门

乳岩
此病先因乳中一粒如豆大，渐渐大如鸡蛋，七八年后方破，破则难治，宜急服此药。生蟹壳锅内焙焦，要用砂锅佳，为末。每服二钱，酒调下，日日服之，不可间断。
又方：用瓜蒌一个（半生半炒），酒二杯，煎一杯。食后服。

乳岩已破
荷叶蒂七个（烧灰存性），研末。酒下。
又方：川贝母、核桃隔、金银花、连翘各三钱，酒水煎服。
乳岩已破方：当归、川芎、白芍（酒炒）、白术（土炒）、茯苓、陈皮、法半夏、砂仁（炒）、香附（炒）、川芎（姜汁炒）各一钱，甘草三分。生姜引，煎服。

178.清－外科选要－徐恵銈－卷五－乳岩

冯楚瞻曰：妇人有忧怒抑郁，朝夕积累，脾气消阻，肝气横逆，气血亏损，筋失荣养，郁滞于痰，结成隐核，不赤不痛，积之渐发，数年渐大，内溃深烂，名曰乳岩，以其疮形似岩穴也，慎不可治。此乃七情所伤，肝经血气枯槁之证。治法：焮痛寒热初起，即发表散邪，疏肝之中兼以补养气血之药，如益气养荣汤、加味逍遥散之类，以风药从其性，气药行其滞，参芪归芍补气血，乌药木通疏积利壅，柴防苏叶表散，白芷腐脓通荣卫，肉桂行血和脉。轻者多服自愈，重者尚可苟延。若以清凉行气破血，是速其亡也。

胡公弼曰：乳岩，乃性情每多疑忌，或不得志于翁姑，或不得意于夫子，失于调理，忿怒所酿，忧郁所积，厚味酿成，以致厥阴之气不行，阳明之血腾沸，孔窍不通，结成坚核，形如棋子，或五七年不发，有十余年不发者。或因岁运流行，或因大怒触动，一发起烂，开如翻花石榴。凡三十岁内血气旺者，可治；四十以外，气血衰败者，难治。

内消乳岩、乳癖方：将壁上活壁蟢，用针扦住，乘活以竹纸包如小毬，食后白汤吞下。每日服一次，不过数日，乳内即痒，如蟢蛛走状，其核渐消。

又方：生蟹壳，砂锅内炒脆，磨极细末，热酒调服二钱，或打糊为丸，每服三钱，酒下，不可间断，消尽为止。

乳吹乳痞乳岩，并一切无名大毒：黄牛大角内嫩角（火煅存性、一两），鹿角（火焙黄色、八钱），枯白矾（三钱）。

和研极细末，热酒调服三钱。

179.清－医方丛话－徐士銮－卷八－论乳

女人产育，哺养以乳。乳之体居经络气血始终之间也。盖自寅时，气始手太阴肺经，出于云门穴，在乳上，阴阳继续以行周十二经，至丑时归于足厥阴肝经，入于期门穴，期门在乳下。出于上，入于下，肺领气，肝藏血，乳正居于其间也。

余阅《验方新编》载论乳岩一证，谓不易治，观此则益知所以不易治也。

180.清－外科证治全书－许克昌、毕法－卷三－乳部证治

乳岩

乳岩者，于乳房结成隐核，大如棋子，不痛不痒，肉色不变。多由忧郁患难惊恐，日夕积累，肝气横逆，脾气消沮而然。积二三年后，方成疮陷，以其形嵌凹，似岩穴之状，故名岩，至此则不可救矣。须于初起时用犀黄丸，每服三钱，酒送下，十服即愈。或用阳和汤加土贝母五钱，煎服数剂，即可消散。如误服寒剂，误贴膏药，定致日渐肿大，内作一抽之痛，已觉迟治。再若皮色变紫，难以挽回，勉以阳和汤日服，或犀黄丸日服，或二药早晚兼服，服至自溃而痛，则外用大蟾六只，每日早晚取蟾破腹连杂，将蟾身刺数十孔，贴于患口，连贴三日，内服千金托毒散，三日后，接服犀黄丸、十全大补汤，可救十中三四。如溃后不痛而痒极者，无一毫挽回，大忌开刀，开刀则翻花，万无一活，男女皆然。

181.清－外科证治全书－许克昌毕法－卷五－通用方

犀黄丸

治乳岩、瘰疬、痰核，横痃、流注、肺痈、肠痈等证。

于醒消丸内去雄精加犀黄三分，如前法为丸。每服三钱，热陈酒送下。患生上部临卧服，下部空心服。

紫元丹

治一切阴疽、阴发背、失荣、乳岩、恶核、石疽、贴骨、流注、龟背、痰核等证。凡初起皮色不异，或微痛或不痛，坚硬漫肿，俱可用此消之。

当归、独活、红花、羌活、秦艽、穿山甲（焙）、川断、僵蚕（生）、牛膝、延胡索、川郁金、香附、苍术、杜仲、川乌（姜汁制）、草乌（姜汁制）、麻黄（去根节，炒）、制乳香、制没药、全蝎（各一两）、骨碎补（四两，去毛炒）、蜈蚣（十条，炙）、蟾酥（五钱，酒化拌药，共为细末）、番木鳖（一斤半，麻黄、绿豆煎水浸透，去皮心，入麻油内煎老黄色取起，拌土炒筛，去油另为末）。

将制过木鳖末同前药末各半对和，水法跌为丸。每服八分，身弱者五六分，临卧热陈酒送下，出汗避风。如冒风发麻，姜汤、热酒可解。服法每间一两日再服。凡红肿痛毒及孕妇忌此。

小金丹

治一切阴疽、流注、痰核、瘰疬、乳岩、横痃等证。

白胶香、草乌、五灵脂、番木鳖（另有制法）、地龙（各一两五钱，末）、乳香（去油）、没药（去油）、归身（各七钱五分，末）、麝香（三钱）、墨炭（一钱二分。即陈年锭子墨，略烧存性研细）。

上各末秤足，共归一处和匀，用糯米一两二钱研粉为厚糊，和入诸末，捣千槌为丸，如芡实大。此一料约为二百五十丸，晒干固藏。临用取一丸布包，放平石上隔布敲细入杯内，取好酒几匙浸药，用小杯合盖，约浸一二时，以银物加研，热陈酒冲服，醉盖取汗。凡流注等证初起，服消乃止。如成脓将溃、溃久者，当以十丸作五日早晚服，杜其流走，庶不增出。但方内五灵脂与人参相反，不可与有参之药同日服。孕妇忌此。

182.清 – 得配本草 – 严西亭 – 卷七 – 木部（乔木类二十七种）

土楝子

微苦，寒。泄阳明、厥阴之邪热。专主中焦乳病。

配猹鼠粪、露蜂房，治已溃之乳岩。配红枣，煮汁常饮，治未溃之乳岩。

根白皮

苦，寒。微毒。主杀虫，利大便。

183.清 – 循经考穴编 – 严振 – 循经考穴编上 – 足阳明之经

若夫不得夫与舅姑，忧怒抑郁，脾气消沮，肝气横逆，遂成结核，不痛不痒，十数年后，溃为疮陷，名曰乳岩，以疮形凹嵌，有如岩穴也，不可治矣。

184.清 – 胎产心法 – 阎纯玺 – 卷之下 – 乳岩论

妇人乳岩一证，原非产后之病，但乳岩、乳痈，皆疮生乳房，治此证者，混同施治，误世不小，不得不分别论明也。其乳痈起于吹乳之一时，非同乳岩，由气血亏损于数载，始因妇女或不得意于翁姑夫婿，或诸事忧虑郁遏，致肝脾二脏久郁而成。初起小核，结于乳内，肉色如故，如围棋子大，不痛不痒，十数年后方成疮患。烂见肺腑，不可治矣。故初起之时，其人内热夜热，五心烦热，肢体倦瘦，月经不调，宜早为治疗。益气养荣汤、加味逍遥散，多服渐散。气虚必大剂人参，专心久服，其核渐消。

若服攻坚解毒伤其正气，必致溃败。多有数年不溃者最危，溃则不治。周季芝云：乳癖、乳岩，结硬未溃，以活鲫鱼同生山药捣烂，入麝香少许，涂块上，觉痒极，勿搔动，隔衣轻轻揉之。七日一涂，旋涂渐消。若荏苒岁月，以致溃腐，渐大类岩，色赤出水，深洞臭秽，用归脾汤等药，可延岁月。若误用攻伐，危殆迫矣。曾见一妇，乳房结核如杯数年，诸治不效，因血崩后，日服人参两许月余，参尽二斤，乳核霍然。此证有月经者尚轻，如五六十岁无经者，不可轻易看也。

185.清－弄丸心法－杨凤庭－卷八－乳岩

妇人乳岩与乳痈不同，初起时在前根下，内结小核，或如鳖棋，不赤不肿，不痛不痒，人多忽之，久至渐大，巉岩崩破如熟榴，或内溃深洞，此时六脉沉涩，坐卧不安。盖因忧思伤心脾，郁怒伤肝胆之所致。急用逍遥散以开郁行其血，后用归脾汤，每日三服，庶可全愈。若既溃之后，脓血淋沥，六脉沉数无力，此系不治之症。无已先用养荣汤，加参、芪、夏枯草，服至十数剂。若浓血少减，疮势稍平，即用十全大补汤，重加附子，尤妙。

186.清－本草述钩元－杨时泰－卷九－隰草部

夏枯草

生平泽。三四月茎端作穗，长一二寸，穗中开淡紫花，结子亦作穗，五月便枯，宜四月收采。寇氏误为茺蔚，不知茺蔚有臭味，而夏枯绝无。且夏枯先枯而无子，茺蔚后枯而有子，明是两物。（丹溪）

茎叶：味苦辛气寒。入足厥阴、少阳经。土瓜（即王瓜。）为之使。主治寒热瘰疬鼠瘘，破症散瘿结气，疗头疮喉肿，脚肿湿痹，补肝明目。有补养厥阴血脉之功，其退寒热，惟虚者可使。（丹溪）治目珠疼至夜则甚者极效，或用苦寒药点之反甚者尤效。夫夜与寒皆阴，此草禀纯阳之气而遇阴以化，补养厥阴血脉，故如神取效也。（全善）冬至生，夏至枯，具三阳之正体，寒水之正化。故从内达外，自下彻上，以去寒热气结，及合湿成痹也。得连翘、贝母、元参、薄荷、忍冬藤、栝蒌根、紫背天葵、蓖麻仁、甘草，治一切瘰疬有效。得蒲公英，治一切乳痈乳岩。单取数两，水煮浓汁，入生甘菊、紫地丁、忍冬藤、连翘、白及、白蔹、甘草、生地、白芷、半枝莲，消一切痈疽肿毒，止痛有神。肝虚目睛疼，冷泪不止，血脉痛，羞明怕日。

夏枯草五钱，香附一两为末。每服一钱，茶调下。时疫喉肿盛行。捣烂渍水，去渣，少加酒服。已病者速愈，未病者不染，诚退肿要药也。血崩不止。夏枯草为末，每服方寸匕，米饮调下。产后血晕，心气欲绝者。夏枯草捣绞汁，服一大盏妙。瘰疬马刀，不问溃与未溃，或日久，或成漏。用夏枯草六两，水二钟，煎七分。食远温服。虚甚者，煎汁熬膏服，并涂患处。兼以十全汤加香附、贝母、远志尤善。此味生血，乃治瘰疬之圣药也。

187.清－本草述钩元－杨时泰－卷十七－山果部

青橘皮

橘之未黄而青色者，橙皮最厚，柑皮犹厚于橘。此青橘头上破裂，状如莲瓣，其气芳烈。今人多以小柑小柚小橙伪为之，不可不辨。

极苦而辛，气温，气味俱厚。沉而降，阴也。入三焦肝胆气分，炒黑则入血分。疏肝胆，泻肺气，治胸膈气逆胁痛，左胁肝经积气，小腹疝气。（因多怒而胁下有郁积，或小腹疝疼，用以疏通。）最能发汗，（汗多者不可用）消乳肿，破积结，除疟母，（疏利肝邪，则癖自不结。）去下焦诸湿。足厥阴引经药，能引食入太阴之仓，破滞削坚，有滞气则破滞气，无滞气则损真气。（东垣）陈皮治高，青皮治低，与枳壳枳实同。（好古）若肝胆二经虚者，当先补而后用之。（丹溪）伏胆家动火惊证，用二三分。（文清）小儿消积，多用青皮，最能发汗。陈皮浮而升，入脾肺气分。青皮沉而降，入肝胆气分。一体二用，物理自然也。（濒湖）同人参、鳖甲，能消疟母。同枳壳、肉桂、川芎，治左胁痛。同人参、白术、三棱、蓬术、阿魏、矾红、山楂、红曲、木香，消痰癖气块，及一切肉食坚积。法制青皮，用青皮一斤，浸去苦味，去瓤，炼净盐花五两，炙甘草六两，舶茴香六两，用甜水一斗煮之，常搅弗令着底，候水尽，慢火焙干，勿令焦，去甘草、茴香，只取青皮，蜜收用。每食后，咀数片，安神调气，消食解酒，益胃，不拘老人小儿，皆可常服。按青皮下气最速，得数味制服，可以收下气之效，而不致破气。妇人久积忧郁，乳房内有核如指头，不痛不痒，五七年成痈，名乳岩，便不可治。用青皮四钱，水一盏半，煎一盏，徐徐服之，日一服，或用酒服。

橘叶

与柑叶同形，但橘树有刺，柑树无。

气味苦平，入足厥阴经。主导胸膈逆气，行肝气，消肿散毒，乳痈胁痛，用之行经。（丹溪）散阳明厥阴经滞气，妇人妒乳，内外吹乳岩乳痈，用之皆效。

188.清－伤寒瘟疫条辨－杨璿－卷六－本草类辨

夫药之为类多矣，治病不要求奇，神明存乎其人。下记一百八十八种，一种连及者，又四十四味，分为十二剂。人参之外，非常不用，平易之物，用须辨明。俗云，多不如少，少不如好。今人趋利若骛，以赝物欺人者皆是也，当局者不可不慎。再如苦菜（用苗五两，水十盅，煎三盅，分三次连服，治产后腹痛如锥刺，并腰脚刺痛者）、茅根、芦根、苎根、艾叶、柳叶、荫叶、柏叶、茶叶、竹叶、竹茹、槐花、榆皮、大青、小蓟、小盐。（化水洗乳岩及瘰疬极验）

189.清－经验良方全集－姚俊－卷二－乳痈

乳岩者，起初内结小核如棋子，积久渐大，崩溃有巉岩之势，故名曰乳岩。宜服逍遥散、归脾汤等药，虽不能愈，亦可延生。若妄行攻伐是速其危也。

治乳岩：此病先因乳中一粒大如豆，渐渐大如鸡蛋，七八年后方破，破则不可治矣。宜急服此药。

治乳岩已破：荷叶蒂七个，烧灰存性，研末，酒下。

又方：贝母、核桃、郁金、银花、连翘各三钱，酒水煎服。

治乳癖乳岩方（不拘老幼）：紫背天葵一味，研末，老酒冲服。渣敷患处，历试立验。

190.清－未刻本叶天士医案－叶桂－保元方案

此乳岩也，女科之最难治者。开怀怡养，斯为第一要策。药味缓图，勿戕胃气是属第二义矣。

漏芦、穿山甲、乳香、土贝、大麦芽、红花。

191.清－证治合参－叶盛－卷之十八－古今治验食物单方

田鸡，乳岩，青蛙皮烧存性，末之，蜂蜜调敷。

192.清－种福堂公选良方－叶天士－卷四－杂症

治乳岩方

此病先因乳中一粒大如豆，渐渐大如鸡蛋，七八年后方破烂，一破则不可治矣，宜急服此药。

生蟹壳数十枚，放砂锅内焙焦为末，每服二钱，好酒调下，须日日服，不可间断。

乳痈乳岩及外吹

螃蟹蒸熟，取脚上指甲，砂锅内微火炙脆，研末一两，配鹿角锉末二钱。如遇此症，用陈酒饮一杯，将药一钱或八分放在舌上，以酒送下，再饮一杯，俱食后服。

193.清－叶天士曹仁伯何元长医案－叶天士、曹仁伯、何元长－曹仁伯医案－案61

次诊：进前法，寤言已寐，眼亦有神，即结肿之处，红色减而热象缓，有病随药转之机，岂不美哉？但脉之急者虽除，而弦数之象依然。弦主肝，又主痰；数主肿，又主火。痰火交煽，肝郁内结，所以坚硬如石，有似乳岩、乳癖，而实不同者，还未能开，加之食少、腰疼、口燥、言微、腹坠，种种虚象，不一而足，正在"营既内伤，瘕复外形"之候。攻补两难，尚须养化以和之也。如能日渐向安，然后可以正方，庶。

194.清－外科备要－易凤翥－卷四方药－肿疡溃疡敷贴汇方

鲫鱼膏

治乳岩结核、坚硬疼痛。活鲫鱼去鳞刮净肉二两、新鲜山药二两共捣成膏，加麝香末二分，和匀再捣，油纸摊涂厚分许，贴患处。如觉痒极，切勿揭动，只隔衣轻揉，七日一换。

莹珠膏

猪板油（十两）、白蜡（三两），入锅煎溶滤去渣，预研轻粉；樟脑细末（各两半）、煅龙骨末（四钱）、冰片末（一钱），调匀油内，搅冷成膏听用。

贴杖疮用纸摊极薄贴之；贴臁疮，加水龙骨细末（三钱）。

杨梅溃烂，加水粉（三钱）调匀贴之；顽疮乳岩，加银朱（一两）调涂；贴下疳一切溃烂疮疡，能去腐消肿，定痛生肌。

阿魏化坚膏

贴失荣症、瘿瘤、乳岩、瘰疬结毒，初起坚硬如石，皮色不红，日渐肿大，但未破者贴此自消。

195.清－外科备要－易凤翥－卷一证治－乳部

乳岩

由肝脾两伤、气郁凝结而成。自乳中结核起，初如枣栗，渐如棋子，无红无热，有时隐痛，速宜用豆粒大艾壮，当顶灸七壮，次日起疱挑破用三棱针刺入五六分，插入冰螺散捻子（李），外用纸封糊，至十余日，其核自落，外贴绛珠膏（潜），生肌玉红膏（羽）。内服调肝理脾、舒郁化坚之剂，以免内攻。若耽延失治至年深日久，潮热恶寒，痛连胸腋，肿如覆碗，形似堆粟，高凸如岩，顶透紫色，浮起光亮，内含血丝，先腐后溃，时流污水或涌冒臭血，腐处深如岩壑，翻花突如泛莲，疼痛彻心。或复因急怒，暴流鲜血，根肿愈坚，此时五脏俱衰即成败证。若患者果能清心涤虑，静养调理，庶可施治，初宜服神效栝蒌散（来），次服清肝解郁汤（寒），外贴季芝鲫鱼膏（李），其核或可望消。若反复不应者，疮势已成，不可过用克伐峻剂，致损胃气，常服香贝养荣汤（宿）。或心烦不寐，服归脾汤（丽）。潮热恶寒，服逍遥散（丽）。外治按去腐生肌膏药汇方，稍可苟延岁月而已。

196.清－外证医案汇编－余景和－卷三－乳胁腋肋部

乳岩

浏河冯：左乳结核，积久方痛，肝郁成岩。宜襟怀宽解，庶可带病延年。姑拟益气养荣汤，以观机宜。

人参、茯苓、陈皮、川贝、当归、川芎、黄芪、熟地、白芍、桔梗、於术、甘草、制香附。

盛泽许：乳中结核多年，不疼不痒，日渐高肿，脉来细涩，左关弦甚，此乃肝脾气郁而成，难以消散。且以归脾汤常服，庶不致溃。

党参、冬术、归身、陈皮、远志、黄芪、茜草、川贝、甘草、茯苓。

嘉定林：乳疡之中，岩为难治。

党参、白芍、茅菇、川贝、归身、天葵、苏子、蒌仁、夏枯草。

枫泾许：乳岩之症，皆由情志不遂，肝脾积郁而成。现在溃烂，失血如墟，治之颇属掣肘，倘能怡养性情，即延年上策。乞灵药石，诚恐无补。

清阿胶、合欢花、枣仁、黄绢灰、金石斛、北沙参、茯神、白芍。

浒关孙：乳房为少阳行经之地，气血皆少。加以情怀失畅，气血痹郁，有形而痛。治当在络，脉涩，无寒热。非痈脓之候，恐年齿日加，必成岩症。

柴胡、佩兰、川贝、夏枯草、当归、茯苓、甘草、白芍。

吴江徐：乳岩溃腐，勉拟补益，聊作支持之计。

党参、黄芪、川贝、远志、川郁金、白芍、当归、冬术、茯苓、甘草。

常熟张：三阴疟后，两乳坚肿，此由肝脾气郁，防成岩症。

柴胡、威灵仙、归身、川石斛、白芍、制首乌、牡蛎、木槿叶。

无锡秦：乳岩多由肝脾气郁所致，不疼不痒，似乎小恙。然非轻浅之症，宜情怀宽解，庶几免溃烂之虞。

党参、枣仁、丹参、茜草、清阿胶、黄芪、川贝、续断、白芍。

荆溪俞：乳岩四十载，溃烂如墟，秽水淋漓，甚则出血。证属棘手，殊难图治，且以止血。

黄绢灰、地榆灰、陈棱灰、丝绵灰、藕节灰、蒲黄灰、艾叶灰、马尾灰、血余灰、莲房灰。

各药醋炙为末，糯米汤下。

昆山王：年已五旬，乳岩经久，不能全消。宜涤虑除烦，胜于苦口药石。

全香附、川贝、山楂核、广皮、白芍、山慈菇、当归、煅牡蛎。

乳症，皆云肝脾郁结，则为癖核；胃气壅滞，则为痈疽。乳头属肝，乳房属胃，男子乳房属肾，此乃先哲大概言也。大匠诲人，与规矩而已，况乳疡证名甚多，有群书可考。然治法之巧，在临证施治之人，余细思之，胸中所过经络甚多，其症之始，各有其源。若不知经络病因虚实，如治伤寒不辨六经，茫无头绪，聊将经络病因录之，幸乞高明指正。《黄帝内经》曰：脾之大络，名曰大包，出渊腋下三寸，布胸胁。胃之大络，名曰虚里，贯膈络肺，出左乳下，其动应衣。脾胃之大络，皆布于胸中。足太阴脾脉，络胃，上膈。足阳明胃脉，贯乳中，下膈，属胃络脾。脾胃二经之脉，皆过其间。足厥阴肝脉上贯膈，布胁肋。足少阳胆脉合缺盆，下胸中，络肝，循胁里。手厥阴心包之脉起于胸中，循胸出胁，下腋。手太阴肺脉循胃口，上膈，横出腋下。

经云：冲脉任脉皆起于胞中，任脉循腹里，上关元，至胸中。冲脉侠脐上行，至胸中而散。乳房之部位属脾胃，乳之经络属肝胆。胸中空旷之地，而行气血。心主一身之血，肺主一身之气，心肺皆在胸中。谷入于胃，以传于肺，五脏六腑皆以受气。清者为营，浊者为卫，营气行于经隧之内，卫气行于皮肤分肉之间。乳汁生于脾胃之谷气，故其味甘。疏泄主于肝胆木气，肝主疏泄是也。乳汁厚薄，主于冲任之盛衰。冲任为气血之海，上行则为乳，下行则为经，妇人哺乳则经止。男子之乳房属肾，何也？男以气为主，女以血为先。足少阴肾之脉络膀胱，其直者从肾上贯肝膈，入肺中。水中一点真阳，直透三阴之上。水不涵木，木气不舒，真阳不能上达，乳中结核，气郁，无血液化脓，比女子更甚。虽云肝病，其本在肾。鄙见治乳症，不出一气字定之矣。脾胃土气，壅则为痈。肝胆木气，郁则为疽。正气虚则为岩，气虚不摄为漏，气散不收为悬，痰气凝结为癖、为核、为痞。气阻络脉，乳汁不行，或气滞血少，涩而不行。若治乳从一气字着笔，无论虚实新久，温凉攻补，各方之中，挟理气疏络之品，使其乳络疏通。气为血之帅，气行则血行。阴生阳长，气旺流通，血亦随之而生。自然壅者易通，郁者易达，结者易散，坚者易软。再辨阴阳虚实，譬如内吹、外吹、乳痈、乳疽，属阳者多。乳岩、乳悬、乳痞、乳劳等，属虚者多。乳核、乳癖等坚硬，属气郁者多。何经之症，参入引经之药。今采四十方，皆内科手笔，平淡中自有神奇。当细心参而玩之，采以群书，加以巧思。临症操纵有权，治法自然可得。（余听鸿注。）

197.清－喻选古方试验－喻嘉言－卷四－乳病

妇人妒乳，内外吹乳，乳岩，乳疮，乳痈，用橘叶入药，皆效，以叶能散阳明厥阴经滞气也。

198.清－养生三要－袁开昌－医师箴言

钱唐吴君尚先，著有《理瀹骈文》，创用膏药，并治内外诸症。其法有五：审阴阳、察时行、求病机、度病情、辨病形，各有主膏，亦各有糁药。其脏腑之寒热相移者，则究其本始而治之。其病之兼脏腑者，则又分脏腑而治之。至妇女之经期、胎产、乳岩等症，莫不本仲景经文为用膏药之大法，益附膏方二十有一，糁药方二十有七，尝行之于江北，治效岁以万计。

199.清－绛囊撮要－云川道人－妇人科

治乳岩未破：螃蟹壳（焙焦）研细末，每服二钱，黄酒温下。隔半日再进，调气交通阴阳之法，如是行之，以消尽为度。

200.清－绛囊撮要－云川道人－外科

犀黄丸：治乳岩瘰疬，痰核流注，横痃肺痈，小肠痈，一切腐溃阴疽，神效。

乳香、没药（各一两）、麝香（一钱五分）、犀黄（三分），共为细末，取黄米饭（一两），捣烂研和为丸，如卜子大，晒干忌烘，每服二钱，热陈酒送下，患生下部，空心服，上部临卧服。

附制乳香没药法：每药一斤，用灯草心四两，摘寸段，同炒至圆脆可粉为度，扇去灯心，磨粉用。

201.清－思远堂类方大全－臧应詹－卷十五女科－乳病

一方：乳栗破，则少有生者，宜大补或可救。

四物（去地）：人参、黄芪、白术、连翘、草节，水煎。一方有青皮、瓜蒌，无白术。乳岩小破，加柴胡。

神效瓜蒌散：治乳痈，乳岩。瓜蒌（连皮，焙干研）、当归、甘草（各五钱）、乳香、没药（各二钱半），酒煎，疾甚者二服，效。

立效散：与上方间服。即上方去当归，加角刺一两六钱。

究原五物汤：治同上。瓜蒌（炒，一枚）、角刺（半烧带生）、没药（各半两）、乳香、甘草（各半两），酒煎服，止疼。

乳岩

青皮散：治乳岩初起，如鳖棋子，不疼不痒，须早服之。青皮、甘草、人参，煎汤入姜汁调，细细呷之，一日夜五六次，消已。年少妇人，只用白汤调下；又中年无夫妇人，死尤速，用葱白寸许，生半夏一枚，捣烂，茭大，绵裹，随左右患，塞左右鼻，二宿消。

十六味流气饮：治乳岩。四物（去地）、黄芪、人参、官桂、厚朴、桔梗、枳壳、乌药、木通、槟榔、白芷、防风、紫苏、甘草，水煎，临卧频服。外用痔漏门五灰膏去其腐肉。

202.清 – 本草便读 – 张秉成 – 昆虫部 – 昆虫类

露蜂房

入阳明而质毒，疗疮瘰疬宜求；味咸苦而性平，癣癞顽风可治。风虫牙痛，水漱为良；附骨痈疽，制方可采。虽《本经》可治惊痫诸邪，而服食总宜审详慎用。

（露蜂房，生山林树木间，大小不一，得雨露之气，故名露蜂房。味咸、苦，微甘、微辛，性平，有毒，入阳明经。其用无论内服、外敷，皆是以毒攻毒。去风痹、死肌，杀虫治疮，然亦只可外治。虽其功能治一切附骨、疗疽、乳岩等证，毒根连及脏腑者可用此拔之，但总属有毒之品，不必为此侥幸之图而为内服之药耳。）

203.清 – 揣摩有得集 – 张朝震 – 女科 – 通乳消肿汤

妇人吹乳、乳蛾、乳岩，积滞成块，红肿疼痛，身上发烧发冷。总属气血凝滞，服之出汗自愈。

泽兰叶（五钱）、青皮（钱半，炒）、贝母（钱半，去心）、白芷（五分）、当归（钱半）、甲珠（三分）、蒲公英（三钱）、乳香（一钱，去油）、没药（一钱，去油）、瓜蒌（钱半）、生草（一钱）、地肤子（钱半，炒），水煎温服。

204.清 – 千金方衍义 – 张璐 – 卷二十二痈肿毒方（凡六类） – 痈疽第二

地黄煎：补虚除热，散乳岩毒痈疗疽痔疾，悉宜服之方。

生地黄随多少，三捣三压，取汁令尽，铜器中，汤上煮，勿盖复令泄气，得减半，出之，布绞去粗滓，再煎令如饧，丸如弹丸许，酒服，日三，勿加，百日痈疽永不发。

205.清 – 张氏医通 – 张璐 – 卷十一 – 妇人门下

疮疡（瘰疬、结核、流注、乳痈、乳岩、阴疮）

《金匮》云，少阴脉滑而数者，阴中生疮，阴中蚀疮烂者，狼牙汤洗之。

少阴脉滑而数，热结下部也，治用狼牙煮汤。缠箸如茧，浸汤沥阴中，日四遍，以解毒杀虫，但用一味，以取专功。盖此证多患于嫠寡，证必咳逆经闭，骨蒸寒热。

凡见颊赤，中有白斑，下唇红中白点，皆阴蚀之候，虽用上法，及服降火滋阴药，终归必亡。此情志之病，非药可治，故仲景但用外法，绝不及于汤药，厥有旨哉。

胃气下泄，阴吹而正喧，此谷气之实也，猪膏发煎导之。

导之者，服之使病从小便而出，非外用导引之谓。详阴吹正喧，妇人恒有之疾，然多隐忍不言，以故方书不载，医不加察。《金匮》明言胃气不清，谷气之实，所以腹中喧响，则气从前阴吹出，如矢气之状。第用猪膏发煎之治，难于推测。近余治一仆人之妇，经闭三月，少腹痛贯彻心，而见前证不已，与失笑散一服，瘀血大下，遂不复作。又治一贵显之媳，小产后寒热腹痛，亦有前证，与炮黑楂肉、熬焦黑糖为丸，用伏龙肝煮水澄清，煎独参汤送三钱，一服结粪大下，再进瘀血续行，而前证顿止。始悟猪膏发煎，皆为逐瘀而设，虽皆未用其方，而实不离《金匮》之法也。

瘰疬

妇人瘰疬，多因忧思郁怒，伤损肝脾，累累然如贯珠，多生于耳之前后，项侧胸胁间。若寒热肿痛，乃肝经气郁而为病，不可峻用痰药，加味逍遥散。若寒热既止而核不消，乃肝经之血亦病，四物汤加白术、茯苓、柴胡、丹皮。若饮食减少，经事不调，为脾胃亏损，六君子加香附、丹皮、柴胡、当归。若初生如豆粒，附著于筋肉，色不变，而后渐大肿痛。内热口干，精神倦怠，久不消溃，乃肝脾亏损，逍遥散、归脾汤，健脾土，培肝木，切不可轻用散坚追毒之剂，误下之，必犯病禁经禁。若久溃脉浮大，邪火盛也；面色皎白，金克木也，皆难治。凡风木之病，但壮脾土，则木自不能克矣；若行伐肝，则脾胃先伤，而木反来侮土矣。

结核

妇人结核，皆因郁怒亏损肝脾，触动肝火所致。非但妇人多郁患此，则小儿胎中受母气之郁，生后至七八岁外，往往有之，多结于项侧耳前后，或发寒热，属胆经风热怒火，柴胡清肝散加钩藤、山栀以清肝火；若结于肉里，其色不变，晡热内热，属肝火血虚，加味逍遥散；或结于肢节，或累累如贯珠，其色不变，亦肝火血燥而筋挛急，小柴胡加钩藤，佐以六味丸；若时消时作，此气滞而痰结也，用归脾、六君二汤以调和脾胃之气，外用一味香附末，唾调作饼艾灸，干即易之，勿令伤肉，常灸自消。丹方治痰核，用贝母、全蝎、连皮胡桃肉各百枚，同捣蜜丸，空心日服弹子大二三丸效。又方，用羚羊角磁片刮下为末，或旧明角琉璃刮下为末尤良。每斤入贝母四两，全蝎二两，蜜丸空腹服三钱，外用皂荚肉，入鲫鱼腹中煅灰存性，蜜和醋调涂大效。

若溃而肉不腐，或肉不生，或脓水清稀，肌寒肉冷，自汗盗汗，寒热内热，面色萎黄，食少体倦，便利不调者，五脏皆虚也，但用补中、六君、益气养营等汤，调补脾胃，则各证自退。故经云，气伤痛，形伤肿。慎不可轻用行气破血之剂。

流注

妇人流注，多因忧思郁怒，亏损肝脾，以致营气不从，逆于肉里；或因腠理不密，外邪客之；或湿痰流注；或跌扑血滞；或产后恶露凝积。盖气流而注，血注而凝，或生于四肢关节，或留于胸腹腰臀，或结块，或漫肿，皆属郁火，急用葱熨法，内服益气养营汤，未成自消，已成自溃，须久服无间，自然收功。若久而肿起作痛，肢体倦怠，病气有余，形气不足，尚可调治，若漫肿微痛，属形气病气俱不足，最为难治。或不作脓，或脓成不溃，气血虚也，人参养营汤；憎寒畏寒，阳气虚也，十全大补汤；晡热内热，阴血虚也，四物加参、术；作呕欲呕，胃气虚也，六君子加炮姜；食少体倦，脾气虚也，补中益气加茯苓、半夏；四肢逆冷，小便频数，命门火衰也，八味丸；小便频数，痰盛作渴，肾水亏损也，六味丸加麦门冬；月经过期，多日不止，肝脾虚也，八珍加柴胡、丹皮。凡溃而气血虚弱不敛者，十全大补煎膏服之；久溃而寒邪凝滞不敛者，豆豉饼祛散之；其溃而内有脓管不敛者，用药腐化之。若不补气血，不节饮食，不慎起居，不戒七情，或用寒凉克伐，俱不治。

乳痈乳岩

妇人乳痈，有内吹外吹，上逆下顺之异，总属胆胃二经热毒，气血凝滞。故初起肿痛，发于肌表，肉色焮赤，其人表热发热，或发寒热，或憎寒头痛，烦渴引饮，加味逍遥散加瓜蒌霜。若至数日之间，脓成满窍，稠脓涌出，脓尽自愈。若气血虚弱，或误用败毒，久不收敛，脓清脉大，非大剂开郁理气、温补气血不能收功。丹方治乳痈初起，用蒲公英草捣汁，和陈酒服，以滓敷肿处即消；然此施于藜藿之人辄效，若膏粱七情内郁所致者，良非所宜，当用鹿角，磁锋刮屑，加麝香温酒调服。若肥盛多痰郁滞者，用橘皮摘碎如豆大，汤泡净，以飞罗面拌炒，去面为末，黑糖调二钱，醇酒服之。又方，用蟹壳煅存性，醇酒服三钱。又乳房焮肿，贝母、瓜蒌实、甘草节各三钱煎服效；已溃，加忍冬一两佳。乳岩属肝脾二脏久郁，气血亏损，故初起小核结于乳内，肉色如故，其人内热夜热，五心烦热，肢体倦瘦，月经不调，益气养营汤、加味逍遥散，多服渐散。气虚必大剂人参，专心久服，其核渐消；服攻坚解毒，伤其正气，必致溃败，多有数年不溃者最危，溃则不治。周季芝云：乳癖乳岩结硬未溃，以活鲫鱼同生山药捣烂，入麝香少许，涂块上，觉痒极，勿搔动，隔衣轻轻揉之。七日一涂，旋涂渐消。若荏苒岁月，以致溃腐，渐大类参岩，色赤出水，深洞臭秽，用归脾汤等药，可延岁月，若误用攻伐，危殆迫矣。曾见一妇乳房结核如杯，数年诸治不效，因血崩后，日服人参两许，月余参尽二斤，乳核霍然。

阴疮

妇人阴疮，乃七情郁火伤损肝脾，湿热下注。其外证，有阴中舒出如蛇，俗呼阴挺；有翻突如饼，俗呼阴菌；亦有如鸡冠，如鼠乳，亦有生诸虫，肿痛湿痒，溃烂出水，胀闷脱坠者。其内证，口干内热体倦，经候不调，饮食无味，晡热发热，胸膈不利，胁腹不调，小腹痞胀，赤白带下，小水淋沥。其治法，肿痛者，四物加柴胡、山栀、丹皮、胆草；湿痒者，归脾汤加山栀、柴胡、丹皮；淋沥者，龙胆泻肝汤加白术、丹皮；溃腐者，加味逍遥散；肿闷脱坠者，补中益气加山栀、丹皮，佐以外治之法可也。若阴中有虫痒痛，乃肝经湿热，此惟独阴无阳，郁火内蕴所致。患此者，必骨蒸潮热，经水不调，干咳吐红，面赤声哑，虽日用开郁降火之药，多不能愈。大抵五志之病，非药可医，而失合证治尤难。外治之法，以桃仁研膏和雄黄末、轻粉，涂猪肝纳阴中，并用肥汤煎苦参洗涤，或以鲫鱼胆涂之。然旋治旋发，如菌蒂生虫，不腐不止，又有交接时辄出血作痛，此肝伤而不能藏血，脾伤而不能摄血也，多用加味逍遥散加肉桂，或归脾汤下加减八味丸自愈。

206.清－疡科纲要－张山雷－第三章疡科治疗法－第八节论外疡温养之剂

外疡非无寒病也。天寒则水泽腹坚，人血凝涩留著不行，壅而为疡，理有固然，无足怪者。然而疡病之寒，正是阴凝之气袭于络脉，非脏腑之真寒可比。故治寒之剂，温经宣络，疏而通之，一举手间，无余蕴矣。固无所用其大温大热，九牛二虎之力者也。以颐所见，外疡之宜于温养者，言之大约止有二种证候：一则脑疽背疽，寒之在于经络者也。其外形且多红肿发热，惟病发脑后，部位属阴，且太阳寒水之经，外证必寒畏风，舌必淡白无事；其湿痰盛者则多白腻厚腻，尖边亦必不红绛，脉必细涩无力；即间有浑浊而大者，则毒盛肿盛之故也，然必不能洪数滑实；亦有按之有力者，则毒势凝聚不化之徵尤为重证。治之法，其毒得化，证势少松，而脉即无力矣。其项后必牵强不利，皆寒邪之确证，于法必温经宣化，且必升举大气，通行经络（此所谓升举大气者，如川芎、羌活可以透达皮毛，使毒得外泄，非东垣补中益气之升、柴也），虽有大证，效如反掌。而昧者见其皮肤红肿，辄投凉解，则毒陷神昏，危象立见矣。一则附骨环跳之寒在筋骨者也。初起经掣酸痛，不能行动，甚者足短不伸，动则大痛，而皮肤肌肉尚未肿也。此时亦以温经散寒，通经宣络，数服必效。迨迟至数日，肉分坚肿，而病状始著，病根渐深，然脉尚细涩，舌尚白腻，仍用温化，犹可及也。更逾数日，则寒邪化热，其肿愈坚，其势愈大，脉渐转数，舌渐转红，而内欲酿脓，则用药颇费斟酌。而浅者只知是症利于温通，至此犹用一派刚燥，则催其成溃解不，久延不敛，渐为疮劳，则医者之手续费事，而病者之性命可危矣。此外则鹤膝踝疽，有寒湿症，有虚寒症，腰疽肾俞疽多虚寒症，皆可温养，甚者亦可温补；流痰流注有寒湿症，亦有虚寒症，骨槽有寒痰症，皆可相度机宜，参用温化。然热药必不可过度，过则寒必化热，助其成脓，皆药之咎，非病之变也。若夫痰核疬串，乳疽乳岩，失荣石疽诸顽症，其始坚硬异常，未始非阴寒凝结之象，然此等病源皆挟郁火，且多在阴虚之体，和血养阴犹虞不济，而论者每谓此是寒凝实症，吾以温药和之，则离光普照冰雪皆消。王洪绪阳和一汤，在彼固说得天花乱坠，几于无症不治，而近人用之，每见其弊，未见其利，慎不可辨症不清，一味盲从，不操刃而持杀人之柄也（寿颐同研友潘辅臣室人，丙辰冬月始觉左乳结核，丁巳正月自服阳和汤十六贴，日渐长大，至三月中延颐诊治，形势高突周围七八寸延至腋，下手不能，已不可为矣。其人情性安和，处境尚顺，无郁结症，而乳岩顽病竟迅速异常，至于此极，若非阳和汤，必不致此。延至七月，以渐胀裂，竟尔惨死，大可怜也。辅臣名宗传，嘉定人，今在沪上南洋女子师范学校充教习）。

207.清－疡科纲要－张山雷－第三章疡科治疗法－第五节论外疡治痰之剂

痰者本非吾人体中应有之物质，而以观近人病状，则挟痰之症甚多，岂丹溪所谓东南地土卑湿，由湿生热，湿热生痰，果得之于土薄水浅，而非人力之所能为耶？毋亦体质素弱，脾运失司，大气之斡旋无权，饮食之消化不力，坐令水谷之精不为津液，以洒陈于五脏，和调于六腑，而徒酿为顽痰浊饮，有以助长病魔耳。古人恒谓肺为生痰之源，胃为贮痰之器者，以肺为呼吸之道路，气机不利则气化为水，而水饮停留。胃为水谷之渊薮，运化不灵则食即生痰，而浊涎盘据，此痰饮之潜滋暗长于肺胃中者，尤其浅而易知，显而可据。若夫经络肌肉之间而亦多痰病，则非其肺胃之痰，可以随气血流行以入经隧，盖亦其人之运行不健，营卫周流有时偶滞，遂令络脉中固有之津液留顿于不知不觉之中。譬彼源泉本是澄清之故道，而下流既阻污朽积焉；有如山蹊，初亦行人之捷径，而为间不用茅草塞矣。此四支百骸皮里膜外所以停痰积饮之渊源。而外发痈疡，亦往往而多痰症，则治疡者可不于此加之意乎。惟痰能为疡，其基础则本于气机之阻滞，其成就亦别有感触之源因。有胃络之结痰，则乳房之结核，是宜兼泄胃家之实若夫气液久虚，痰流经隧，历久始发之流痰，则非培补不为功。而久郁之痰有年痼疾，如石疽、乳岩者，则根荄蟠结，满腹牢骚，亦非药力之可以抒愁解结者。夫岂化痰二字所能希冀百一。此虽同是痰病，而浅深大是不侔，果能分别源流，投机处治，当亦可以十全八九。

208.清－疡科纲要－张山雷－第一章总论－第七节论顽木不痛

痈疽为患，痛者其常，不痛者其偶。如皮肤之病，暑热之疡，间有不痛者，则本非大症，无害其为不作痛也。若夫肿势猖狂，非不坚巨，而反觉顽木不仁，不痛不痒，则苟非大毒可以劫制神经，使失知觉，何以致此？所以顽肿木肿之症，其为害较之大痛者倍蓰而有余。如疔疮之猛厉者，始发黍米之粒而坚肿，随之顷刻四溢，患者但觉肌肤之呆滞不灵而无所谓痛也，此惟头面、额颅、耳前、唇颔诸疔有之。迁延不治，曾不周时而毒已内攻，胸满恶心，神思昏愦，若非急用大剂清解，势多不救，此顽木不痛之属于急症者一也。又有顽瘤之病，初发坚块附筋着骨，并不痛痒，为日虽多而形势如故，其在外之肌肉皮色亦如故，甚至有经年累月而不改其常者，在病者且毫不介意，以为相安已久不复为患，然偶有感触而形块乃巨，于是有始作一抽之痛者，则大症已成，变动乃速，此惟石疽、乳岩有此奇变，而症已不可为矣，此顽木不痛之属于缓症者又其一也。

209.清－疡科纲要－张山雷－第一章总论－第十节论溃疡之水

溃疡流水，凡皮肤之病皆湿盛也。别有瘰疬顽疮，时而有脓，时而流水，则亦以见脓为顺，见水为逆，流脓可冀成功，流水必难收效。而石疽、失荣、乳癖、乳岩，胀裂之后，时而有水，时而有血，以及坏病败浆，血水污浊，色晦臭腥者，皆百无一治，此又疡患流水者之最恶候也。

210.清－疡科纲要－张山雷－第一章总论－第四节论痛

外疡之患，最普通者，惟肿与痛二者而已。顾肿之形势，既各不同，而痛之源流亦非一致。故泛言之，则外疡之发无非气血之壅滞，古人所谓痛则不通，通则不痛，其大要也。而细辨之，则种种色色，各有渊由。形块日久，不甚高突，坚硬不移，酸而不痛者，瘰疬、结痰、痞块之流，蒂固根深，非可猝拔也。坚块既久，初不掀发，而忽然膨胀，已觉掣痛者，乳岩、石疽、失荣之证，郁之日深，势且迸裂也。肿势蔓散而痛反不甚者，毒已旁流，由夷入险，如疔毒之走黄，如脑背疽之内陷，觉痛则吉，不痛则凶，此性命呼吸之机也，而昧者反以不痛为苟安则谬矣。肿势既束，而痛反剧者，毒已透达，由深而浅，此内脓已聚之徵也，而俗人或以大痛为可骇则惑矣。溃后脓泄，而痛随缓者，疡之常，毒已达势已衰，浪静波平安澜之朕兆也。溃后脓见，而痛不减者，疡之变，非手术不精，脓流不畅，即余毒尚炽，死灰复燃也。溃后毒未尽而痛不衰者，恶腐不脱，新肌不生，毒重者化毒为先，正衰者扶正勿缓也。溃后脓过多而痛转减者，攻孔既巨，调复需时，余焰未消，则宜清理正气，若馁端赖扶持矣。腐烂既巨，而始终不甚痛者，惟湿疡为然。要而言之，肿疡有形以知痛为顺，痛者其症犹轻，必多易治。如其日久如故，竟不作痛，虽若相安无事，而盘据要害痼疾难瘳。乳岩、石疽、疬疡之属，其尤厉者，而附骨、流痰之伦，其始皆不甚痛者也。溃疡以每去痛衰为吉，痛渐减则病渐瘥。若既溃而痛仍炽，非治疗之不当，即手术之粗疏，或外治之药不合机宜，此皆医师之不良，有以贻害，而自然之坏症，尚是无多。操司命之权者，尚其明辨笃行，而弗致遗人夭殃，绝人长命，则庶几矣。

211.清－古今医诗－张望－第二十八卷－乳岩方诗

乳岩停饮协郁气，病在气分膺间横。六君南蔻菖蒲远（主此药），（若证显）虚寒（则加）姜附与同盟。

212.清－黄帝内经灵枢集注－张志聪－卷九－痈疽第八十一

黄帝曰：余闻肠胃受谷，上焦出气，以温分肉，而养骨节，通腠理。中焦出气如露，上注溪谷，而渗孙脉，津液和调，变化而赤为血，血和则孙脉先满溢，乃注于络脉，皆盈，乃注于经脉。阴阳已张，因息乃行，行有经纪，周有道理，与天合同，不得休止。

切而调之，从虚去实，泻则不足，疾则气减，留则先后。从实去虚，补则有余，血气已调，形气乃持。余已知血气之平与不平，未知痈疽之所从生，成败之时，死生之期，有远近，何以度之，可得闻乎？岐伯曰：经脉流行不止，与天同度，与地合纪。故天宿失度，日月薄蚀，地经失纪，水道流溢，草蓂不成，五谷不殖，经路不通，民不往来，巷聚邑居，则别离异处，血气犹然，请言其故。夫血脉营卫，周流不休，上应星宿，下应经数，寒邪客于经络之中则血泣，血泣则不通，不通则卫气归之，不得复反，故痈肿。寒气化为热，热胜则腐肉，肉腐则为脓，脓不泻则烂筋，筋烂则伤骨，骨伤则髓消，不当骨空，不得泄泻，血枯空虚，则筋骨肌肉不相营，经脉败漏，熏于五脏，脏伤故死矣。（泣涩同）

此篇归结首章之义，盖人之血气流行，与天地相参，与日月相应，昼夜环转之无端也。一息不运，则留滞而为痈为痹。故圣人立九针之法所以治未病也。若积久而成痈疽，则多不治之死证矣。夫营卫血气之行，皆从内而外，应寒暑往来，经水流行，皆从地而出。帝复论上焦出气，以温分肉而养骨节。通腠理，中焦出气如露，上注溪谷而渗孙脉，从孙脉而注于络脉经脉，是从气分而注于经脉之中，乃从外而内，应天道之运行于外，而复通于经水之中，人与天地参也。故经脉流行不止，与天同度，与地合纪，天宿失度，日月薄蚀，地经失纪，水道流溢，人之血气犹然。夫血脉营卫，周流不休，上应星宿，下应经数，如寒邪客于经络之中，则血泣，血泣则不通，不通则卫气归之，归，还也。盖营行脉中，卫行脉外，交相逆顺而行者也。营血留泣不行，则卫气亦还转而不得复反其故道，故痈肿也。骨空者，节之交也。痈肿不当骨空之处，则骨中之邪热，不得泄泻矣。血枯而经脉空虚，则筋骨肌肉不相营矣，经脉外络形身，内属脏腑，经脉败漏，则熏于五脏，脏伤故死矣。（眉批：如露者，津液也。溪谷者，分肉也。血泣则卫气亦还逆而不行。经脉者，所以行血气而荣阴阳，濡筋骨利关节者也。）

黄帝曰：愿尽闻痈疽之形，与忌曰名。岐伯曰：痈发于嗌中，名曰猛疽，猛疽不治化为脓，脓不泻，塞咽，半日死；其化为脓者，泻则合豕膏，冷食，三日而已。

发于膺，名曰甘疽，色青，其状如谷实蘦，常苦寒热，急治之，去其寒热，十岁死，死后出脓。音括。蘦音楼。

膺乃足厥阴阳明之部分，故疽发于此，其名曰甘，其色青也，状如谷实蘦者，如米谷如栝蒌之子实也。阳明从太阴之化，厥阴从少阳之化，阴阳互交，故往来寒热也。急治之，去其寒热，此疽至十年而后发，乃死。死后出脓者，谓至将死之候，然后出脓而死，此即乳岩石痈之证也。夫寒热者，厥阴阳明之气病也。如谷实蓏者，肝脏胃腑之郁毒，留于脉络之间，即如窜瘘寒热之毒，其本在脏，其末在脉，故不易消而亦不即发也。至十年之久，脏腑之气将衰，则毒气发而溃烂死矣。

黄帝曰：夫子言痈疽，何以别之？岐伯曰：营卫稽留于经脉之中，则血泣而不行，不行则卫气从之而不通，壅遏而不得行，故热。大热不止，热胜则肉腐，肉腐则为脓。然不能陷骨髓，不为焦枯，五脏不为伤，故命曰痈。黄帝曰：何谓疽？岐伯曰：热气淳盛，下陷肌肉，筋髓枯，内连五脏，血气竭，当其痈下，筋骨良肉皆无余，故命曰疽。疽者，上之皮夭以坚，上如牛领之皮。痈者，其皮上薄以泽。此其候也。

上文分别部位之阴阳死生，此总论痈疽之浅深轻重。盖人之血气流行，环转出入，而淫邪泮衍，变易无常，且气秉有厚薄，邪客有微甚，是以死生成败各不同焉。按《内经》论痈疽所发，有因于喜怒不测，饮食不节，脏腑不和，则留积而为痈者，有因于脏腑之寒热相移而成痈者，本篇止论外因之邪，盖以人之血气流行，与天同度，与地合纪，因息乃行，不得休止，少有留滞，则为痈为痹矣。是以圣人立九针之法，配合三才之道，以回造化之功，立数十万言，传之竹帛，使天下后世，子孙黎民，不罹灾眚之患，同归生长之门，圣人之教化大矣。

213.清－医学要诀－张志聪－草诀－别录下品

鲮鲤甲主邪惊啼，悲伤酒服方寸匕；通经利窍能杀虫，痈肿疟痰及风痹。此乃鳞介之属，一名穿山甲，穴山而居，寓水而食。出阴入阳，甲介之有神者。肺虫曰介，悲伤啼泣，皆属肺病。脏真高于肺，主行营卫阴阳。此药入肺，能穿经络，通关窍，入脏腑，达病所。故主通乳汁，治乳吹乳岩，痈疽瘰疬，疔肿肠痔，中风瘫痪，痘疮变黑，耳鸣耳聋，下痢里急；盖能通经络而行营卫气血也。（眉批：味咸微寒，有毒，尾甲力胜。）

214.清－医学要诀－张志聪－药性备考－木部

石楠一名风药，叶。辛苦平，有毒。主养肾气，内伤阴衰脚弱，利筋骨皮毛。古方为疗风痹要药，今人绝不知用。又治鼠瘘乳石，小儿对睛。

215.清－医门补要－赵濂－卷中－乳心疽

妇女乳中心生结核，初如梅，渐如李，不大痛，延久始能化脓，名乳心疽。若寡居室女，便成乳岩，并男子患此，均难治，当以化坚汤多服。

党参、当归、青皮、玉竹、香附、僵蚕、白芍、佛手、郁金。

216.清－本草求原－赵其光－卷二十七人部－头垢（梳上者名百齿霜）

乃相火之余气所结。咸走下，苦温开结。专祛胃中积垢，治吹乳（同白芷、川贝、半夏，或同胡椒为丸，酒下取汗。）、乳疬（单用酒下。）、乳痈乳岩（上方加山慈姑、橘叶、鼠屎、人甲、忍冬、蒲公英、山豆根、柴胡、连翘、夏枯。）、淋闭、噎疾、劳复、（烧研，饮下。）、妇足疮（桐油调敷。）、臁疮（同枯矾、猪胆搽。）、下疳（蚕茧包烧搽。），蛇、犬咬，蜂、蚁、蜈蚣螫（封之。），小儿紧唇（涂之。）。

217.清－本草求原－赵其光－卷十二果部－柑叶

柑叶（古名橘叶，谓柑大、橘小，误也）

苦，（入心。）平，（入胃兼平肝。）无毒。治胸膈逆气，行肝胃滞气，消肿散毒，消乳痈，乳吹，乳岩，胁痛。用之行经，治肺痈，（绞汁一盏服，吐出脓血愈。）熨伤寒胸痞。（捣烂，和面熨。）

218.清－本草求原－赵其光－卷之三隰草部－蒲公英

蒲公英（即黄花地丁）

甘而微苦，平而微寒，补肝、肾、心、胃之血，以合于冲任。化热毒，消恶肿，结核，疔肿，乳痈，（同银花服。）乳岩。（同夏枯、川贝、连翘、白芷、花粉、橘叶、甘草、头垢、两头尖、山豆根、山慈菇，兼治一切疮。乳属肝。）擦牙，乌须发，壮筋骨。（阴干，用盐、香附末腌焙为末擦之，吐、咽任便，皆通肾之功，为肾经所必用，不以前证主治尽也。甘寒解毒，苦泻滞气，犹浅视之矣，疝气圣药。）

219.清－本草求原－赵其光－卷之三隰草部－王不留行

王不留行（即剪金花，一名禁宫花，一名金盏银台）

甘，苦，平。散滞气，活血以平肝。治风毒，通血脉，乃阳明冲任之药。通淋，利窍，通小便，（皆肝病。）治风痹，经不调，难产，下乳，（同山甲，或加龙骨、瞿麦、麦冬，酒调下，乳长流。）止痛，止血，治金疮，（止血。）恶疮，（苦泄辛散。）乳岩、乳痈，（同乳、没、山豆根、花粉、青皮。）疔肿，（同蟾酥为丸，酒下。）出竹木刺。孕妇忌之。取苗子蒸，浆水浸用。（洗痔疔，理跌打。）

220.清－本草求原－赵其光－卷之三隰草部－夏枯草

冬至后发生，夏至后枯。气寒，味苦辛，是具寒水之阴气，遇阳而生，迨饱三阳之气，即阳尽而趋阴以化，阳得阴化则血生。（与苦寒制阳不能化血者殊。）故凡阳盛于上不得阴化，致气结而血亦结者宜之。主治寒热，（厥阴郁结所致。）瘰疬，（同翘、贝、元、薄、栝楼、银花、紫背天葵、蓖麻、甘草。）马刀，（不问已溃未溃，日久成漏，一味熬汁，炖成膏服，并涂。虚甚，以十全大补，加贝、远、香附。）鼠瘘，（皆肝胆阳结不化。）破癥，散瘿，结气，乳痈，乳岩，（同蒲公英。）消一切痈疽肿毒，（煎浓汁，同紫地丁、半枝莲、银花、翘、及、菝、甘、地、芷、菊。）时疫头痛喉肿，（捣烂渍水，去渣，加酒服。未病服之不染。）脚肿湿痹，（得三阳之化，自下彻上。）肝虚睛痛，冷泪不止，血脉痛，羞明怕日、至夜尤甚，点苦寒药更甚。（见寒则阳愈结也。同香附研末，茶调下。）失血后不寐，（阳不入阴也。古方有半夏秫米汤治不寐。半夏亦遇一阴而枯，但性燥，血症不宜，故以此代之。）血崩，（为末，米饮调。）产后血晕，心气欲死，（捣汁服。）皆阳化归阴而肝血生化之功。

叶之功胜于茎，为退肿消疬圣药。

221.清－本草求原－赵其光－卷之一山草部－葳蕤（即玉竹）

气平，（属秋。）质多津，味甘。（湿土之味。）能清肺以平肝风，（肺阴降则肝阳随之以下，不致阳扰而成风。）而滋中焦之汁。主中风暴热，不能动摇，（脾主四肢，脾虚肝乘则风淫四末；脾热津伤，则不能调营卫，以濡肌腠。）跌筋结肉，（脾血不濡，则筋不和柔，如跌折；肉无膏泽，而结涩凝滞。）诸不足。（言已上诸症，皆肺脾阴虚不足之病，时解谓其不寒不燥，无往不宜，非。）久服好颜色，去黑黚，（面上黑气也。）轻身不老，（津液充足之功。）泽肌肤，除烦渴、心腹结气，（肺脾分野，枯燥之病。）风湿自汗，湿毒腰痛，虚损头、腰、脚疼痛，茎中寒，目赤痛、黑花，眦烂泪出，（肺为津液之原，脾为胃行其津液。肺脾阴虚不能行其化，则膀胱为津液之府，自湿热郁而成毒。膀胱经起目眦，下项挟脊，抵腰中络肾，其支下膝后出外踝后至小趾。有湿热，则随所结而为寒、为痛；火灼，则目痛泪烂；阴亏，则黑花。同薄荷、生姜少许煎服，又同归、芍、川连熏洗。）虚劳客热，时疾寒热，狂热劳疟，寒热痹肉热如鼠走，（皆肺脾阴虚，营卫失其生化也。）老人便秘，（合北芪。）尿淋数，（同芭蕉根煎，调滑石末。）乳石发热，（同炙甘、生犀。）漏气走哺，（脾胃热呕也，麦冬汤、人参汤用之。）阴虚臂痛，（同豺漆叶，即五加皮叶也。）此乃阴虚风湿之缓剂，使阴气行而风湿自除，是治其本也。性虽润而不犯脾胃，无夺食泻泄之虞。但力薄，大症难以倚仗，内寒更忌。时珍用代参、芪，谬甚。

高世栻云：玉竹根色如玉，茎节如竹；叶密，似对生而实不对，其对生叶者即是黄精。今浙人采年浅、根细长者为玉竹，年久、根大而圆者为黄精，其实止是一种。予求真黄精种，数十年不能得。

取根，以竹刀刮去皮节，生用，或酒浸蒸焙，则散风热；蜜拌蒸，补。肥白者良。畏咸卤。

222.清－本草求原－赵其光－卷之一山草部－浙贝母

气平，味苦辛，内开郁结，外达皮肤，功专解毒，兼散痰滞。治疝瘕，喉痹，乳难，金疮，风痉，（方解俱见上。）吹乳作痛，（研，吹鼻。）乳痈，（初起，研酒服；或同白芷、蒺藜服，令人吮之。）项下核及瘤瘿，（同连翘。）一切结核，瘰疬，乳岩，（俱同乙金、橘叶、翘、蒡、花粉、枯草、山豆根、山茨、元参。）妊娠尿难，（同苦参、归。）便痛，（同白芷煎，酒服，渣贴。）紫白癜斑，（同南星，或同百部末，生姜汁调擦。）人面疮，（烧灰油调，或加青黛。）蜘蛛、蛇蝎咬，（缚定咬处，勿令毒行，为末，酒服至醉，疮口出水尽，以末塞之。）敛疮口。（火郁散则敛，应是川贝。）去心用。

223.清－本草纲目拾遗－赵学敏－卷五－草部下

土贝母

一名大贝母。《百草镜》云：土贝形大如钱，独瓣不分，与川产迥别。各处皆产，有出安徽六安之安山者，有出江南宜兴之章注者，有出宁国府之孙家埠者，浙江惟宁波鄞县之樟村及象山有之。入药，选白大而燥，皮细者良。

《百草镜》云：味苦，性平，微寒，无毒。能散痈毒，化脓行滞，解广疮结毒，除风湿，利痰，傅恶疮，敛疮口。《茅昆来笔记》：味大苦。专消痈疽毒痰，杨梅结毒，非此不除。

治乳岩

《叶氏验方》：阳和汤，加土贝母五钱煎服，数日可消。姚希周《济世经验方》：治乳岩已破，用大贝母、核桃楢、金银花、连翘各三钱，酒水煎服。

乳岩：硬如石者。槐花炒黄为末，黄酒冲服三钱，即消。

此病乳中先生硬块，初起大如豆，渐大如鸡卵，七八年后方破烂。一破之后，即不可治矣。宜服后方。

生蟹壳数十枚，放砂锅内焙焦，研细末，每服二钱，陈酒冲服，不可间断。

庚生按蟹壳方颇有效，惟不宜多服。多则每至头昏作呕，不可不知。且蟹壳及蟹爪最能堕胎，有娠者慎勿误投。尝见吾师马培之先生治此症，每以逍遥散为主，量为加减，应手辄愈。盖乳头属肝，乳房属胃，此症之成，胥由二经致疾耳。杭妇郑姓者患此症，后得一方，服之奇验。方用龟板数枚，炙黄研细，以黑枣肉捣和成丸，每服三钱，以金橘叶煎汤下。

乳岩症状说明

乳岩初起，内结小核，如棋子，不赤不痛，积久渐大，形如熟榴，内溃深洞，血水淋漓，有巉岩之势，故名乳岩。此属脾肺郁结，气血亏损，最为难治，初起治法，速敷香附饼。（《心悟》）

敷法：用香附饼（新增）。

江苏时逸人君，因母亲患乳岩，一年有余，服煎药百余帖，敷药末方法五十余种，终未见效，后用香附饼一方而愈。

香附饼：敷乳痈，即时消散，一切痈肿，皆可敷。

[处方] 香附（一两研末）、麝香（一分）、蒲公英（一两），用烧酒二碗，煮蒲公英数沸，去渣取酒，和香附末作饼，将麝香置饼中，趁热敷患处，以布扎之。

[实验用法] 按：一饼可分作四五次用。余家用法，将香附末研净，蒲公煮成，每日用酒少许，蒸热，取香附末少许和匀，摊布上，中加麝香少许，敷患处，外以布扎定，四五日见效，一月内全愈，此鄙人试之真，故言之切云。

时逸人谨识

乳岩方：蒲公英，约买四文钱，鲜的更好，无则用干，炖老酒半提，服一盏，将所剩之酒，用夏布裹渣，净洗患处，再将白凤仙花揉软，贴五六遍即愈，不用服药。

乳肿奇方：蒲公英、泽兰叶、金银花、香白芷、宣木瓜、生甘草（各三钱），共为末，每服二钱，水酒各一钟，煎服，出汗即消。

224.清－重楼玉钥－郑梅涧－卷上－证治汤头

犀黄丸：治一切骨槽风，并患乳岩、瘰疬、痰核、横痃、肺痈、小肠痈、流注等症。

犀黄（三分）、乳香（一两，灯心炒去油）、没药（一两，制同上）、真麝香（钱半）

共研细末，取粟米饭一两，捣为丸，如绿豆大，晒干，忌烘。每服三钱，热陈酒送下，饮醉。盖被取汗出。醒后痈消而痛自息矣。

225.清－彤园医书（妇人科）－郑玉坛－卷六－乳疾门

乳岩

乳岩者，由肝脾两伤，气郁凝结而成。自乳中结核起，初如枣栗，渐如棋子，无红无热，时或隐痛。初起速宜外用灸法，内服养血之剂，以免内攻。若年深月久，潮热恶寒，痛连胸腋，肿如覆碗，形如堆粟，高凸如岩，顶透紫色光亮，内含血丝，先腐后溃，时流污水，或流臭血，腐处深如岩壑，或突如泛莲，痛彻心肝，倘复因急怒，暴流鲜血，根肿愈坚。此时五脏俱衰，即成败症。若能清心涤虑，静养调息，方可施治。

乳岩初起即服神效散，兼服清肝解郁汤，方俱见前。外贴鲫鱼膏。

活鲫鱼去头尾鳞甲，刮取净肉，新鲜山药去皮等分，共捣成膏，加麝香少许再捣匀，涂肿硬处，上用油纸盖定。如痒极时，切勿搔动，只隔衣轻轻揉之。七日一换，数次必消。

如用前法仍反复不消者，其疮势已成，不可过用克伐峻剂攻损胃气，常服香贝养荣汤，见上结核。若心烦不寐用归脾汤，潮热恶寒用逍遥散。要之溃后终难痊可。

乳岩附法

乳岩症，当于肿核初起即加医治用。艾壮豆粒大，当头顶处隔姜片灸七壮，次日必起疱，用三棱针当疱处刺入三五分。

米螺散：硇砂（二分）、冰片（一分）、白砒霜（一钱，另用面裹煨熟，去面取白砒）。大螺狮净肉五枚，线穿晒干切碎，同白砒先研细，再合硇片，同研细末，煮面糊调细，搓成条子，每用一条插入针孔内。外用绵纸糊涂结核上，勿动，十日后四边裂缝，其核白消。

绛珠膏：天麻子肉（八十一粒）、鸡子黄（十个）、血余（五钱）、白蜡（三两）、黄丹（二两）。煎滚麻油十两，先炸焦血余，次炸枯麻子肉、鸡子黄，滤去滓，方入白蜡溶化，住火片时，筛下黄丹搅匀，随下后药末，拔扯成膏。

药末法：血竭（三钱）、朱砂（二钱）、轻粉、乳香、没药、儿茶、珍珠（各三钱）、冰片（二钱）、麝（五分）。共研极细，住火后筛入搅匀，尽扯成膏，听其摊贴。内服舒肝养血、理脾开郁之剂，生肌敛口，自愈。

《要诀》云：乳岩初起，结核如围棋，不作肿痛，久则吭疼，或五六年或十余年，从内溃破，嵌空玲珑，洞窍深陷，如山岩之状。皆由抑郁不舒或性急躁怒，伤损肝脾。初起速用木香饼贴法，见结核门。内服十六味流气饮。

人参、生芪、当归、白芍（各二钱）、川芎、白芷、防风、苏叶、枳壳、桔梗、木通、炒朴（各一钱）、乌药、甘草、槟榔、桂心（各五分），煎汤频频温服。

青皮甘草散：乳岩初起，常服前汤，每用此散间服。

炒青皮、粉甘草，等分研极细，姜汤每调二钱，日二服。初能戒七情禁荤腥，调养得法，不使成脓为妙。若日久溃破不能收功，法只补培气血，用十全大补汤、八珍汤、归脾汤缓缓取效。外用方法同后乳痈、乳疽。

226.清－彤园医书（外科）－郑玉坛－卷之六肿疡－应用膏药方

淡字号

莹珠膏：猪板油（十两）、白蜡（三两），入锅煎溶，布滤去渣。预研轻粉、樟脑细末（各两半），煅龙骨末（四钱），冰片末（一钱），调匀油内搅冷成膏，听用。

贴杖疮用纸摊极薄贴之，干则再换。臁疮内加水龙骨细末（三钱）。杨梅溃烂内加水粉（三钱）调匀贴。顽疮乳岩内加银朱（一两）调涂。贴下疳，一切溃烂疮疡，能去腐消肿，定痛生肌。

羽字号

阿魏化坚膏：贴失荣证，瘿瘤、乳岩、瘰疬、结毒，初起坚硬如石，皮色不红，日渐肿大，但未破者贴此自消。

用蟾酥丸（见五卷黄字号）取末一料，加炙焦蜈蚣五条研极细拌匀，取乾坤一气膏二十四两（见前鳞字号），坐滚汤中炖化，调匀前药，搅成膏，红缎开贴，半月一换。

《金鉴》曰：腐不去，则新肉不生。因腐能侵坏好肉，当速去之。如过气实之人，方可用刀割取，若气虚者，惟恃药力以化之。盖去腐药乃疮科要剂也。

又曰：大疮溃烂，内毒未尽，若骤生肌，则外实内溃，重者□毒内攻，轻者反加肿烂，口虽收而旁边必又生疳。须知腐未尽，不可猝用生肌药也。

227.清－彤园医书（外科）－郑玉坛－卷之六肿疡－肿疡溃疡敷贴汇方

李字号

鲫鱼膏：治乳岩、结核，坚肿疼痛。

活鲫鱼（去鳞刮净肉，二两）、新鲜山药（二两），共捣成膏，加麝香末（二分），和匀再捣。油纸摊涂厚分许贴患处。如觉痒极切勿揭动，只隔衣轻揉，七日一换。

汪讱菴曰：疮症之生，始于喜怒忧乐之不时，饮食起居之不节，或金石丹药之毒发，寒暑燥湿之不调，阴阳不平而臃肿，荣卫滞涩而腐溃，轻者起于六腑，浮结而为痈；重者发于五脏，沉涩而为疽。浅者为疮疖痒毒，盖疮疖发于皮肤之上，痒毒发于皮里肉外，痈则发于肉脉之间，皆属阳分；疽则发于筋骨之间，乃属阴分。疽有发于外者，如背、脑、眉鬓等疽；痈有发于内者，如心、肝、脾、肺、肾等痈。外证易识，内证难明，大抵某经亏损，痈疽则从某经而出。根浅为痈，根深者为疽，至于致病之源则一也。

凡贴膏药须当疮头剪一小孔，引毒外出。疮若高肿，剪作数块贴之，免疮拘急。贴溃疡，宜先洗净，近疮口下剪折数条或压灯心，引脓渗出。

228.清－彤园医书（外科）－郑玉坛－卷之三外科病症－乳部

乳岩

由肝脾两伤，气郁凝结而成。自乳中结核起，初如枣栗，渐如棋子，无红无热，有时隐痛，此时外用灸法、内服调肝、理脾、舒郁、化坚之剂可使消散，以免内攻。若结核失治，挨至年深月久，潮热恶寒，痛连胸腋，肿如覆盆，形如堆粟，高凸如岩，顶透紫色，浮起光亮，内含血丝，先腐后溃，时流污水，或涌臭血，腐处深如岩壑，或突如泛莲，疼痛彻心，或复因急怒暴流鲜血，根肿愈坚，此时五脏俱衰，即成败证。若患者清心涤虑，静养调理，庶可施治。初服神效括蒌散；次服清肝解郁汤（见五卷寒来字号），或可消散，外贴鲫鱼膏（见六卷李字号），数次必消。若反复不消者，疮势已成，不可过用克伐之剂，致损胃气，常服香贝养荣汤（见五卷宿字号）；或心烦不寐，服归脾汤；潮热恶寒，服逍遥散（俱见六卷丽字号）；外治，按六卷去腐生肌膏药汇方；但疮势至此，不过苟延岁月而已。

凡治乳岩，当于结核初肿渐大渐痛时，即用艾壮豆粒大，当顶灸七壮，次日顶必起泡，用三棱针刺入五六分插入冰螺散（见六卷李字号）；待四边裂缝，其核落时，外贴绛珠膏（见六卷潜字号）；照前次序服药自愈。

凡胸乳腰腹生疮，每日服护膜散二次，可免透膜（见六卷为字号）。

229.清－脉义简摩－周学海－卷七妇科诊略－乳痈肺痿肺痈肠痈胃痈脉证

（诸证男妇均有。妇人患者独多，故附于卷末。）

巢氏又有石痈候，即今所谓乳岩，证最险恶，十死不治，此极冷无阳，脉当牢结而涩也。乳痈乃阳证，乳亦肺气所治，脉当与肺痈大同也。巢氏谓右关沉虚者，盖脓血已出后也。（乳头属肝，乳房属肺。）

妇人诊候治疗之法，当以《金匮要略》《千金方》《翼方》为准。后来各家可信者甚少，议论陈陈相因，率皆敷浅，治法或攻消，或滋补，总非真正法门。所尤怪者，胎前产后，无论何病，必以四物加味，传为妙诀，真杀人不用刃也。陈修园谓妇科自古无善书，诚不诬矣！此编多取史载之书者，以其言脉独详，但繁杂无绪，是随时据所诊而记也，读者须细心辨其主客，乃可。再妇人大病，多关奇经，《脉经》有"奇经篇"及末卷"手检图"，论之甚详，集隘不收，读者当讨论及之。

230.清－秘珍济阴－周诒观－卷之三－妇人杂病

乳岩

脾气消阻，肝气横逆，结核如鳖，棋子大不痛不痒，十数年遂成陷疮，名曰乳岩。以其形嵌凹似岩穴也。此疾多生忧郁积忿中年妇人，未破可治，成疮不治。初起宜用葱白、生半夏共捣烂，将棉花裹塞鼻，兼服青皮散。若虚弱宜用益气养荣汤（见汇方）、十全大补汤（见前）。

青皮散：青皮、甘草。

231.清－临证一得方－朱费元－附录－外科应用经验要方

膏药类

小金丹：治流注、流痰、瘰疬、痰核、乳岩及一切阴疽初起，服之即能消散，内有五灵脂，不可与人参、高丽、党参同日服。

麝香（一钱）、五灵脂（两半）、制没药（七钱半）、白胶香（一两半）、地龙干（一两半）、草乌（一两半）、制乳香（七钱半）、制木鳖（一两半）、白归身（七钱半）、京墨（一钱二分）。用糯米粉一两二钱，煎稠，和入各药末，捣千锤，为丸如梧桐子大，晒干，听用。每服一丸，陈酒冲服，下部空心服，上部临睡服。

以上所载膏、丹、丸、散诸方，半出吾师朱若愚夫子传授。其中参入各方系谦平日临证时采择古方之药味平稳，素称神效，（间有分两等不合时宜者，略加变易）用之有效者，方始入选。古方不下万千，兹择外科之常用者，神而明之，已是应有尽有矣。

光绪五年岁次己卯巧月益之蔡谦吉志于环绿小舍之南窗下

232.清–临证一得方–朱费元–附录–疡医探源论

人之所赖以生者，元气也。存则生，亡则死，亦大彰明，较著者矣。故视病之生死，必视元气之存亡，则百不失一。至于疾病之际，又贵有以保全之。寒热攻补，一不得其道，即脏腑受伤，邪易入，气无附而伤矣。是人之一身，何处不宜保护？何药可以轻尝？而顾谓疡科外证可以刀针乱试致戕元气乎哉？况乎外证之生，半由内病，如痈疽、发背、流注、流痰、瘰疬、乳岩等证，或由元气先亏，毒气因之内炽致成外候，或毒气内攻有损元气。不胜枚举！虽触毒浸淫等，间有外致。然邪之所凑，其气必虚。未有正气未亏，而邪毒能祸者也。若正已虚而复用刀针以泄其元气，是犹救人于井而下之以石也。可乎？否乎？或曰："脓熟不针，将毒气内陷腐化深大奈何？"余曰："此东垣李先生所以设疏通、托里、和营卫三法也。未成者，疏通自消；已溃者，和营益卫以生新；敛口已成，则托里主之。托里者，托其气，以使毒外达而溃。盖人之一身气血周流，日夜靡已。气虚失于运行，是以湿痰凝滞血瘀留顿，肌肉坏腐成为脓脂。进以前法而肌之未腐得者，气行血和，自然无恙；肌之已坏者，得气之鼓舞易腐亦易溃，又何虑内陷深大之有耶？诚如子意设毒盛攻心，子将针其心耶？抑或脏腑生痈，子将针其脏腑耶？"或曰："托里之法，谨闻命矣。敢问针砭烙灸古有其法，然则，方书所载尽属非与？"余曰："是何言与？圣贤垂法，自有妙用。无如真传久失，罕得其似，而世俗徒袭其貌耳。求经所谓如横弩起，如发机经气，已至慎守勿失浅深。在志远近若一，如临深渊，如手握虎，神无营于众物者，谁耶？即有手法似古而不能神在秋毫，犹恐鲜效。若尽违古法随手一下，漫不经意，欲奏效功于旦夕，嘎嘎乎乎难之矣！况疡之轻者，用刀针而生，即不用刀针而亦生；重者，用刀针而死，反不若不用刀针而亦死之，于心稍安也，且用刀针而死，或者不用刀针而未必死也。"

《御制金鉴》一书中表《外科心法》虽引用刀针之处即复不少，然于脱疽则云：古法在内则割，在骨则切。而必戒以病者情愿死生付之度外，方可行之。明乎割切之难，必有功也。勇疽用针，流紫黑血而死耳，发若开出紫鲜血而凶。瘰疬、重腭、脐痈、喉瘤等禁针，疔疮、敦疽等禁灸伏兔，肝痈、指疔禁针灸委中，瘿瘤、乳岩翻花等不可误有伤损，流血昏脱，立见危殆。书中诸如此类言难尽述并，不惮烦言，再三痛戒，何训者谆谆，而听者藐藐耶！即有一二可开者，只属轻浅之证，纵不用刀针亦能溃能敛。从可知内服外治之为急务也，内服如护心、托里、化脓、长肉诸丸，拣选虔制；外治如升降、围点、拔毒、呼脓、生肌、敛口、收脂、杀虫、止血、止痛诸膏，洗熨等方皆不可少。然必以和平纯正已试已验者随证施治，不可同流合污，非刀即针，鲁莽从事，只图利己不顾损人；又不可偶得方书，执为秘本，以人试药，视人命为儿戏。至煎剂之方，必量人之外感内因、表里虚实、寒热阴阳、经络脏腑强弱之不同，或内外兼科之证，或内证因外证而生，外证由内证而致，果能于此潜心体认，而望问闻切斟酌行之，虽不用刀针，而胜刀针多矣。或曰："如先生言，刀针诚无益于事也。"余曰："非徒无益而又害之，其弊可胜道哉？夫疮生臀、腿平坦之处而又浅小，脓熟尚无甚害，若元气虚损，或素有内病，根盘深大，脓未灌足，骤加针刺，虚者大脓大血，气亦随脱，实者负痛哀号，一时晕厥。即不然，略泄清脓或流血水，僵肉峻嶒，化头不一，迁延时日，谁阶之厉？万甚至一，或不慎，或损内膜，或伤筋脉，重则殒命伤身，轻则坏手损足。"言念及此，不禁太息痛恨也。夫患者之欲开，不过冀其痛止愈速，不知欲止反剧，欲速不达，甚而如前诸弊丛生，静言思之，人亦何乐而为此乎？盖疮之成退，随元气为转移，旺则正能敌邪而毒自散；衰则毒反盛而不退，并难脓难溃。治之之法要，惟守东垣成法，为上气旺而脓自成耳。如酿酒然，必草盖盖之上，下四围复柴以辅之，使气不一毫宣泄，而后熏蒸糜烂，至于日至之时，佳酿乃成。假使从中去盖泄气，即为伤风冻浆，气瀚味酸，遂成败物。外科之妄用刀针者亦犹是耳。可不畏者，可不戒哉？吾见今之业是者，动以刀针为事，不辨证之寒热虚实、经络脏腑，亦不问疮之大小深浅、轻重生熟，到手便开，倘若偶然幸中，自鸣得手，诋同道为无能。以古方为无据，日杀数人而不悟，终身害人而不知。呜呼！可哀也已。余也，夙禀师承，游心典籍已卅余载，然临证必竭谋尽智，谨慎小心，汲汲以保元为首务。及遇艰难重症，奇怪疮疡，又必推贤让能，俾施治无误，以资考镜，犹恐不学无术，枉死良多。余非敢执于一偏，谓刀针之必无益也。谓无善用刀针之人，而致多贻误，反不若不用刀针之尚不失为王道也。不揣庸妄，用敷厥词质诸大雅，未知有补高深于万一否。

233.清 – 本经序疏要 – 邹澍 – 卷六 – 瘰疮

曹青岩曰：瘰疮之源凡三，《素问·生气通天论》曰：陷脉为瘘，留连肉腠，是缘伤久不敛而成者。《灵枢·寒热篇》曰：鼠瘘之本在藏脏，是因情志拂郁而发者。又曰浮于脉中，未著肌肉，外为脓血，是受虫鸟之毒而生者。夫虫鸟之毒，或自饮食染其精液，或自居处袭其毒气。内则决而逐之，外则蚀而去之。所谓从本引末以去之也。疡久不敛，或疡生筋骨空陷之处，外阖而内不联；或以气血虚乏，腐去而肉不长，所谓补虚易而塞漏难也。情志拂郁，则精血内沮。他脏之损，不若肝脏之专，男子每发于茎，妇人历生于乳，经方所谓溃瘘乳瘘是也，亦有发于颈掖者，所谓狼瘘是也。其成每至数年数十年，其溃每至于死而后已。近世名之曰失荣、乳岩、阴岩，治者善于补救，尚尔无稗，攻蚀则适促其生也。

按：陷脉为瘘，即所谓漏也。本在于脏，上出颈腋间者，即所谓瘰疬，是其未溃者也。浮于脉中，未著肌肉，外为脓血者，即所谓鼠瘘，是瘰疬之已溃者也。漏者，常求诸痈疽治虚之法。瘰疬者，当顺气开结，鼠瘘者当杀虫解毒。痈疽治虚，顺气开结，自宜依指他求。若解毒杀曰，则此篇备矣。凡曰瘰疬及言瘘不言鼠者，皆解毒者也。言鼠瘘恶创者，皆杀虫者也。而顺气开结亦多寓焉，盖惟专顺是气，专开是结者，皆不假取诸他篇也。虽然，鼠、蝇、蜂、蚁、蛇、蛙、虫、蚝、蚍蜉、蛴螬、蜣螂、蚯蚓、虾蟆、螳螂、雕、乌、鹤撅既遗精于食，既中毒于人，何以不为内患而反流于经脉，发诸皮腠，且能不著肌肉耶？夫惟如此，方可用篇中诸物而不嫌其毒也。盖人脏府充实，毒本难干，设脏府不虚，第经脉懈弛，则毒不内犯而外泥，故药物亦得以毒化毒耳！假使毒内蕴而发，病宁得尚攻伐耶？就是而循其所列之物，察其气性之异，合夫克化之理，推其生制之宜，而更佐以抵隙补罅之资，期归于成平帖服而后已，讵不可哉！且《灵枢·寒热篇》岐伯答帝治鼠瘘，《千金》《外台》皆作请从其末引其本，今本乃作请从其本引其末。唐人所引，讵无所本，况非止一处也，不与本篇之旨吻合耶！

234.清 – 外科真诠 – 邹岳 – 卷上 – 疮疡总论

《内经》曰：诸痛疮疡，皆属于心。又曰：营气不从，逆于肉里，乃生痈肿。又曰：

膏粱之变，足生大疔。又曰：开合不得，寒气从之，乃生大偻。又曰：地之湿气，感则害人皮肉筋脉。由此观之，疮疡之症，虽发于表，而病根则在里也。或内因七情所结，或外感六淫而生，症候多端，治法不一，而其所宜详辨者，则有五焉。

第一宜辨阴阳。纯阳之毒，高肿焮痛，来势暴急，治法以清热解毒为主。初起内服加减消毒散，外敷洪宝膏，自可消散。如已溃脓，外用乌云散盖膏，腐重者用冰翠散盖膏，毒尽自然生肌合口。纯阴之毒，清冷坚硬，皮色不变，不痛或痒，来势缓慢，治法以温经通络为主。气虚者宜四妙汤加味，血虚者宜阳和汤，外用玉龙膏敷。若已溃口者，总宜补剂调理，外用浮海散盖膏，方能收功。半阴半阳之毒，坚硬微痛，皮色淡红，治法以和营解毒为主，内服加减活命饮，外敷乌龙膏，溃后仍宜托里，外用乌云散盖膏，或用浮海散亦可。大抵疮毒纯阳固多，纯阴原少，惟半阴半阳之毒居多，阳者轻而易愈，阴者重而难痊。医者能分阴阳调理，大症化小，小症化无，以图消散，斯为上上之技。若不辨症之阴阳，纯用苦寒攻逐，名为清火消毒，实则败胃戕生也。

第二宜辨善恶。饮食知味，一善也。便尿调匀，二善也。脓出毒消，色鲜不臭，三善也。神气清爽，声音响亮，四善也。脉息有神，不违时令，五善也。疮口干黑，不知痛痒，一恶也。食少不化，服药作呕，二恶也。声嘶色脱，面青气喘，三恶也。大渴发热，泄泻淋闭，四恶也。恍惚嗜卧，语言颠倒，五恶也。四肢沉重，面目浮肿，六恶也。脉息无神，躁动不和，七恶也。语云五善见三则吉，七恶得四则凶。吉者生之兆，凶者死之机也。然而急救之法，不可以不讲。大抵疮口干黑，热渴淋闭，皆真阴受伤之候，宜用六味地黄汤加麦冬、五味。如不应，用十全大补汤，此补阳生阴之法也。若神气倦怠，食谷不化，乃阳虚之候，宜用补中益气汤。恍惚不安，宜用归脾汤。食少而呕，面目浮肿，宜用香砂六君子汤。泄泻不止，宜用附子理中汤，送下七味豆蔻丸，此温补回阳之法也。医者当此人命危急之秋，最宜反覆叮咛，熟思而审处之耳。

第三宜辨气血。气血壮者，其色红润，其形高肿，脓水稠粘，神清气朗，治法以行气调血为主。气血亏者，其色淡白，其形平塌，脓水清稀，神色痿惫，治法以补气暖血为主。若气虚血热者，根红散漫，宜补气凉血以治之。血虚气实者，色淡肿痛，宜补血行气以治之。且手足十二经，各有气血多少之分。如手少阳三焦、足少阴肾、足太阴脾，多气少血。手厥阴心包络、手太阳小肠、足太阳膀胱，多血少气。手阳明大肠、足阳明胃，多气少血，此其大较也。多血少气者易愈，多气少血者难疗。气多之经可行其气，血多之经可破其血，不可执一也。总之，气血盛者，毒虽重大，犹可望其全生。气血衰者，毒即些小，亦当防其变迁也。

第四宜辨经络。人身之有经络，犹地理之有界分。治病不知经络，犹捕贼不知界分也。如疮疡生于头顶中间，即属督脉经之病。生于头项两边，即属足太阳膀胱经之病。生于面，生于乳，即属足阳明胃经之病。生于耳前后，即属足少阳胆经之病。生于肋，即属足厥阴肝经之病。生于手心，即属手厥阴心包络之病。生于足心，即属足少阴肾经之病。生于背为诸阳，背之中心，督脉所主。生于腹为诸阴，腹之中心，任脉所主。臂膊外即手之三阳经所行，臂膊内即手之三阴经所存。足内股即足之三阴经所属，足外股即足之三阳经所属。生于目，肝经病也。生于耳，肾经病也。生于鼻，肺经病也。生于口，心经病也。生于唇口，脾经病也。医者能按各经之虚实治之，其效自有捷于影响者已。且诸经有危险之毒，不可不知。头项，百会痈一也。当胸，心漏二也。背中，对心发三也。两腰，肾俞发四也。腹中，脐痈五也。尾闾，鹳口发六也。谷道，悬痈七也。腿上，伏兔疽八也。医者遇此症候，总宜补养气血，方能转危为安。更有不治之毒，板疬、失营、乳岩、肾漏，如此四症，虽有良医，弗能救援，治之得法，不过苟延岁月而已。

第五宜辨脉息。疮疡未溃之先，脉宜有余。已溃之后，脉宜不足。浮也，滑也，实也，弦也，洪也，长也，紧也，数也，牢也，沉也，伏也，促也，皆有余之脉。微也，细也，迟也，缓也，芤也，涩也，濡也，弱也，短也，虚也，革也，结也，动也，散也，皆不足之脉。未溃而见有余，毒气盛也，攻之不必迟疑。已溃而见不足，元气虚也，补之乃为至当。倘未溃而见不足之脉，毒气陷而元气虚，须补阳以发毒，人参、黄芪不可缓也。已溃而见有余之脉，毒气盛而元气滞，须补阴以化毒，地黄、当归亟宜投也。要之，疮疡之病，轻重缓急大有不同，治之之法，总以元气为本，毒气为标，不可偏用清凉解毒，伤其胃气。倘轻用汗下，表里益困，气血俱伤，毒气内攻，为害不小。至于老年、衰体、病后、胎产，并宜温补调理，夫岂清凉所可轻投者哉！

235.清－外科真诠－邹岳－卷上－胸乳部

乳岩

乳岩初起，内结小核如棋子，积久渐大崩溃，有巉岩之势，即成败症，百无一救。得此症者，于肿核初起时，果能清心涤虑，静养调理，内服和乳汤、归脾汤等药，虽不能愈，亦可延生。若妄行攻伐，是速其危也。此症即俗名石榴翻花发。

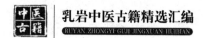
归脾汤：黄芪、党参、白术、当归、茯神、枣仁、远志、木香、甘草。

236.清－外科真诠－邹岳－卷下－吴先生医按

乳癖

一妇人久郁，右乳内结三核，年余不消，朝寒暮热，饮食不甘，延余诊治。余曰：此乳岩之基也，乃七情所伤，肝经血气枯槁之症，宜补气血、解郁结药治之。用益气养营汤百余剂，血气渐复，外用木香饼灸之，年余而消。此等症候，若用克伐之剂，伤其气血，是速其危也。

第四章 常用本草与外治法

1.东晋－肘后备急方－葛洪－卷三－治服散卒发动困笃方第二十二

《圣惠方》治乳石发动，壅热，心闷吐血。以生刺蓟，捣，取汁。每服三合，入蜜少许，搅匀。服之。

2.南北朝－小品方－陈延之－小品方卷第十－治乳痈妬乳生疮诸方

治乳痈方：大黄（二分）、茵草（二分）、伏龙肝（二分）、生姜（二分）。

凡四物，合筛，以姜并舂治，以醋和，涂乳最验。

单地黄煎，主补虚除热，散乳石痈疽疮疖等热方。

生地黄随多少，取汁于铜钵中重汤上煮，勿盖釜，令气得泄，煎去半，更以新布滤绞，去粗滓秽又煎，令如饧成矣。此用地黄须肥大味浓者，作煎甘美，东南地黄坚细味薄，作煎咸不美。

3.唐－千金翼方－孙思邈－卷第二十二－解石及寒食散并下石第四

治石发，烦热胀满，身体生疮，年月久远者，兼治诸药乳石发动方：麻黄去节、甘草（炙），各一两，右二味㕮咀，以水二升煮取半升，内清酒五合，煎取软一升，其患者先须火边炙令热彻欲汗，因即热服之令尽，温覆卧，须臾大汗出，即差。

治一切石热发方：但饮淳美热清酒，冷食，自劳，冷洗，差。

治乳石痢及常服压石方：取好豉炒令黄香，待冷捣筛，心未熟更炒，待冷还捣，若心熟皮即焦苦，所以须再炒，日别空腹再服二大匙，以冷水服之，佳。

4.唐－千金翼方－孙思邈－卷第十九杂病中－杂疗第八

露蜂房、乱发、蛇皮，三味合烧灰，酒服方寸匕，日二，主诸恶疽附骨疽，根在脏腑，历节肿出，丁肿恶脉诸毒，皆差。又水煮露蜂房，一服五合汁，下乳石热毒壅闷，服之小便中即下石末，大效。水煮，洗狐尿刺疮，服之疗上气，赤白痢，尿失禁。

5.唐－千金翼方－孙思邈－卷第十五补益－解散发动第三

乳石发，头痛寒热，胸中塞，日晡手足烦疼方：生麦门冬四两，去心葱白半斤，切豉三升，三味，熟汤八升煮取三升，分三服。

6.唐－外台秘要－王焘－卷第三十八（乳石下一十八门）－乳石发动热气上冲诸形候解压方五十二首

疗寒热胸中塞，面肿，手足烦疼，是钟乳发，宜服生麦门冬汤方。

生麦门冬（四两，去心）、豉（三升，绵裹）、葱白（切，半斤），三味，以水八升，煮取三升，分服。体气热是客热，当自渐加衣物，虽似恶，加之后必佳。忌如常法。此方甚良。《千金》同。

又压丹石发方（天台山国清师所传用）：杏仁（一百枚，去皮尖），一味，以水二升，于盆中研之，绞取汁令尽，以白面二升，用杏仁汁溲作馎饦，还以杏仁汁煮，务令极熟。其病者，量性多少啖之令尽。讫，又取美酒数升煮十余沸，候热讫，病者量性多少饮之，徐令尽。盖覆安卧，初觉心闷，顷间四体轻虚。一服三年不发，大效。

又疗乳石发方：甘草（炙）、麻黄（去节，各一两），二味，切，以水三升，煮取强半升，和清酒半升，其患者先须火边炙，热彻欲汗，承热服令尽。盖衣卧，须臾大汗即瘥。《千金翼》同。

又若因食仓米臭肉动乳方：必须葱豉汤细细服之，五、六度即瘥。《千金翼》同。

又食饮损者方：于葱豉汤中加当归一两煎之，去滓，分服，即瘥。若未可，即服芦根汤。《千金》同。

又若已服安和药，仍不退者，此小触动。服葱豉等汤不解者，可服芦根汤解压之方。

芦根、地榆、五加根（各一握），三味，切，以水三升，煮取一升，服之即解。《千金翼》同。

又若得时气，冷热不调，动乳者，皆是寒热所致。其状似疟，久久不疗，损人性命，纵服汤药，必终难瘥。宜作生熟汤浴之方。

以大器盛汤，若大热投少冷水，即于汤中坐勿动。须臾百节开，寒热之气皆从毛孔中出，变作流汗，若心中热闷者，还服少许热汤即定，久乃出汤，出衣被覆盖睡，豁然平复。如患大重者，不过三、两度即瘥。《千金翼》同。

又解一切石发方（僧瑞法）：胡豆（半升），一味，捣研之，以水八合，绞取汁饮之，即瘥。虚弱人半升中一半，以意量之。

又大黄丸方：大黄（五两，捣末）、大麻子（五两，熬勿令焦，待冷，于簸箕中以手挼去皮，取人研如膏），二味，合治令匀，以蜜和丸如梧子大，以汤饮下十丸至二十丸，以宜利为度。此方甚妙。通畅壅秘服之尤良。忌如常法。

华陀茅苣汤疗：石毒卒发者，栗栗如寒，或欲食，或不欲食。若服紫石英发毒者，亦热闷昏昏，喜卧，起止无气力，或寒，皆是腑脏气不和所生，疗之方。

茅苣（四两），甘草（炙），蓝子（各一两），茯苓、黄芩（各二两），蔓菁子（一升）、人参（一两）、芍药（二两），八味，切，以水一斗，煮蔓菁子取八升，去滓，纳余药煎取三升，去滓，分三服，日三。若虚弱加人参一两；若气上加茯苓、茅苣一两甚良。（《千金翼》云：若体寒者，倍人参、减黄芩。若气上，倍茯苓、加茅苣一两。）应杨州所得吴故单葱白汤，疗药沉体中数年或更发，宜服之方。

葱白（一斤，切），一味，以水五升，煮取二升半，去滓，服尽，未定更作，服之至三剂即瘥止。

又疗乳石发，樊尚书传，萧亮常服良验。余因热重盛，切虑不安，遍于李虔祐率更吴升诺议处求解法，亦称此味奇绝方。

甘草（二两，炙）、生犀角（一两半，屑）、蒌蕤（三两），三味，切，以水四升，煮取一升半，分服甚效。

又方：乌豆（二升），一味，以水九升，煮取五升，去滓，以铜钵重汤煮取一升，每服一匙，以尽即瘥。未定更作佳。

又若盛热发方：取无灰酒煮三、五沸，承稍热服之。以布手巾两个，蘸水以揾热处，取瘥为妙。更互用之。

又疗诸乳石发动，口干，寒热，似鬼神为病方。麦门冬（八分，去心）、五加皮、犀角（屑）、黄芩（各四分）、萎蕤（四两）、栀子（四分）、升麻（四两）、大黄（五分）、芍药（四分）、大青、甘草（炙，各三分）、苦参（六分），右十二味，捣筛，蜜丸。食后以蜜水服十四丸，渐加至二十丸，日再，以意加减。《千金翼》同。

又疗诸石发热困苦方：猪脂（五合，成炼者）、芒消（四分）、葱白（五合，切）、豉心（三合），右四味，以水三升，煮葱豉取一升二合，去滓，下猪脂、芒消，分三服。未瘥再服。《千金翼》同。

又疗石发，热盛充实，四体烦满，脉急数，大、小便赤涩，升麻汤方。升麻、黄檗、黄连、甘草（炙，各三两）、黄芩（四两）、芍药（六两）、白鸭通（五两）、淡竹叶（切，一升）、栀子（十四枚）、豉（一升）、大黄（三两），十一味，切，以水二斗煮竹叶、鸭通取一斗一升，去滓，澄清，取一斗，纳诸药，煮取四升，去滓，分三服。若上气者，加杏仁五合，腹满加石膏三两。《千金》同。

又常防备热发法方：麦门冬（三两，去心）、甘草（一两）、人参（三两），三味，捣筛，蜜和丸如弹丸，一日服三丸，甚良。《千金翼》同。

又三黄汤，折石热，通气，泄肠胃，解肌方。

大黄（三两，别渍）、黄芩（二两）、栀子（一七枚）、甘草（二两，炙）、豉（一升）、麻黄（一两，去节），六味，切，以水九升，煮麻黄去上沫，下诸药，煎取三升半，下大黄三、五沸，去滓，分服。得利以瘥止。《千金翼》同。

又方：黄芩（二两）、豉（五合，绵裹）、葱白（五合）、栀子人（二七枚），四味，切，以水四升，煮取一升八合，去滓，分服。三剂瘥止。

又疗石发，身热如火烧，黄芩汤方（靳邵法）：黄芩（三两）、枳实（二两，炙）、厚朴（炙）、栝楼、芍药（各一两）、栀子（十四枚）、甘草（炙，一两），右七味，切，以水七升，煮取三升，去滓，分三服。忌如常法。《千金翼》同。

又疗热气结滞经年，数数发方：胡荽（半斤，五月五日采，阴干。如此物可先收贮备之），一味，以水七升，煮取一升半，去滓，分服。未瘥，更作服。春夏取叶，秋冬取根茎用。

又疗膈上热方：柴胡、黄芩、甘草（炙）、茯苓、麦门冬（去心）、枳实（炙）、生地黄（各三两）、竹叶（切，一升），八味，切，以水一斗，煮取三升，去滓，分服。

又方：取河中石，不限多少，烧令赤，投小便一大升，候冷，顿服之良。

又方：取寒水石，长含，以瘥为度。

又方：取黄连水渍，服一升最良。

又疗心下烦热闷，内热不安，冷石汤方。

冷石（半两，细研之），右一味，以水搅如白饮，顿服。不瘥更作。

又去石毒，麻黄汤方：麻黄（二两，去节）、甘草（二两，炙）、豉（一升，绵裹），三味，切，以水五升，煮取一升，去滓，分温再服之。

又猪膏汤解大散方：猪膏（二两，烊之）、豉（一升），二味，以水三升，煮豉取汁二升，纳猪膏服七合，日三。服石人饮宜清冷，不宜渴热，渴热即气拥瘀石，唯酒一种须热也。《千金翼》同。

又疗乳石发，如寒热状似疟方：前胡（半斤）、黄芩、甘草（炙）、生姜、知母（各三两）、牡蛎（熬）、石膏（各六两）、大枣（二十枚，擘），八味，切，以水一斗，煮取四升，去滓，分为四服。取瘥为度。此方甚良。

又疗胸背头中游热，补虚方：黄耆、芍药（各三两）、甘草（炙）、桂心（各一两）、茯苓、人参、石膏、生干地黄、生姜、麻黄（去节）、麦门冬（去心，各二两）、大枣（二十枚，擘）、竹叶（切，一升），十三味，切，以水一斗二升，煮竹叶取一斗，去滓，下诸药，煎取三升，去滓，分服之。（一方无茯苓有大黄。）

又疗石发，诸药疗不瘥方：以消石含之效。

又方：若热盛，可向冷地卧，腰下以厚物荐之，腰以上令薄，使受稍似凉即起，不得过度。

又三黄丸，疗虚热气壅不通方：黄连、黄芩（各三两）、大黄（二两），三味，捣筛，蜜丸。以汤饮下十五丸至二十丸，如梧子，以利即瘥。

又疗精神如失，气攻上，骨热方：柴胡、升麻、黄芩、泽泻（各三两）、淡竹叶（切，一升），生地黄（切，二升），干蓝、芒硝（各二两），八味，切，以水八升，煮取三升，去滓，下芒硝，分服。取利止。忌如常法。

又疗石热将行，体微饬啬，即此方从叔汾州刺史河东公口授此法，余久服石，每服此饮颇甚为效方。

茱萸、萎蕤（各一两），豉心（一升），葱白（一握），右四味，切，以水四升，煮取减半，分服。

又疗服诸药石后，或热不禁，多向冷地卧，又不得食诸热面酒等方。

五加根皮（二两），一味，切，以水四升，煮取二升半，候石发之时便服，未定更作服。

又疗诸石盛热不除，心腹满，小便赤，大便不利，吐逆，气冲胸，口焦干，目赤重热，三黄汤方。

黄连、芒硝（各二两）、甘草（炙）、大黄（一两）、黄芩（三两），右五味，切，以水五升，煮取二升半，去滓，下芒硝，分服，以利为度。甚良妙。

又疗天行丹石发动，上下拥隔不通，头痛，口苦不能食，立效方（醴泉杜主簿传）。

青木香、紫葛、紫参、玄参、丹参、苦参、人参、石膏、代赭、细辛、桂心、独活、苁蓉、干姜、齐盐、吴蓝（各一分）、巴豆（二分，去皮心，熬），十七味，捣筛，蜜和丸如梧子，有患丈夫服三丸，强者服五丸，余即量与之，以饮下，得快利三、两行即瘥。忌如常法。

又疗石发，内有虚热，胸中痞满，外风湿不解，肌肉拘急方。

香豉（一升）、栀子（十四枚）、葱白（一握）、黄芩（二两），四味，切，以水七升，煮豉五、六沸，去豉纳药，煮取三升，分三服之。不止更为之。《千金翼》同。

又疗热肿初起，始欲作痛，便宜服升麻汤方。

升麻、大黄、黄芩、芍药、枳实（各二两）、甘草（炙）、当归（各一两），七味，切，以水八升，煮取三升，分三服，肿即消散。如热加黄芩三两。《千金翼》同。

又淡竹叶汤方：淡竹叶（切，一升）、茯苓、白术、甘草（炙）、枳实（炙）、栀子、人参（各一两）、大黄（二两）、黄芩（三两），九味，切，以水七升，煮取三升，分服，以瘥止。

又疗服散不得力，食不下，饮酒解散，辄呕吐，七味三黄汤方。

豉（五合，绵裹）、栀子（十四枚）、枳实（八分，炙）、甘草（炙）、前胡、大黄（各一两）、芒硝（二两），右药切，以水七升，煮取三升，分服。

又增损竹叶汤解散下气方：黄连、麦门冬（去心）、竹叶（切）、人参（各二两）、枳实（炙）、栀子（各一两）、甘草（炙）、茯苓（各二两），八味，切，以水八升，煮取三升，分服之。瘥止。

又疗心怔热烦闷如火气上方：石膏（八两）、茯神、萎蕤、黄芩（各四两）、橘皮、五味子、干蓝、麻黄（去节）、甘草（炙）、犀角（屑，各二两）、杏仁（去皮尖）、栀子（各二两），十二味，切，以水八升，煮取三升，分服之。瘥止。

又疗虚劳，下焦虚热，骨节烦疼，肌肉急，内痞，小便不利，大便数而少，吸吸口燥，少气，折石热方。

大麻仁（五合，研）、豉（二升），二味，以水四升合煮，取一升五合，分三服，三剂即止。《千金翼》同。

又疗内热结不除，或更服散，或以饮酒、冷食、澡洗犹不解，或腹胀头痛，眼眶疼，或先有癖实不消，或连饮不食，或时作心痛，服此汤皆愈方。

甘草（炙）、黄芩、大黄（各二两），三味，切，以水五升，煮取二升，分三服。《千金翼》同。

又散热白鸭通汤方：白鸭通（五升，以沸汤二斗半淋之，澄清，取二斗）、麻黄（四两，去节）、豉（二升）、冷石（一两）、栀子人（二十一枚）、甘草（炙，五两）、石膏（三两，碎），七味，切，以鸭通汁煮，取六升，去滓，纳豉煮三沸，每服五合。若觉冷，小便利其间。若热犹盛，小便赤促，服之不限五合。宜小小劳，渐渐进食，不可令食少，但勿顿多耳。《千金》同。

又下气除热，前胡汤方：前胡、黄芩、甘草（炙）、茯苓（各二两）、栀子人、枳实（炙）、大黄（各一两）、杏仁（六十枚，去尖皮）、生姜（三两，切），九味，切，以水九升煮取二升半，分服。

又麻黄汤下气解肌折热方：麻黄（四两）、黄芩、甘草（炙）、石膏（各三两，碎）、升麻（二两）、栀子人（一两），六味，切，以水一斗，煮取三升半，分三服之。

又疗服升麻汤，内解外不解者，宜此麻黄汤方。

麻黄（去节）、升麻、大黄、黄芩、石膏（各三两，碎）、甘草（一两，炙）、栀子人（三合），七味，切，以水九升煮取三升，分服之，瘥止。

又疗腹中无妨直患虚汗方：泽泻、知母、石膏（各二两，碎）、当归、甘草（炙）、人参、桂心、黄芩、茯苓（各二两）、麦门冬（三两，去心）、竹叶（切，三升），十一味，切，以水一斗二升，煮竹叶取一斗，去滓，下诸药，煮取四升，分服瘥。忌如常法。

7.唐－外台秘要－王焘－卷第三十八（乳石下一十八门）－石发口疮连胸面及身上心痛方一十四首

疗乳石热发，头痛心痛，胸胁胀满，寒热，手足逆冷，或口生疮烂，或干呕恶闻食气，气上欲绝，久虚者方。

前胡、芍药、黄芩、大黄、甘草（炙，各二两）、大枣（二十枚，擘）。

上六味，切，以水八升，煮取三升，分服。若坚实加茯苓二两；若胸满塞加枳实一两炙；若吐逆加干姜二两；若口燥加麦门冬二两。增减以意量之。忌如常法。

8.唐－外台秘要－王焘－卷第三十七（乳石论上一十九门）－张文仲论服石法要当违人常性五乖七急八不可兼备不虞药并论二十三条

若浴不瘥，即得依后服葱白麻黄等汤。诸随身备急药目新附。

紫雪、金石凌、甘草、姜蕤、黄芩、大黄、狗白粪、芒硝、朴消（二加）、芦根、麦门冬、香豉、石膏、犀角、胡豆、露蜂房、白鸭通、大麦奴，以上诸药，皆乳石所要，仲嗣今与名医择之，常用随身备急。

9.唐－外台秘要－王焘－卷第三十一（采药时节所出土地诸家丸散酒煎解诸毒等二十三门）－古今诸家煎方六首

《小品》单地黄煎，主补虚除热，散乳石、痈疽、疮疖等热方。

生地黄随多少取汁，于铜钵中重汤上煮，勿盖釜；令气得泄，煎去半，更以新布滤绞去粗滓秽，又煎令如饧成矣。此用地黄须肥大味浓者，作煎甘美。东南地黄坚细味薄，作煎咸不美。

10.唐－外台秘要－王焘－卷第三十一（采药时节所出土地诸家丸散酒煎解诸毒等二十三门）－古今诸家散方六首

黄芪、芎䓖、茯苓、五味子、防风、泽泻、独活、玄参、人参、牛膝（各六两），麦门冬（去心）、地骨皮（各八两），桂心、甘草（三两，炙），丹参（五两），十五味，切如大豆，分作二十四贴，贴着生姜一两，切，杏仁十四枚，去尖，碎，以水三升煮一贴，取一升，去滓澄清，取九合，顿服。每日一贴，晚间以气下心胸空妙。十服以后身力不可当。常须护惜将养之，以饮食补之，每年春夏秋冬服一剂，胜服肾气丸二十剂，永不患风气，先有诸病自然除瘥。张中丞自服以来，神效不可言，以为乳石力不可比，今服不阙，效验妙。（方云肾沥汤，恐须用煮肾汤煎。）

11.宋－本草图经－苏颂－虫鱼部上卷第十四－露蜂房

露蜂房，生牂牁山谷，今处处山林中皆有之。此木上大黄蜂窠也。七月七日采，又云十一月、十二月采者佳。亦解蛊毒，又主乳石发动。取十二分炙，以水二升，煮取八合，分温再服，当利小便，诸恶毒随便出。又疗热病后毒气冲目。用半大两，水二升，同煎一升，重滤，洗目三、四过。

12.宋－本草图经－苏颂－玉石上品卷第一－白石英

故《乳石论》以钟乳为乳，以白石英为石，是六英之贵者，惟白石也。又曰乳者阳中之阴，石者阴中之阳，故阳生十一月后甲子服乳，阴生五月后甲子服石。然而相反畏恶，动则为害不浅。故乳石之发，方治虽多，而罕有能济者，诚不可轻饵也。

13.宋－重修政和经史证类备用本草上－唐慎微－卷第九（己酉新增衍义）－草部中品之下总七十八种

乳石发动，壅热心闷，吐血。以生刺蓟捣取汁，每服三合，入蜜少许，搅匀服之。

圣惠方：治乳石发动，小便淋涩不通，心神闷乱。用船底青苔如半鸡子大，以水一大盏，煎至五分，去滓温服，日三四服。

14.宋－重修政和经史证类备用本草上－唐慎微－卷第三（己酉新增衍义）－玉石部上品总七十三种

治乳石发动烦闷及诸风热。用朴消炼成者半两，细研如粉，每服以蜜水调下一钱匕。日三四服。治乳石发动，躁热烦渴不止。滑石半两，细研如粉，以水一中盏，绞如白饮，顿服之，未差再服。

15.宋－重修政和经史证类备用本草上－唐慎微－卷第五（己酉新增衍义）－玉石部下品总九十三种

夏冰：味甘，大寒，无毒。主去热，烦热熨人，乳石发热肿。

16.宋－重修政和经史证类备用本草下－唐慎微－卷第二十一（己酉新增衍义）－虫鱼中品总五十六种

水煮露蜂房，一颗五合汁，下乳石，热毒壅闷服之，小便中即下石末，大效。图经曰：露蜂房，又主乳石发动，头痛，烦热口干，便旋赤少者，取十二分炙，以水二升，煮取八合，分温再服，当利小便，诸恶毒随便出。

17.宋－类症普济本事方－许叔微－卷第七－杂病

（补骨脂丸）唐代郑相公云：予为海南节度七十有五，越地卑湿，伤于内外，众疾俱作，阳气衰绝。乳石补益之药，一日不应。其方用破故纸十两，拣洗为末，用胡桃肉去皮二十两，研如泥，即入前末，更以好炼蜜和匀如饴，盛瓷器中。旦日，以温酒化药一匙，服之，不饮酒，熟水下。弥久则延年益气，悦心明目，补添筋骨。但禁食芸薹、羊血。番人呼为补骨脂丸。

18.宋－医说－张杲－医说卷第九－养生修养调摄

芡能养生：故食芡者，能使人华液通流，转相揩注，积其力，虽过乳石可也。

19.宋－鸡峰普济方－张锐－卷第二十八－丹诀

柳花丹：治男子三焦壅热，烦渴不止，镇心神，治脚气乳石发动，狂躁不彻。

治乳石发动壅热羸困，宜服此下石方：露蜂房二两，上以水二大盏，煮取一盏，分为二服，空心温服。其石当从小便下。如细细砂砂，尽即住服。

下石散：主药发甚方。黍米（一升蒸作糜）、炼成猪脂五两，上件调和令匀。宿不食，明旦空心食之，令饱当石下。

又方：肥猪肉二斤，葱白、韭白各四两，上件以水煮令烂熟，空心食之令尽。不尽，明日更服。

治乳石发动上攻头面，口干舌燥。麦门冬、石膏各二两，葛根、葳蕤各一两，甘草半两生。上为散。每服四钱，水一中盏，入地黄生者一分、葱白七寸、豉一百粒，煎至六分，去滓，不以时温服。

治平生服金石，热发所不制，金石凌法，服之立愈。川朴硝、川芒硝半斤，石膏、凝水石各四两。上以熟水五升渍朴硝芒硝一宿，澄清，安铜器中，粗捣。凝水石、石膏纳其中，仍纳金五两，微微煎之，数以箸头挑看，箸成凌雪，去滓头置铜器中，又安于水盆中冷一宿，皆成凌也。停三日以上，候干研作末。瘥热病及石发，皆蜜水调下二钱，日三四服。

治乳石毒发，壅热烦闷口苦。川芒硝一两、豉一两半、猪脂二两、葱白五茎，上件以水三盏，煎至一盏半，去滓分温三服，频服。

又白鸭通（一合。以汤一大盏渍之，澄清，候冷存性饮之。以瘥为度）。

又生绿（一合。水一大盏，研取汁，入蜜和服。如不通转妨闷，以童子小便磨槟榔服之。又以黑铅水浸经宿，取汁服之。偏解硫磺毒）。

又石南叶捣末。以新汲水调一钱服之效。

滑石汤：治乳石发动，躁热烦渴不止。

上滑石半两，研如粉。

水一中盏，搅如白饮，顿服之。未瘥再服。

又常含寒水石棋子大，咽津良。

又方：黄连、川升麻、黄药各二两、龙胆三两，上细锉。水四盏，煮取二盏，去滓温含漱吐五七口止，日五七度用之。

白术散：治乳石发动，服凉药过多，致脾胃虚冷，腹痛，不思饮食。

陈皮、白术、当归各一两、人参三分、木香半两，上为散。每服四钱，水一盏，生姜半分、枣三枚，煎至六分，去滓温服，不以时。

20.南宋－扁鹊心书－窦材－神方－救生汤

女人乳痈、乳岩初起，姜葱发汗立愈。又治手足痰块红肿疼痛，一服即消。久年阴寒冷漏病，一切疮毒，服之神效。

芍药（酒炒）、当归（酒洗）、木香（忌火）、丁香（各五钱）、川附（炮，二两）

共为细末。每服五钱，加生姜十片，水二盏煎半，和渣服。随病上下，食前后服。

21.元－世医得效方－危亦林－卷八大方脉杂医科－虚损

补骨脂散：治因感卑湿致疾，久之阳气衰绝，乳石补益药不效，服此收功。常服，延年益气，悦心明目，补益筋骨。忌食芸薹、羊血。

好破故纸（拣，净洗，为末，十两）、胡桃肉（去皮，研如泥，二十两），上炼蜜，和二味均如饴，盛瓦器中。旦日以温酒化药一匙，熟水亦可。或为丸服。

甘草味甘，平。安和乳石，解百草木诸物毒及海藻。主五脏六腑寒热，温中，下气，咳嗽，止渴，解烦闷。

22.元－增广和剂局方药性总论－佚名－虫鱼部中品－蜂房

《图经》云：亦解蛊毒，又主乳石发动，头痛烦热，口干，便旋赤少者。取十二分，炙，以水二升煮取八合，分温再服。

23.元－增广和剂局方药性总论－佚名－玉石部上品－朴消

《圣惠方》：治乳石发动，烦闷及诸风热，用炼成者半两，细研如粉，每服以蜜水调下一钱匕，日三、四服。《孙真人食忌》：主口疮，取含之，立效。恶：麦句姜。其色青白者佳，黄者伤人，赤者杀人。

24.元－格致余论－朱丹溪－乳硬论

奶岩以《本草》单方青皮汤，间以加减四物汤，行以经络之剂，两月而安。

25.元－丹溪心法－朱震亨－卷五－痈疽八十五

又方：人参、黄芪、川芎、当归、青皮、连翘、瓜蒌、白芍、甘草节、乳岩小破加柴胡、川芎。右以水煎，入酒服。

乳硬痛：没药（一钱）、甘草（三钱）、当归（三钱），作一服，水煎，入酒少许热饮。

吹奶：金银花、大荞麦、紫葛藤（等分），以醋煎，洗患处立消。如无下二物，只金银花亦可。

乳栗破：少有破，必大补。

人参、黄芪、白术、当归、川芎、连翘、白芍、甘草节，以水煎服。

26.元－丹溪治法心要－朱震亨－卷六－乳痈（第一百二）

入方：青皮、栝蒌、橘叶、连翘、桃仁（留尖）、皂角刺、甘草节（破），多参、芪。乳栗破，少有生者，必大补，人参、黄芪、川芎、当归、青皮、白术、连翘、白芍药、甘草（一方有栝蒌）。乳岩未破，加柴胡、台芎。

奶岩以青皮单煮汤与之，间以加减四物汤，两月而安。

27.明－传信尤易方－曹金－传信尤易方卷之七－乳门

治乳石发动，燥热烦渴不止。用滑石半两研末如粉。以水一钟绞如白饮，服之。（《圣惠方》）

28.明－新刊外科正宗－陈实功－卷之三下部痈毒门－乳痈论第二十六（附：乳岩）

乳岩：凡犯此者，百人百必死。如此症知觉若早，只可清肝解郁汤或益气养荣汤，患者再加清心静养，无挂无碍，服药调理只可苟延岁月。若中年以后，无夫之妇得此，死更尤速。惟初生核时，急用艾灸核顶，待次日起泡挑破，用披针针入四分，用冰蛳散条插入核内，糊纸封盖。至十三日，其核自落，用玉红膏生肌敛口，再当保养不发。又男子乳节与妇人微异，治当八珍汤加山栀、牡丹皮，口干作渴者加减八味丸，肾气素虚者肾气丸，已溃作脓者十全大补汤。

29.明－新刊外科正宗－陈实功－卷之四杂疮毒门－失荣症第一百三十四

飞龙阿魏化坚膏：治失荣症及瘿瘤、乳岩、瘰疬、结毒，初起坚硬如石，皮色不红，日久渐大，或疼不疼，但未破者，俱用此贴。

用蟾酥丸药末一料，加金头蜈蚣五条炙黄去头足研末，同入熬就，乾坤一气膏二十四两化开搅和，重汤内顿化。红缎摊贴，半月一换，轻者渐消，重者亦可停止，常贴保后无虞矣。

30.明－徐评外科正宗－陈实功－徐评外科正宗卷二－肿疡主治方

阳和汤：熟地黄（一两）、白芥子（二钱，炒研）、鹿角胶（三钱）、肉桂（一钱）、姜炭（五分）、麻黄（五分），加生甘草（一钱，乳岩加土贝母五钱），上药用水加酒一杯同煎。

犀黄丸：真犀黄（三分）、乳香（一两，去油）、没药（一两，去油）、麝香（一钱五分），上药先将乳、没，各研秤准，再合和犀、麝、共研，用黄米饭一两，如前法为丸，饭嫌干，酌加开水，晒干忌烘。凡乳岩瘰疬痰核横痃流注肺痈小肠痈等毒，每服三钱，热陈酒送下。患生上部，临卧服。下部，空心服。此方红痈亦可用。

小金丹：白胶香、五灵脂、草乌、地龙、木鳖（各一两五钱）、乳香（去油）、没药（去油）、归身（各七钱五分）、墨炭（一钱二分）、麝香（三钱），上白胶香以下八味，各研极细末，秤准和匀，再入麝香、墨炭同研，用糯米粉一两二钱为厚糊，和入诸末，捣千杵为丸，如芡实大。此一料约为二百五十丸，晒干忌烘，瓷瓶密藏，勿令泄气。临用取一丸布包放平石上，隔布敲细，取好酒调药令匀，盖好，浸一二时许，再用银物研过，热陈酒送服，醉盖取汗。（楣案：此须斟酌，如每日服一丸，至服消乃止。断无每日取汗之理。）如流注初起，及一应痰核瘰疬乳岩横痃初起，服消乃止。

31.明－徐评外科正宗－陈实功－徐评外科正宗卷七－乳痈乳岩论

乳岩溃后，宜贴阳和解凝膏，近见刻本《经验良方》载以鸦片灰作糁药，亦有得愈者。附记于此。

又案：《全生集》乳岩治法，初起用犀黄丸，每服三钱，酒送十服全愈。或以阳和汤加土贝五钱煎服，数日可消。倘误以膏贴药敷，（楣案：贴余消核膏无弊，说见瘰疬门后。）定主日渐肿大，内作一抽之痛，已觉迟治。倘皮色变异，难以挽回，勉以阳和膏日服，或以犀黄丸日服，或二药每日早晚轮服，服至自溃而痛者，外用大蟾六只，分作三日，每日早晚，取蟾破腹连杂，蟾身刺孔，贴于患口，内服千金托里散。（方见瘰疬门注中。）三日后，接服犀黄丸，可救十中三四。溃后不痛而痒极者，无一毫挽回。大忌开刀，开则翻花最惨，万无一活，男女皆有此症。

32.明－丹溪心法附余－方广－卷之十六火郁门－痈疽（七十七附肠痈乳痈）

又方：人参、黄芪、川芎、当归、青皮、连翘、瓜蒌、白芍、甘草节（等分），乳岩小破，加柴胡、川芎。以水煎，入酒服。

33.明－新刊医学集成－傅滋－卷之十－奶岩一百二十二

奶岩者，用五灰膏、金宝膏去其蠹肉，生新肉，渐渐收敛。

橘皮汤：治奶岩。（即前乳梗之方加蒲公英）

十六味流气饮。

单煮青皮汤：治妇人百不随意，久积忧郁，乳上有核，如棋子状。

青皮（四钱），水煎，徐徐服之。

34.明－济世全书－龚廷贤－离集卷六－乳病

妇人奶岩，中年妇人未破者，尚可治。成疮者，终不可治，宜服十六味流气饮加青皮。

十六味流气饮：治乳岩。当归、川芎、白芍、黄芪、人参、官桂、厚朴、桔梗、枳壳、乌药、木香、槟榔、白芷、防风、紫苏、甘草，上锉剂，水煎，频频温服。乳痈加青皮。

35.明－寿世保元－龚廷贤－庚集七卷－乳病

治法：疏厥阴之滞以青皮，清阳明之热细研石膏，行污浊之血以生甘草之节，消肿导毒以瓜蒌子，或加没药、青橘叶、皂角刺、金银花、当归，或汤或散，或加减随意消息。然须以少酒佐之，若加以艾火两三壮于肿处，其效尤捷，不可辄用针刀，必至危困。托不得于夫，不得于姑舅，忧愁郁闷，昕夕累积，脾气消阻，肝气横逆，遂成隐核如大棋子，不痛不痒，数年之后方为疮陷，名曰奶岩，以其疮形嵌凹似岩穴也，不可治矣。若于始生之际，便能消释病根，使心清神安，然后施之治法，亦有可安之理。

36.明－寿世保元－龚廷贤－庚集七卷－乳岩

妇人奶岩，宜服十六味流气饮：当归、川芎、白芍（酒炒）、黄芪（蜜水炒）、人参、官桂、厚朴（姜炒）、桔梗、枳壳（去穰）、乌药、木香、槟榔、白芷、防风、紫苏、甘草，上剉，生姜煎服。乳痈加青皮。亦治痘疹后余毒作痈瘤。

治妇人乳岩永不愈者。桦皮、油核桃（各等分，烧灰存性）、枯矾、轻粉（二味加些），共为末，香油调敷。

治妇人乳痈乳岩。初起时，先服荆防败毒散一剂以败其毒，次进蒲公英连根叶捣汁，入酒饮之，将渣敷患处，立效。其败毒散即人参败毒散（方见伤寒）去人参，加防风、荆芥、连翘是也。

37.明－万病回春－龚廷贤－卷之六－乳岩

妇人乳岩，宜服十六味流气饮。

十六味流气饮：治乳岩。当归、川芎、白芍、黄芪、人参、官桂、厚朴、桔梗、枳壳、乌药、木香、槟榔、白芷、防风、紫苏、甘草。

38.明－云林神彀－龚廷贤－卷三－乳病

妇人乳岩，一十六味流气饮，芎归芪芍桂槟参，枳桔防风乌药草，厚朴苏芷木香真。

39.明－古今医鉴－龚信－卷十二－乳病

乳岩，宜服十六味流气饮。

治乳岩，及痘后余毒作痈肿。

当归、川芎、白芍、黄芪、人参、官桂、厚朴、桔梗、枳壳、乌药、木香、槟榔、白芷、防风、紫苏、甘草，上剉各等分，水煎服。

40.明－女科经纶－胡文焕－卷八杂证门－乳证

乳岩，益气养荣汤：人参、白术、黄芪健脾益气，托毒排脓；川芎、当归、生地、白芍养血和血，通经托毒；两组药合用，气血双补，扶正托毒，以利排脓生肌，为方中的主要部分。皂角刺、贝母、桔梗透脓溃坚；金银花、夏枯草清热解毒，痈肿消散，为方中辅助部分。柴胡为使药，引药力直达病所。诸药合用，共收补益气血，托里消痈之功。

乳岩属郁气有用药法：兹以风药从其性，气药行其滞，参、芪、归、芍补气血，枳实、乌药、木通疏利壅积，柴、防、苏叶表散，白芷腐脓通荣卫，槟榔通滞下行，官桂行和血脉。且曰木得桂而枯，为伐肝之要药。

若乳岩属肝脾二脏郁怒，气血亏损。故初起加味归脾汤、加味逍遥散、神效栝蒌散，多服自消。若迁延日久渐大，岩色赤，出水，腐溃深洞，用前归脾汤等药可延岁月。

41.明－香奁润色－胡文焕－乳部

妇人奶岩久不愈者：桦皮、油核桃（俱烧存性）、枯矾、轻粉（少许），上香油调敷。

42.明－卫生易简方－胡濙－卷之八－痈疽

治乳石发动，小便闭涩，心神闷乱：用船底青苔如鸡子大，以水一盏，煎五分，去滓温服，日三四服。

43.明－本草发明－皇甫嵩－卷之五－金石部下

夏冰，味甘，大寒。主去烦热、乳石发热肿。

44.明－滇南本草－兰茂－第三卷－紫背天葵草

紫背天葵草，乳痈、乳岩，坚硬如石。服之，或溃或散。

45.明－滇南本草－兰茂－第一卷－漏芦

漏芦，一名芦葱，又名萱草，又名宜男花。味甘、平，性寒。治乳结红肿硬痛，乳汁不通，乳痈乳岩，攻痈疽。滇中产者。

46.明－滇南本草－兰茂－第一卷－旋覆花水朝阳草

旋覆花，味苦、咸，性微温，有小毒。祛头目诸风寒邪，止太阳、阳明头疼，行阳明之经络。乳汁不通、乳岩、乳痈红肿疼痛。

（又方）治乳岩、乳痈、吹乳肿疼。

旋覆花（一钱）、蒲公英（一钱）、甘草节（八分）、白芷（一钱）、青皮（一钱），水酒为引，水煎服。

47.明－本草纲目（上）－李时珍－石部第九卷·金石之三（石类上三十二种）－滑石

　　乳石发动烦热烦渴：滑石粉半两，水一盏，绞白汁，顿服。（《圣惠方》）

48.明－本草纲目（上）－李时珍－石部第九卷·金石之三（石类上三十二种）－石膏

　　乳石发渴：寒水石一块含之，以瘥为度。（《圣济录》）

49.明－本草纲目（上）－李时珍－石部第十一卷·金石之五（卤石类二十种，附录二十七种）－朴消

　　乳石发动烦闷：芒硝，蜜水调服一钱，日三服。（《圣惠方》）

50.明－本草纲目（上）－李时珍－主治第四卷·百病主治药下－痈、疽

　　穿山甲（乳痈、乳岩，炮研酒服。吹乳，炙，同木通、自然铜末，酒服。）
　　妇人乳岩：因久积忧郁，乳房内有核如指头，不痛不痒，五七年成痈，名乳岩，不可治也。用青皮四钱，水一盏半，煎一盏，徐徐服之，日一服。或用酒服。（丹溪方）
　　乳石发动：烦热。石南叶为末。新汲水服一钱。（《圣惠方》）
　　乳妒乳痈：鸡矢白炒研，酒服方寸匕，须臾三服愈。（《产宝》）
　　乳头破裂：方同上。（梅师）
　　乳石发渴：水浸鸡子，取清生服，甚良。（《普济》）

51.明－本草纲目（下）－李时珍－禽部第四十七卷·禽之一（水禽类二十三种）－鹜

　　乳石发动烦热：用白鸭通一合，汤一盏渍之，澄清冷饮。（《圣惠方》）

52.明－本草纲目（中）－李时珍－草部第二十一卷·草之十（苔类一十六种）－船底苔（食疗）

　　乳石发动：小便淋沥，心神闷乱。船底青苔半鸡子大，煎汁温服，日三四次。（《圣

惠方》)

53.明－本草纲目（中）－李时珍－草部第十二卷·草之一（山草类上三十一种）－萎蕤（《本经》上品）

乳石发热：萎蕤三两，炙甘草二两，生犀角一两，水四升，煮一升半，分三服。（《圣惠方》）

乳石发渴：大麻仁三合，水三升，煮二升。时时呷之。（《外台》）

乳石发渴：青粱米煮汁饮之。（《外台》）

乳石发热：乌豆二升，水九升，铜器煮五升汁，熬稠一升，饮之。（《外台秘要》）

54.明－本草原始－李中立－卷之八石部－夏冰

去热烦，熨人乳石发热肿。

55.明－本草原始－李中立－卷之九兽部－鲮鲤

治乳岩、乳痈，乳汁不通，用穿山甲炮研末，酒服方寸匕，日二服，仍以油梳梳乳即通。

穿山甲，虫部下品移此。

56.明－本草原始－李中立－卷之一草部上－生地黄

《千金方》：治吐血、唾血。补虚除热，取乳石。

57.明－删补颐生微论－李中梓－卷之三－药性论第二十一

玄参：积其功力，虽过乳石可也。

芡实：积其功力，虽过乳石可也。

58.明－本草品汇精要－刘文泰－卷之十二－草部中品之下

船底苔，别录云：治乳石发动。

小蓟捣汁，合蜜少许，疗乳石发动，壅热心闷，吐血。

59.明－本草品汇精要－刘文泰－卷之五－玉石部下品之上

夏冰，味甘大寒，无毒，主去热、烦热，熨人乳石发热肿。

60.明－本草品汇精要－刘文泰－卷之一－玉石部上品之上

朴消，取炼成消半两，细研如粉，每服合蜜水调下一钱匕，日三四服，治乳石发动烦闷及诸风热。

滑石，别录云：乳石发动，躁热烦渴不止，用半两细研如粉，以水一中盏，绞如白饮，顿服之，未瘥再服。

61.明－医学纲目－楼英－卷十九心小肠部－痈疽所发部分名状不同

［《精》］神效瓜蒌散：治乳痈乳岩，神效。丹溪亦云：妙捷。恐贫贱之家，未能办集者，用后蒲公英草尤妙。

瓜蒌（一个，去皮焙为末，子多者有力）、甘草（生）、当归（酒浸，焙。各半两）、乳香（另研）、没药（另研。各二钱半），上为末，用无灰酒三升，于银石器内慢火熬取一升，清汁分作三服，食后良久服。如有奶岩，便服此药，可杜绝病根。如毒气已成，能化脓为黄水。毒未成，即于大小便中通利。如疾甚，再合服，以退为度。

立效散：与前方间服神妙，但于瓜蒌散方，减去当归，加紫色皂角刺一两六钱是也。

［丹］以人参汤调青皮、甘草末，入生姜汁，细细呷，一日夜五六次，至五七日消矣。此乃乳岩之始。又治一初嫁之妇，只以青皮、甘草与之安。

［丹］用蒲公英草捣烂，盦患处神妙。

［云］用天南星末，以温酒调涂之。

62.明－本草单方－缪希雍－卷十三女科－乳痈

妇人乳岩，用青皮四钱，水一盏半，煎一盏，徐徐服之，日一服，或用酒服。（丹溪方）

此方还该加贝母、橘叶、连翘、自然铜等药。然体弱人亦须酌量施治。

63.明－神农本草经疏－缪希雍－卷之八－草部中品之上

贝母，同郁金、橘叶、连翘、栝楼根、鼠粘子、夏枯草、山慈菇、山豆根、玄参，消一切结核、乳岩、瘰疬。

64.明－神农本草经疏－缪希雍－卷之二十二－虫鱼部下品

牡鼠粪，同白芷、山慈菇、山豆根、连翘、金银花、蒲公草、夏枯草、贝母、橘叶、栝楼根、紫花地丁、牛蒡子，治乳痈、乳岩，有效。

除伤寒劳复阴易及乳痈、乳岩外，他用甚稀，故不著"简误"。

65.明－神农本草经疏－缪希雍－卷之二十三－果部三品

橘叶，古今方书不载，能散阳明、厥阴经滞气。妇人妒乳、内外吹、乳岩、乳痈用之皆效。以诸证皆二经所生之病也。

66.明－神农本草经疏－缪希雍－卷之九－草部中品之下

小蓟根苗，又方：乳石发动，壅热心闷吐血：以生刺蓟捣取汁，每服三合，入蜜少许，搅匀服之。

67.明－神农本草经疏－缪希雍－卷之七－草部上品之下

漏芦同贝母、连翘、甘草、金银花、橘叶、鼠粪、白芷、山豆根、山慈菇、夏枯草，治乳岩、乳痈。

同漏芦、贝母、鲮鲤甲、青皮、没药、山慈菇、山豆根、栝楼根，治乳岩，乳痈。

68.明－神农本草经疏－缪希雍－卷之三－玉石部上品

朴硝（《圣惠方》方）：治乳石发动烦闷，及诸风热，用朴硝炼成者半两，细研如粉，每服以蜜水调下一钱匕，日三四服。

滑石（《圣惠方》）治乳石发动，烦热烦渴：滑石粉半两，水一盏，绞白汁，顿服。

69.明－神农本草经疏－缪希雍－卷之十五－人部

头垢，同山慈菇、橘叶、鼠粪、人爪、蒲公英、柴胡、山豆根、白芷、连翘、贝母、夏枯草、忍冬藤，治乳岩、乳痈，神效。

70.明－神农本草经疏－缪希雍－卷之十一－草部下品之下

连翘，得贝母、白芷、甘草、金银花、玄参、薄荷、夏枯草、白及，能消瘰疬。加牡鼠粪、人爪、山豆根、蒲公英，消乳痈、乳岩。

山豆根，入散乳毒药中，能消乳岩。

蒲公草，得夏枯草、贝母、连翘、白芷、栝楼根、橘叶、甘草、头垢、特鼠粪、山豆根、山慈菇，治一切乳痈毒肿痛，及治乳岩为上药。

夏枯草得蒲公英，治一切乳痈、乳岩，方具蒲公草条下。

山慈菇，亦入乳岩、乳毒方用，相宜。

71.明－先醒斋医学广笔记－缪希雍－卷之三－肿毒

又方：顾文学又善内人，患左乳岩。仲淳立一方：夏枯草、蒲公英为君；金银花、漏芦为臣；贝母、橘叶、甘菊花、雄鼠粪、连翘、白芷、紫花地丁、山慈菇、炙甘草、栝蒌、茜根、陈皮、乳香、没药为佐使。另用夏枯草煎浓汁丸之。服斤许而消。三年后，右乳复患，用旧存余药服之，亦消。后以此方治数人，俱效。

72.明－本草汇言－倪朱谟－本草汇言卷之三－草部（隰草类上）

小蓟缪氏方：治乳石发毒壅热，心闷吐血。

73.明－本草汇言－倪朱谟－本草汇言卷之十二－水石类

石膏，续补集方。《圣济录》：治乳石发渴。用软石膏五钱，为细末，甘草四钱，微炒热，共研。每服一钱，用绿豆汤调服。

74.明－本草汇言－倪朱谟－本草汇言卷之十四－谷部（麻麦稷粟类）

大豆《外台秘要》：治乳石发热。用黑大豆三升，水九升，铁锅内煮至二升，取汁徐徐饮之。

75.明－本草汇言－倪朱谟－本草汇言卷之四－草部（隰草类下）

刺蒺藜，李氏方主血结成癥，奔豚瘕疝，喉痹胸痹，乳难乳岩等疾。

治乳胀不行，或乳岩流疬，作块肿痛。用刺蒺藜二三斤，带刺炒为末。每早午晚不拘时，白汤作糊调服。

76.明－医学汇函－聂尚恒－九卷－乳治方

六味流气饮：治乳岩。当归、川芎、白芍、黄芪、人参、官桂、厚朴、桔梗、枳壳、乌药、木香、槟榔、白芷、防风、紫苏、甘草，上锉一剂，水煎服。

77.明－医学汇函－聂尚恒－十二卷－治热门

夏冰，味甘大寒无毒，主去热烦，熨人乳石发热肿。

78.明－医学汇函－聂尚恒－十三卷－治疮门

露蜂房，治乳石发则头痛烦热，口渴溺赤，水煎服之，当利诸恶毒，随小便出。

79.明－李氏家藏奇验秘方－鲍庵延道人－外科－乳岩门

瓜蒌散（乳岩乳痈已成，化脓为水，未成即消。瘰疬尤妙）：瓜蒌（大者一枚，面包煨）、归尾（酒洗，二钱）、甘草节、乳香、没药（各一钱）、金银花（一两），作二剂，酒三碗煎二碗，分三次服，渣敷。

80.明－简易普济良方－彭用光－卷之四－乳门

治乳石发动烦闷及诸风热。用朴硝炼成者半两，细研如粉，每服以蜜水调下一钱匕，日三四服。

81.明－杏苑生春－芮经－卷七－诸疮

乳岩，不可治也。预以消毒通气汤散之。

[方]消肿通气汤：石膏（一钱五分）、青皮、当归、皂角刺（各一钱）、白芷、

天花粉（各六分）、金银花、甘草节（各五分）、瓜蒌仁（七分）、橘叶（三十片）、连翘（八分）、没药（四分）、升麻（四分），上咬咀，用水酒各半煎，食远温服。

82.明－丹台玉案－孙文胤－卷之六小儿科－乳痈门（附乳岩、肠痈、囊痈）

［附］乳岩立方

青橘饮：治妇人百不如意，久积忧忿，乳内有核不痒不痛，将成乳岩。青皮（五钱，醋炒）、橘叶（三十片），水煎，食远服。

神功饮：治妇人乳内一核初起如钱，不作疼痒，三五年成者，红肿，溃时无脓，惟流清水，形如岩穴之凹。忍冬藤、蒲公英、甘草节、金银花（各二钱）、瓜蒌（一个，连壳），生酒煎服。

十六味流气饮：治乳岩赤肿疼痛。人参、黄芪、当归、川芎（各一钱五分）、肉桂、白芷、厚朴、甘草、桔梗、防风、乌药、槟榔（各一钱）、赤芍、枳壳、广木香、苏梗（各八分），水煎，食后服。

83.明－重刻万氏家传济世良方－万表－卷之四－痈疽

治妇人乳岩久不愈者：忧怒阻积遂成隐核，不痛不痒，年久方陷下，名曰乳岩，此极难愈。

用桦皮、油胡桃烧灰存性，入枯矾、轻粉少许，香油涂敷。

84.明－外科理例－汪机－卷四－乳痈一百零七（附乳岩无乳并男子乳痈）

一妇久郁，右乳内结三核，年余不消，朝寒暮热，饮食不甘。此乳岩也，乃七情所伤，肝经血气枯槁之症，宜补气血，解郁结。遂以益气养荣汤（二百二十一）百余剂，血气渐复，更以木香饼灸之，嘉其谨疾而消。（此因症因情也。）

85.明－证治准绳·疡医－王肯堂－卷之三－胸部（九）

乳痈乳岩

名曰奶岩，遂以单方青皮汤，间以加减四物汤行经络之剂，两月而安。煅石膏、烧桦皮、瓜蒌实、甘草节、青皮，皆神效药也。

神效瓜蒌散：治乳痈、乳岩神效。丹溪亦云妙捷。恐贫贱之家未能办集者，用后蒲公英草，尤妙。

瓜蒌（一枚，去皮焙为末，用子多者有力）、生甘草、当归（酒浸，焙。各半两）、乳香（另研）、没药（另研。各二钱半），上为末，用无灰酒三升，于银石器内，慢火熬，取一升清汁，分作三服，食后良久服。如有奶岩，便服此药，可杜绝病根。如毒气已成，能化脓为黄水；毒未成，即于大小便中通利。如疾甚，再合服，以退为度。立效散与此方间服神妙。但于瓜蒌散方减去当归，加紫色皂角刺一两六钱是也。

以人参汤调青皮、甘草末，入生姜汁，细细呷，一日夜五六次，至五七日消矣。此乃奶岩之始，又治以青皮、甘草与之安。煎楮叶猪蹄汤沃之顿爽。乃治一方，名黄芪托里汤，黄芪之甘温以排脓，益气生肌为君；甘草补胃气解毒，当归身和血生血为臣；升麻、葛根、漏芦为足阳明本经药，及连翘、防风皆散结疏经，瓜蒌仁、黍粘子，解毒去肿，皂角刺引至溃处，白芷入阳明，败脓长肌，又用川芎三分，及肉桂、炒柏为引。用每剂入酒一盏煎，送白玉霜丸，疏脓解毒，时脓水稠粘，方盛未已，不可遂用收涩之药。理宜追之，以翠青锭子外掺。明日脓水顿稀，痛定秒解，始有向安之势。至辛未新正，患处皆生新肉，有紫肿处，俱用葱熨法，随手消散，但近腋足少阳分，尚未敛，乃加柴胡一钱，青皮三分及倍川芎。脓水将净者即用搜脓散掺之，元宵后遂全安。

86.明－保幼新编－无忌先生－瘿瘤

十六味流气饮（治乳岩、瘰瘤、马刀等症。马刀肿形如瓜）：当归、川芎、白芍药（酒洗）、黄芪、人参、官桂、厚朴（姜炒）、桔梗、枳壳（麸炒）、乌药（去皮心，酒洗）、木香、槟榔、白芷、防风、紫苏叶、甘草（各一钱）。

87.明－济阴纲目－武之望－卷之十四－乳病门

一方：乳栗破则少有生者，必大补，或庶几耳。（眉批：此方重在破字上。）

人参、黄芪、白术、当归、川芎、连翘、白芍、甘草节，上锉，水煎服。一方有青皮、栝蒌，无白术。乳岩小破，加柴胡。（眉批：以乳栗有青皮、栝蒌，无白术，此方中之窍须得之，小破二字亦一窍也。）

神效栝蒌散：治妇人乳痈乳岩，神效。

黄栝蒌（子多者，不去皮，焙干研烂）、当归（酒洗）、生甘草（各五钱）、乳香、没药（各别研，二钱半），作一剂，用好酒三碗，于瓷石器中慢火熬至碗半，分为三次，食后服。如有乳岩，便服此药，可杜绝病根。如毒气已成，能化脓为黄水，毒未成则内消。疾甚者，再合一服，以愈为度。立效散与此间服神效，但于栝蒌散方减去当归，加紫色皂角刺一两六钱是也。（眉批：用乳没法始此。）

胜金丹：治吹乳结核不散肿痛者，神效，亦治乳岩。

百齿霜（即梳齿上头垢），上用无根水丸如鸡头子大，以黄丹为衣，每服一丸或二丸，好酒下，如不饮酒，白汤下，不可化开，亦不可令病人知，极有效验。

乳岩，煅石膏烧桦皮栝蒌子甘草节青皮，皆神效药也。妇人此病，若早治之便可立消，有月经时悉是轻病，五六十后无月经时，不可作轻易看也。

薛氏曰：乳岩，一妇服益气养荣汤百余剂，血气渐复，更以木香饼灸之，喜其谨疾，年余而消。

李氏曰：有郁怒伤肝脾，结核如鳖棋子大，不痛不痒，五七年后，外肿紫黑，内渐溃烂，名曰乳岩，滴尽气血方死，急用十六味流气饮及单青皮汤兼服，虚者只用清脾解郁汤，或十全大补汤，更加清心静养，庶可苟延岁月。惟初起不分通何经络，急用葱白寸许，生半夏一枚，捣烂，为丸如芡实大，以绵塞之，如患左塞右鼻，患右塞左鼻，二宿而消。（眉批：有如是之神。）

青皮散：治乳岩初起如鳖棋子，不痛不痒，须趁早服之，免致年久溃烂。

青皮、甘草，上为末，用人参煎汤，入生姜汁调，细细呷之，一日夜五六次，至消乃已，年少妇人只用白汤调下。

十六味流气饮：治乳岩。当归、川芎、白芍、黄芪、人参、官桂、厚朴、桔梗、枳壳、乌药、木通、槟榔、白芷、防风、紫苏、甘草，上锉一剂，水煎，食远临卧频服，外用五灰膏去其蠹肉，生新肉，渐渐收敛。乳痈加青皮。（眉批：五灰膏见痔漏门。乳岩之病，大都生于郁气，盖肝主怒，其性条达，郁而不舒，则曲其挺然之质，乳头属厥阴经，其气与痰时为积累，故成结核，兹以风药从其性，气药行其滞，参、芪、归、芍以补气血，官桂血药以和血脉，且又曰木得桂而枯，乃伐木之要药，其不定分两者，以气血有厚薄，病邪有浅深，又欲人权轻重也。）

益气养荣汤：治抑郁及劳伤血气，颈项两乳或四肢肿硬，或软而不赤不痛，日晡微热，或溃而不敛，并皆治之。

人参、白术（炒，各二钱）、茯苓、陈皮、贝母、香附子、当归（酒拌）、川芎、

黄芪（盐水拌炒）、熟地黄（酒拌）、芍药（炒）、桔梗、甘草（炒，各一钱），上
锉一剂，加生姜三片，水煎，食远服。胸痞，减人参、熟地黄各三分；口干，加五味子、
麦门冬；往来寒热，加软柴胡、地骨皮；脓清，加人参、黄芪；脓多，加川芎、当归；
脓不止，加人参、黄芪、当归；肌肉迟生，加白蔹、官桂。（眉批：此方以六君子汤
去半夏加贝母，合四物汤，外加香附黄芪桔梗者也，为调理之剂。）

木香饼：治一切气滞结肿，或痛或闪肭，及风寒所伤作痛，并效。

木香（五钱）、生地黄（一两），上木香为末，地黄杵膏和匀，量患处大小作饼，
置肿处，以热熨火熨之。

88.明－女科撮要－薛己－卷上－乳痈乳岩

妇人久郁，右乳内肿硬，用八珍汤加远志、贝母、柴胡、青皮及隔蒜灸，兼服神
效瓜蒌散，两月余而消。

妇人左乳内肿如桃，不痛不赤，发热渐瘦，用八珍加香附、远志、青皮、柴胡百余剂，
又兼服神效瓜蒌散三十余剂，脓溃而愈。

妇人右乳内结三核，年余不消，朝寒暮热，饮食不甘，此乳岩，以益气养荣汤，
百余剂，血气渐复，更以木香饼熨之，喜其谨疾，年余而消。

89.明－医方便览－殷之屏－卷之四外科－痈疽七十四

十六味流气饮：治奶岩瘿瘤，下部诸疮。人参、黄耆、川归（各一钱）、川芎、肉桂、
厚朴、白芷、甘草、防风、乌药、槟榔、芍药、枳壳、木香（各五分）、桔梗（二分）、
紫苏（钱半）、青皮（一钱），水煎服。

90.明－医源经旨－余世用－卷之七－乳痈门六十六

胡桃散：治妇人乳岩久不愈者。用华皮、油胡桃烧灰存性，入枯矾、轻粉少许，
香油涂敷。

91.明－医学正传－虞抟－卷之六－疮疡（六十）

（《局方》）十六味流气饮：治奶岩。人参、黄芪、川归（各一钱）、川芎、肉桂、
厚朴、白芷、甘草（各半钱）、桔梗（三分）、防风、乌药、槟榔、芍药、枳壳、木香（各

半钱）、紫苏（一钱半），上细切，作一服，或加青皮一钱，水二大盏，煎至一盏服。

92.明－本草正－张介宾－本草正上－隰草部

白蒺藜四七：乳岩带下俱宜。

93.明－妇人规－张景岳－乳病类－四、乳痈、乳岩

乳岩：用加味逍遥散、加味归脾汤、神效栝蒌散，多自消散。

94.清－古方汇精－爱虚老人－卷二疯痰疮毒类－千金托里散（三八）

治一切痈疽疔毒，乳岩乳疬，日久不起发，或脓出不快，内因寒郁等症。

党参（四钱）、生黄芪、熟黄芪、白芷、当归（各一钱五分）、上官桂（五分）、川芎、桔梗（各一钱）、厚朴（炒）、甘草节、防风（各八分）、远志肉（三钱），引加菊叶、蒲公英各一钱五分。

95.清－古方汇精－爱虚老人－卷二外科门－金锁比天膏（二三）

乳岩，其未破者，用葱椒汤。已破者，葱汤洗净，贴之。如初发势重，将膏剪去中心，留头出气，不必揭起。一膏可愈一毒，摊时不可见火，必须重汤化开。

山甲（一具，或净甲一斤）、刘寄奴（去根，切丝）、野麻根、苍耳草（连根叶子）、紫花地丁、豨莶草（各一斤）、虾蟆皮（一百张，或干蟾一百只更妙），各草药鲜者为妙，用真麻油十二斤，将四斤先煎穿山甲枯焦，余八斤浸各药，冬七日，春秋五日，夏三日，加老酒葱汁各二碗，文武火煎，药枯去渣，复煎至滴水成珠。每药油一斤，加飞丹八两，看老嫩得宜，离火不住手搅，下牙皂、五灵脂（去砂研）、大黄，各净末四两，待温，下芸香末四两，成膏。水浸三四日用。

96.清－古方汇精－爱虚老人－卷二外科门－犀黄丸（五）

治乳岩，即醒消丸内，除去雄精，加犀黄三分，如前法为丸。每服三钱，热陈酒送下。患生上部，临卧服。生下部，空心服。

97.清－古方汇精－爱虚老人－卷二外科门－小金丹（四一）

治乳岩，初起，服之即消。白胶香、草乌、五灵脂、地龙、木鳖（各制末，一两五钱）、乳香、没药、当归身（各净末，七钱五分）、麝香（三钱）、墨炭（一钱二分），以糯米粉一两二钱，为厚糊，和诸药末，千捶为丸，如芡实大。一料约为二百五十丸，晒干忌烘，瓷瓶收贮。临用取一丸，布包，放平石上，隔布敲细，入杯内，取陈酒几匙浸药，用小杯盖合，约浸一二时，加热陈酒调下，醉卧取汗。如流注等症，将溃或溃，久者当以十丸作五日早晚服，使患不增出。但丹内有五灵脂，忌与参药同服。

98.清－古方汇精－爱虚老人－卷三妇科门－益血和中散（四四）

治乳岩乳疬初起。用败龟板，煅存性，每服三钱，糖拌，好酒送下，尽醉，即消。

99.清－验方新编－鲍相璈－卷二－乳部

又方：豆腐店桌上做豆腐淋下之水一桶，入锅熬干成膏，冷透火气，厚厚敷之，干即再敷，乳上结块自消，五七次必愈，屡试神验。有人借贷五百金，无力归还，以此方神效奉赠，后试之果验，人称之五百金方。此方虽治乳痈，既称乳上结块自消，则乳岩似亦可治。

乳岩

初生用犀黄丸，每服三钱，酒送十服全愈。或以阳和汤加土贝五钱煎服，数日可消。倘误贴膏药，必渐肿大，内作一抽之痛，已觉迟治。倘皮色变异，难以挽回，勉以阳和汤日服，或以犀黄丸日服，或二药每日早、晚轮服，服至自破而痛者。外用大蟾（即癞虾蟆）六只，每日早、晚取一只，破腹，刺多孔，连肠杂，去胆，贴于患口，以拔其毒，一日一换，连贴数日。若烂孔深大，须将蟾腹肠杂填孔，每日用葱汤温洗一次，内服千金托里散，三日后接服犀黄丸，可救十中三四。乳岩最不易治，此方极为稳妥，古来名方，皆不及此。若破后不痛而痒极者，无一毫挽回。大忌开刀，开则翻花最惨，万无一活。一妇两乳皆患乳岩，以五通犀黄丸，每日早、晚轮服，九日全消。又一男子，亦患乳岩，因用鲫鱼膏贴上二日，发大如拳，色红，令其揭下，与服阳和汤四剂，倘色转白可救，色若仍红无救矣，四日患色仍红，哀恳求治，以犀黄丸、阳和汤轮服，至十六日，四处皆消，独疮头破烂，用蟾拔毒之法，半月收功。又一妇，患乳岩，寒热痛甚，余以阳和汤同二陈汤煎服，止痛安睡，连进三服全愈。又一妇，患亦相同，其弟以夏枯、花粉、连翘、橘叶等药连服五剂，号痛不绝，余视白色已变微红，难以全消，即用肉桂、炮姜、麻黄加二陈汤煎服，服下痛止，疮亦缩小，连服数剂，疮顶不痛而破，贴阳和解凝膏收功。此林屋山人治验秘法也。犀黄丸诸方，见阴疽门。

又方：已溃烂者，用洞天救苦丹（见痈毒诸方），每服三钱，陈酒送下，隔两日一服，数日脓尽收功，神效。或用阳和解凝膏贴之，或用虾蟆散（见同前）。或照上虾蟆拔毒之法，俱极神效。

又方：如初起者，用夏枯草、蒲公英、漏芦、橘叶、雄鼠粪（两头尖者是）、甘菊、贝母、紫花地丁、山慈菇、连翘、白芷、栝蒌仁、炙草、广皮、茜根、乳香、没药、银花各二钱，研末，另用夏枯草熬膏和匀为丸如梧子大。每服五钱，滚水送下，至重二服全消，屡试神验。此王晋三经验方也。价廉易制，贫寒之家最宜。

100.清－验方新编－鲍相璈－卷十一－阴疽

后列阳和汤、阳和膏、犀黄丸、小金丹诸方，均为阴疽要药，照方治之，万无一失。如若增减，定无功效。

每见横痃、乳岩，凡诸阴疽溃后宜贴阳和解凝膏为妙。

101.清－验方新编－鲍相璈－卷十一－阴疽诸症

阳和汤：治乳岩、失荣、石疽、恶核、痰核、瘰疬、流柱、横痃，并治一切色白平塌阴疽等症。此为阴疽圣药。熟地一两，真鹿角胶三钱，上肉桂、甘草各一钱，炮姜、麻黄各五分，水煎服。服后再饮好酒数杯，谨戒房事，服至病愈为止。无论冬、夏皆宜，不可妄行增减。体虚极者，肉桂、炮姜可加一二倍用，或加附子更妙，又痈毒诸方内降痈活命饮亦治阴疽，方用肉桂、炮姜各用至钱半之多，诚以阴寒凝结非此不为功也，宜参看酌用。

犀黄丸：治石疽、恶核、失荣、瘰疬、乳岩、流注、横痃、肺痈、小肠痈一切腐烂阴疽，屡试神验，百发百中之仙方也。制乳香、制没药各一两，麝香、犀牛黄各三分，共为细末，取黄米饭一两捣烂与各药末和匀为丸如粟米子大，晒干（忌火烘），每服三钱，热陈酒送下，患生上部临睡时服，下部空心服。

小金丹：治流注、恶核、痰核、瘰疬、乳岩、横痃及一切无名阴疽初起，屡试如神，万无一失，真仙方也。内有五灵脂，不可与人参、高丽参、党参同日而服。

阴疽无价活命仙丹（增补）：此丹通治落头疽、耳后锐毒、遮腮、骨槽风、阴对口、阴发背、乳岩、恶核、石疽、失荣、鹤膝风、鱼口、便毒、瘰疬、流注、一切阴疽，内不必服药（病重者仍服前阳和汤更妙），外不必敷药，惟用此药一丸放手心中紧紧握住，用布带将手指捆拢，不紧不松，免使药丸移动，捆至六个时辰，将药丸埋入土中（不可使鸡犬误食，食则必死），再换一丸，照前捆好，日夜不断。不论如何肿痛溃烂，用至数丸，自能收口生肌。轻者一二丸立见功效。忌食鸡、鹅、鱼、虾发物，已愈不忌，惟女色宜谨戒半年。方用：顶上真麝片一钱（此药真者最贵，或三四五六分均可），火硝三钱，白矾三钱，净黄丹三钱，胡椒一两，以上共研细末，用熟蜜和为两丸，病在左放左手，病在右放右手，病在中男左女右，病在腰以下放脚心，仍分左、右、中为要。孕妇忌用。阴疽多属险症，必须早治方效。或溃烂太甚，或误服凉药，或患处如隔夜猪肝，神色昏迷，语言不清，饮食少进，已成败症，虽有此丹，亦难见效。若疮内生疽，查疽毒门疮中生蛆方将蛆治尽，一面用此丹治之。疮内有骨，查本门多骨疽方将骨治尽，一面用此丹治之。

102.清－验方新编－鲍相璈－卷十一－痈毒杂治

神灯照法：治发背、对口、乳痈、乳岩、鱼口、便毒及一切无名疮毒，不论已成未成、已破未破者尤妙。明雄、朱砂、真血竭、没药各一钱，麝香二分，共为细末，用棉纸裹药卷成捻约一尺长，每捻入药三分，以真麻油润透烧燃，离疮半寸许，自外而内周围缓缓照之，疮毒随药气解散，不致内攻。初用三条，渐加至五七条，疮势渐平又渐减之。每日照一次。重者不过六七次，大略腐尽新生，即不必再照。外贴膏药，内服托里之剂收功。

瓜蒂散：治痈疽大毒及一切无名恶证，并治乳岩。陈年老南瓜蒂，烧成炭，酒冲服，再用麻油调此炭敷之立愈。如治乳岩每服瓜蒂炭一个，重者四五次立愈，幸勿泛视。

鲫鱼膏：治诸疮肿毒溃破流脓，并治脚生鸡眼，俱极神效。乳岩及一切色白阴疽忌用。净巴豆肉六两，蓖麻子六两（去壳），香油斤半，虾蟆二个（每个衔人发一团），活大鲫鱼五条，先将巴豆肉、蓖麻子入油内浸三日，再将虾蟆浸一宿，临熬时，入活鲫鱼，共熬枯去渣净，慢火熬油滴水成珠，离火倾于净锅内，再加铅粉二斤半，乳香末五钱，不时搅动，冷定为度。用时重汤炖化，薄纸摊贴。永戒食虾蟆。

洞天救苦丹：治乳痈、乳岩及瘰疬破烂神效。露天有子蜂窝（无子不效）、雄鼠粪（两头尖者是）、青皮、苦楝子（立冬后者佳）各放新瓦上焙存性，各等分研末和匀，每服三钱，陈酒送服。隔两日再服，不可日日连服也。

103.清－喉证杂治·经验良方合璧－蔡钧－乳岩方

神效瓜蒌散：治乳岩。大瓜蒌（一枚，去皮，焙为末）、当归（五钱，酒浸，焙）、生甘草（五钱）、明乳香（二钱，去油净）、没药（二钱，去油），上药共研粗末，分作三服，每日一服，用醇酒三钟，放瓦器内，慢火熬至一钟，去渣，食饭后温服。如乳岩服此，可杜病根。如毒已成，能化脓为黄水；毒未成，则于大小便中通利；病甚则再服一料，以瘥为度。此方并治乳痈。

鲫鱼敷方：治乳岩未破者，用活鲫鱼一条、鲜山药一段（若鱼长），二味同入石臼内，捣烂，加正麝香少许，敷患处，扎好，如患处觉痒，不可解开搔动，隔衣轻轻揉之。七日一敷，以消为度。

蟹壳散：治乳岩初起者，用生蟹壳数十枚，炭火上焙焦为末，每服一钱，好酒调下，每日一服，勿间断以消为度。

104.清－曹沧洲医案－曹沧洲－外疡门·乳科

朱，乳岩已溃，法在不治，防出血。

细生地（四钱）、合欢皮（四钱）、淡天冬（三钱五分）、醋炒归身（二钱）、土贝（四钱，去心）、酒炒蒲公英（三钱）、丝瓜络（二钱）、甘草节（四分）、两头尖（三钱五今，绢包）。

宋，郁火伤阴，痰气交结，酿成乳岩，溃腐流血，旁坚如石，脉细。此脏病也，为外症中之内病，理之不易。

细生地（四钱）、归身（三钱五分）、丹皮（三钱五分，盐水炒）、墨旱莲（三钱）、淡天冬（三钱五分）、白芍（三钱五分）、川楝子（三钱五分，炒）、忍冬藤（四钱）、川石斛（四钱）、合欢皮（四钱）、丝瓜络（二钱）、怀山药（三钱五分）、左牡蛎（五钱，先煎）、藕节（五钱）。

105.清 – 妇科冰鉴 – 柴得华 – 卷八 – 乳证门

乳岩若结核初起者，十六味流气饮，外以木香、生地捣饼热器熨之，又以青皮甘草饮不时饮之。若溃后久不愈者，惟宜培补气血，如十全、八珍、归脾等汤，选而用之。

十六味流气饮（十二）：当归、白芍、人参、黄芪（各二钱）、川芎、防风、苏叶、白芷、枳壳、桔梗（各一钱）、甘草、槟榔（各五分）、乌药、厚朴、官桂、本通（各八分），上剉，每服五钱，水煎服。

106.清 – 陈莲舫医案 – 陈秉钧 – 卷下 – 二十七、乳癖

叶，右，三十四，属由癖成岩之势，石决明、合欢皮、丹参、女珍、炒当归、木神、新会络、叶、杏仁、寄生、远志、料豆、川贝、丝瓜络。

又复：乳岩散漫，拟清营和络。洋参、蒲公英、木神、川贝、麻仁、绿萼梅（八分）、金斛、忍冬、生栝蒌、银柴胡、会络、青皮、丝瓜络。

107.清 – 医法青篇 – 陈璞、陈玠 – 卷之七 – 外科

乾坤一气膏：当归、白附子、苏木、山甲、木鳖子、巴豆仁、蓖麻仁、三棱、蓬术、五灵脂、木香、桂枝（各一两）、乳香、没药（各五钱）、麝香（一钱）、阿魏（二两），上一料，用香油二斤，留下乳、没、麝、魏四味，余入油浸透，慢火熬药至焦，去渣，飞丹，收成膏，取下，入四味摊贴。此膏二十四两，加蟾酥丸药一料、蜈蚣五条，名飞龙化坚膏，一切痈疽、坚硬瘫痪、流注乳岩、瘿瘤瘰疬等症皆效。

108.清 – 本草撮要 – 陈其瑞 – 卷三 – 果部

青皮、醋炒用，叶治胸膈气逆，消肿散毒，妇人妒乳、内外吹、乳岩、乳痈用之皆效。

109.清 – 陈莘田外科方案 – 陈莘田 – 卷四 – 乳岩

（案1）王，右。右乳成岩，拟逍遥散法。

鳖血炒柴胡、九蒸于术、白芍、茯神、藕肉、黑栀、四制香附、归身、川贝、远志、丹皮。

二诊：前方去于术、远志，加石决、橘核、佛手皮、甘草。

（案 2）陶，证象乳岩，勉拟八味逍遥散合化肝煎一法，聊尽医治之心而已。

朱砂拌茯苓、枣仁、丹皮、黑栀、土贝、鳖血拌柴胡、青皮、归身、白芍、泽泻。

（案 3）乳岩。勉拟仿八味逍遥散，参入咸降化痰之品。

鳖血拌柴胡、丹皮、茯苓、橘红、制于术、石决明、四制香附、黑栀、远志、甘草、鲜藕肉、川贝母。

（案 4）乳岩，大生地甜冬术白芍川贝丹皮湖藕制香附当归石决黑栀茯神志肉

（案 5）乳岩，北柴胡、当归、山栀、石决明、远志、制香附、白芍、丹皮、小青皮、茯神。

（案 6）吴，右。肝郁气阻，挟痰凝聚，左乳结肿成岩。起经八载，渐有成溃之象。溃则虑其翻花流血，非细事也。

加味逍遥散去苓、薄、姜，加香附、远志、茯神。

110.清 – 辨证录 – 陈士铎 – 卷之十三外科 – 乳痈门（四则）

乳岩，方用化岩汤：人参（一两）、白术（二两）、黄芪（一两）、当归（一两）、忍冬藤（一两）、茜根（二钱）、白芥子（二钱）、茯苓（三钱）水煎服。连服二剂，而生肉红润。再服二剂，脓尽痛止。又二剂，漏管重长。又二剂全愈。再二剂永不再发。

111.清 – 辨证奇闻 – 陈士铎 – 辨证奇闻卷十四 – 乳痈

乳岩，用化岩汤：参、芪、归、忍冬藤一两，白术二两，茜根、白芥子二钱，茯苓三钱。八剂愈，再二剂不发。

112.清 – 洞天奥旨 – 陈士铎 – 卷七 – 乳痈

化岩汤：治乳痈已愈，因不慎房事，复行溃烂，变成乳岩，现成无数小疮口，似管非管，如漏非漏，状若蜂窠，肉向外生等症。

人参（一两）、白术（二两）、黄芪（一两）、当归（一两）、忍冬藤（一两）、茜根（二钱）、白芥子（二钱）、茯苓（三钱），水煎服，四剂肉生脓尽，十剂全愈。

113.清 – 伤寒辨证录 – 陈士铎 – 卷之十三 – 乳痈门（四则）

化岩汤：人参（一两）、白术（二两）、黄芪（一两）、当归（一两）、忍冬藤（一

两）、茜根（二钱）、白芥子（二钱）、茯苓（三钱），水煎服。连服二剂，而生肉红润。再服二剂，脓尽痛止。又二剂，漏管重长。又二剂全愈。再二剂永不再发。

114.清－外科秘传－陈万镒－上卷－临症治法

乳岩，以五通、犀黄丸，每日早晚轮服，九日全消。又一男子乳亦作患，因邻送鲫鱼膏贴上，两日发大如拳，色红始来，令其揭下，与服阳和四剂。倘色转白可救，色若仍红无救矣。四日患色仍红，哀求治，以犀黄丸、阳和汤轮服，服至十六日，四余皆消，独患顶溃，用蟾拔毒三日，半月收功。

115.清－外科秘传－陈万镒－上卷－痈疽总论

乳岩，初起用犀黄丸十服痊愈，或用阳和汤加土贝五钱煎服，数日可消。如误用膏贴、药敷，定主日渐肿大，内作一抽之痛，已觉治迟。倘皮色变异，难以挽回，勉用阳和汤日服，或用犀黄丸日服，或用二药每日早晚轮服。服至自溃而痛者，内服千金托里散，外用老蟾拔毒法。取蟾六只，每日早晚用蟾一只贴于疽孔，连贴三日，三日后接贴犀黄丸，十之中可救三四。

阳和汤方歌：阴疽寒症重回阳，万古龙宫一秘方（秘传此方系许仙旌阳从龙宫得来）。消膜外痰须白芥（二钱），解肌表里仗麻黄（五分），补虚熟地（两）鹿胶（三钱）炒，祛冷黑姜肉桂（各一钱）良，甘草（一钱）煎浓掺酒服，庸医遵用莫参详。

麻黄得熟地不发表，熟地得麻黄不腻隔，神明在斯。遇平塌不肿不大疽，倍加分量水煎服，服后再饮黄酒数杯，谨戒房事，服至愈止。无论冬夏皆宜，切勿妄行增减。此方专治失荣、石疽、乳岩、恶核、痰核、瘰疬、流注、横痃，并治一切色白平塌等症，实为阴疽圣药，万应曼灵，从无一失。倘体气素虚寒者，姜、桂可加一二倍或加附块更妙。

阳和丸方歌：阳和方让桂（五钱）为君，佐是麻黄（三钱）姜（炭四钱）是臣，腠理开通寒凝解，阴疽服此即回春。

水法为丸，二陈汤下，方解详阴疽辨症。

犀黄丸：即醒消丸去雄精，加犀黄三分。主治乳岩、瘰疬、恶核、痰核、横痃、流注、肺痈、小肠痈、石疽等，及一切腐烂阴疽。每服三钱，热陈酒送下。疽生上部卧时服，下部饥时服。

小金丹：白胶香、草乌头、五灵脂、白颈蚯蚓制木鳖（漂浸一月去净油，各为细末一两五钱）、制乳香、制没药、当归身（各为净末，七钱五分）、上元寸（三钱）、香墨炭（一钱二分）、石莲姜（五钱，即石毛姜，四季有之，草药）、钓鱼竿（五钱，又名逍遥竹，清明前后有，到夏至难寻）、糯米粉（一两二钱），煮为厚糊，和诸药末拌，千捣为丸，如芡实大，此一料约为二百五十丸，晒干，切忌火烘，瓷瓶固收，以蜡封口，勿令泄气。临用取一丸，布包放平石上，隔布敲碎入杯内，加冷陈酒三四匙，用小杯罩之，约一二时浸透，用银器研化，临卧加热陈酒冲服，尽醉盖被取汗，即有小愈。患生上部卧时服，下部饥时服。主治流注、恶核、痰核、瘰疬、乳岩、横痃及一切无名阴疽等症，初起服之至消乃止。

洞天救苦丹：有子蜂窝（露天者佳）、尖鼠粪（壮者佳）、楝树子（立冬后采者佳）、青皮（各放新瓦上焙存性），各等分，研末和匀。治久烂不堪，并瘰疬、乳岩、乳痈溃烂不堪者。每服三钱，陈酒送下，隔二夜再服，愈。

乳岩初起，若用加味逍遥散、加味归脾汤二方间服，亦可内消。周季芝云：乳痈、乳岩结硬未溃，以活鲫鱼同天生山药捣烂，入麝香少许，涂块上，觉痒勿搔动，隔衣轻轻揉之，以七日一涂，旋涂旋消。

116.清－医学从众录－陈修园－卷八－妇人杂病方

蟹壳散：治乳岩。此证先因乳中一粒大如豆，渐渐大如鸡蛋，七八年后方破烂，一破则不可治矣，宜急服此药。

生蟹壳数十枚，放砂锅内焙焦为末，每服二钱，好酒调下，须日日服，不可间断。

117.清－医医偶录－陈修园－卷一－产后诸症

乳岩初起，初起用加味逍遥散，加味归脾汤，二方间服，亦可内消。

118.清－医医偶录－陈修园－卷一－肝气

乳岩者，逍遥散、归脾汤二方间服。

119.清－医学心悟杂症要义－程国龄－乳痈乳岩（乳卸）

乳岩初起，若用加味逍遥散，加味归脾汤，二方间服，亦可内消。

120.清－医学心悟－程国彭－卷六外科证治方药－乳痈（乳岩）

香附饼：敷乳岩，即时消散，一切痈肿皆可敷。香附（细末，一两）、麝香（二分），上二味研匀，以蒲公英二两煎酒去渣，以酒调药，热敷患处。

121.清－医学心悟－程国彭－卷五－乳痈乳岩（乳卸）

乳岩初起，若用加味逍遥散、加味归脾汤二方间服，亦可内消，及其病势已成，虽有卢扁，亦难为力，但当确服前方，补养气血，纵未脱体，亦可延生。

122.清－急救广生集－程鹏程－卷五妇科－乳疮

乳岩，先因乳中一核如豆，渐渐大如鸡子，七八年后方破，破则不治矣。先乘其未破，用蛤蜊壳研极细，加皂角末少许，米醋煎滚调敷。（《百一方》）

一方，用芭蕉叶捣烂搽患处。（《简易良方》）

一方，用五倍子焙干为末，醋调搽。若穿烂者，另用贝母、知母研末，加麝少许，鸡子清调敷。（《经验广集》）

一切乳毒初起：生半夏一个研为末，葱白半寸捣，和为丸，绵裹塞鼻。左乳疮塞右鼻，右乳疮塞左鼻，一夜即愈，神效。（《海上方》）

123.清－外科秘授著要－程让光－乳痈

乳岩，是不治之症。或用八珍汤与六味丸间服，庶或可久。

124.清－医述－程文囿－卷十三·女科原旨－杂病

乳岩初起，用加味逍遥散、加味归脾汤，二方间服，亦可内消。

125.清－本草纲目易知录－戴葆元－卷二－谷部

豌豆（胡豆、安豆），解乳石毒发。研末，涂痈肿痘疮。

126.清－本草纲目易知录－戴葆元－卷三－果部

甘石榴，理乳石毒。

青皮（青橘皮），消乳肿、乳岩，去下焦诸湿。

妇人乳岩：青皮四钱，水煎，徐徐服，日一服。

鲮鲤（穿山甲），凡用，炙炒随方，未有生用。尾甲力胜。

山甲炒末，酒服二钱，外以油梳梳乳，即通。乳岩、乳痈同方。

乳石发动，烦热：白鸭屎一合，汤一盏，渍之，澄冷服。

127.清－谷荪医话－戴谷荪－卷一－药味相反

余曾治一乳岩，以昆布、海藻与甘草并用，病家亦以为疑，然服之竟效。

西黄醒消丸（即外科西黄丸，《全生集》）：凡乳岩、瘰疬、痰核、横痃、流注、肺痈、小肠痈等毒。每服三钱，热陈酒送下。患生上部者临卧服，下部者空心服。此丸红痈亦可用。

真西黄（三分）、乳香（去油，一两）、没药（去油，一两）、麝香（一钱五分），上药先将乳、没各研，枰准再合黄、香共研，用黄米饭一两，如前法为丸。嫌饭干，酌加开水，晒干忌烘。

小金丹（《全生集》）：治一应流注痰核，瘰疬乳岩，横痃贴骨疽，蟮瘝头等。每服一丸，陈酒送下，醉盖取汗，如流注将溃及溃久者，以十丸均作五日服完，以杜流走不定。

白胶香、草乌、五灵脂、地龙、木鳖（各一两五钱，俱为细本）、乳香（去油）、没药（去油）、归身（各七钱五分，俱净末）、麝香（三钱）、墨炭（一钱二分，各研细末），用糯米粉一两二钱，同上药末糊厚，千槌打融为丸，如芡实大。每料约二百五十粒。

瘰疬疏肝丸：缪仲淳治忧由郁起，气积于肝胃两经而成瘰疬、乳岩等症。是丸能开郁结，清肺热，涤痰火，消肿毒。每服二三钱，开水或雪羹汤任下。

川贝母、茜草、生甘草、蒲公英、漏芦、瓜蒌仁、软柴胡、橘叶、茅菇、陈广皮、茄蒂、连翘、鼠妇、银花、制首乌、白菊花、地丁草（各一两），上药共为细末，夏枯草二两煎汤泛丸。

乳岩，连投滋阴柔肝，清热安神之剂，尚觉合度。仍守原意出入。

西洋参（另煎汁冲服，二钱），朱茯神（三钱），蛤粉炒阿胶（一钱五分），丝瓜络（二钱），霍山石斛（三钱），生左牡蛎（八钱），嫩白薇（一钱五分），鲜竹茹（二钱），大麦冬（二钱），青龙齿（三钱），全瓜蒌（切，四钱），鲜枇杷叶（去毛、包，三张），鲜生地（四钱），川贝母（二钱），生白芍（一钱五分），香谷芽露（后入，半斤）。

外用金箍散、冲和膏，陈醋、白蜜调敷。

二诊：乳岩依然肿硬不消。欲清络热，必滋其阴，欲柔其肝，必养其血，俾得血液充足，则络热自清，而肢节之痛亦当轻减矣。

西洋参（另煎汁冲服，二钱）、生左牡蛎（八钱）、蛤粉炒阿胶（一钱五分）、霍山石斛（三钱）、青龙齿（二钱）、羚羊片（另煎汁冲服，四分）、大麦冬（三钱）、生白芍（二钱）、嫩白薇（一钱五分）、鲜生地（四钱）、甜瓜子（三钱）、鲜竹茹（二钱）、嫩桑枝（一两）、丝瓜络（五钱，二味煎汤代水）。

另：珍珠粉（二分），用嫩钩钩（三钱），金器（一具），煎汤送下。

三诊：乳岩依然肿硬不消。皆由阴液亏耗，血不养筋，筋热则酸，络热则痛。病情夹杂，难许速效，再拟养血清络。

西洋参（二钱）、羚羊片（另煎汁冲服，八分）、黑芝麻（三钱）、霍山石斛（三钱）、左牡蛎（八钱）、青龙齿（三钱）、蛤粉炒阿胶（二钱）、大地龙（酒洗，三钱）、大麦冬（二钱）、生白芍（一钱五分）、嫩桑枝（一两）、首乌藤（三钱）、鲜生地（四钱）、川贝母（五钱）、甜瓜子（三钱）、丝瓜络（五钱，二味煎汤代水）。

另：珍珠粉二分，用朱灯心两扎，金器一具，煎汤送下。

四诊：乳岩起病，阴血亏虚，肝阳化风入络，肢节酸疼，心悸气逆，时轻时剧，音声欠扬。舌质光红，苔薄腻黄，脉象左弦数、右濡数。病情夹杂，还虑增剧，姑拟养肝体以柔肝木，安心神而化痰热。

西洋参（一钱五分）、朱茯神（三钱）、川象贝（各二钱）、柏子仁（三钱）、黑芝麻（三钱）、霍山石斛（三钱）、青龙齿（三钱）、瓜蒌皮（二钱）、凤凰衣（一钱五分）、夜交藤（四钱）、珍珠母（六钱）、生地（蛤粉拌，三钱）、嫩钩钩（后入，三钱）、蔷薇花露（一两）、香稻叶露（四钱，二味后入）。

另：珍珠粉二分，朱灯心二扎，煎汤送下。

王右，肝郁木不条达，挟痰瘀凝结。乳房属胃，乳头属肝，肝胃两经之络，被阻遏而不得宣通，乳部结块，已延三四月之久，按之疼痛，恐成乳岩。姑拟清肝郁而化痰瘀，复原通气饮合逍遥散出入。

全当归（二钱）、京赤芍（二钱）、银柴胡（八分）、薄荷叶（八分）、青陈皮（各一钱）、苦桔梗（一钱）、全瓜蒌（切，四钱）、紫丹参（二钱）、生香附（二钱）、大贝母（三钱）、炙僵蚕（三钱）、丝瓜络（二钱）、青橘叶（一钱五分）。

俞右，右乳结块，按之不痛。防成乳岩，再宜逍遥散加减。

当归尾（二钱）、淡昆布（一钱半）、生香附（一钱）、炙僵蚕（三钱）、京赤芍（三钱）、仙半夏（三钱）、云茯苓（三钱）、青梅叶（一钱半）、银柴胡（一钱）、陈广皮（一钱）、川象贝（各二钱）、生草节（五分）、陈海蜇皮（二两，漂淡，煎汤代水）、鹿角粉（一钱半，陈酒冲服）。

乳岩（乳中初起坚硬一粒如豆大，渐至如蛋大，七八年必破，破则难治）：生螃蟹壳，瓦上焙焦研末，黄酒冲服每服二钱，以消为度。

乳岩已破：荷叶蒂七个，烧存性研末，黄酒调下。

乳痈（红肿痛者是，男女皆有此症）：豆腐店桌上做豆腐淋下之水一桶，入锅熬干成膏，冷透厚敷，干即换。（并治乳岩）

128.清－医级－董西园－女科卷之六－乳病（附瘰疬结核游风）

神效瓜蒌（散），乳痈乳岩妙药。

129.清－冯氏锦囊秘录－冯兆张－女科精要卷十六－女科杂症门

乳岩，治法焮痛寒热初起，即发表散邪，疏肝之中，兼以补养气血之药，如益气养荣汤，加味逍遥散之类。以风药从其性，气药行其滞，参芪归芍补气血，乌药、木通疏积利壅，柴防、苏叶表散，白芷除脓通荣卫，官桂行血和脉，轻者，多服自愈，重者，尚可延年。若以清凉行气破血，是速其亡也。

130.清－冯氏锦囊秘录－冯兆张－杂症痘疹药性主治合参卷八－果部

陈皮，乳岩乳痈用之皆效。

131.清－冯氏锦囊秘录－冯兆张－杂症痘疹药性主治合参卷二－草部中

蒲公草，乳痈乳岩首所重焉，水煮内服、外敷，神效。入剂同头枯草、贝母、连翘、白芷、栝蒌根、橘叶、头垢、牡鼠粪、山豆根、山慈菇，专疗乳岩。

夏枯草，破癥坚瘿乳痈乳岩及火郁目珠痛极怕日羞明之要药。茎端作穗，开淡紫花，采阴干用之。

132.清 – 冯氏锦囊秘录 – 冯兆张 – 杂症痘疹药性主治合参卷十一 – 虫鱼部

牡鼠粪两头尖者，同白芷、山慈菇、山豆根、连翘、金银花、蒲公英、夏枯草、贝母、橘叶、瓜蒌根、紫花地丁、牛蒡子，治乳痈乳岩有效。

133.清 – 女科精要 – 冯兆张 – 卷之一 – 女科杂证门

乳岩，治法：焮痛寒热初起，即发表散邪，疏肝之中，兼以补养气血之药，如益气养荣汤、加味逍遥散之类。以风药从其性，气药行其滞，参、芪、归、芍补气血，乌药、木通疏积利壅，柴、防、苏叶表散，白芷除脓通荣卫，官桂行血和脉。轻者，多服自愈，重者，尚可延年。若以清凉行气破血，是速其亡也。

134.清 – 傅青主女科 – 傅山 – 产后编下卷 – 产后诸症治法

乳疯（第四十一）

乳岩初起用益气养荣汤加归脾汤，间可内消。若用行气补血之剂，速亡甚矣。

135.清 – 傅青主女科歌括 – 傅山 – 产后编下卷 – 乳痈

乳岩初起，用益气养荣汤加归脾汤，间可内消；若用行气破血之剂，速亡甚矣。

136.清 – 傅氏外科 – 傅山 – 上卷 – 乳痈论

乳岩，方用化岩汤：茜草根、白芥子（各二钱）、人参、忍冬藤、黄芪、当归（各一两）、白术（土炒，二两）、茯苓（三钱），水煎服，连服二剂而生肉红润，再服二剂而脓尽痛止，又二剂漏管重长，又二剂痊愈，再二剂永不复发矣。

秘诀：化岩汤中茜草根，二钱白芥一两参，忍冬芪归亦一两，白术二两苓三钱。

方用延仁汤亦效：人参、当归、白术、熟地、麦冬（各一两）、山茱萸（五钱）、甘草（一钱）、陈皮（五分），水煎服，四剂效。

秘诀：乳岩宜用延仁汤，参归术地麦两囊，山萸五钱一钱草，陈皮五分四剂良。

人有左乳忽肿如桃，皮色不变，又不痛，身体发热，形容渐瘦，方用加味逍遥散：

柴胡（二钱）、川芎、甘草、人参（各一钱）、当归（二钱）、白术、半夏、茯苓、陈皮、瓜蒌仁（各三钱）、白芍（五钱），水煎服，服十剂而内消，去瓜蒌再服十剂不再发矣。逍遥散善解肝气之郁，肝气郁解而胃气自舒矣。况益之瓜蒌、半夏、陈皮，专能治胸中之积痰，痰去则肿亦易消也。

秘诀：逍遥加味二钱胡，芎草人参一钱煮，归术夏苓陈三钱，蒌仁亦三白芍五。

此症用归芍二通汤亦效：当归（一两）、白芍（五钱）、柴胡（三钱）、木通、通草（各一钱）、枳壳（二钱）、穿山甲（一片）、山楂（十个）、桃仁（十粒）、天花粉（三钱），水煎服，二剂效，继续服。

秘诀：归芍二通治乳岩，当归一两芍五钱，柴粉三钱二通一，枳壳山甲楂桃全。

137.清－高氏医案－高秉钧－中部－乳岩

乳岩溃破，在法无治，怡情安养，可以延年，拟以气血并顾。

生地黄、粉归身、台白芍、西洋参、云茯苓、炒白术、粉丹皮、广陈皮、砂仁末。

138.清－谦益斋外科医案－高秉钧－上编－乳部

乳岩：加味逍遥散。

乳岩险症。

四物汤：制洋参、黄芪、青皮、郁金、茯苓。

钱，乳岩已成，难于图治，怡情安养，带疾延年。

归脾汤。

洪，血不养肝，肝气郁结，右乳胀硬，乳头掣痛，势成岩症。

当归、白芍、青皮、橘叶核、夏枯草、柴胡、茯苓、大贝。

孙，乳岩破溃，乳房坚肿掣痛，定有翻花出血之虞，极难图治。

中生地、当归、白芍、丹皮、大贝母、瓜蒌仁、蒲公英、连翘、黑栀、甘草。

胡，逢场作戏之人，其郁结之病更难医治，无他解郁之法，早已行之，则惟有更进一层，作禅家白骨观耳，此意须济亨先生自治之。

蒺藜一斤去刺，鸡子黄拌炒干阴为丸，每服四钱，砂仁汤送服。

杨，乳岩破溃，在法无治，怡情安养，或可延年，拟以气血并顾。

大生地、归身、白芍、泽兰、砂仁、广皮、西洋参、白术、丹皮。

139.清－疡科心得集－高秉钧－方汇/补遗－（新方）疏肝导滞汤

治肝经郁滞，欲成乳癖、乳痈、乳岩等证。

川楝子、延胡、青皮、白芍、当归、香附、丹皮、山栀。

140.清－疡科心得集－高秉钧－方汇/补遗－（元戎）逍遥散

治肝郁不舒，致成乳癖、乳岩、失营、瘰疬等证。

当归、白芍、白术、茯神、柴胡、甘草、薄荷，上姜水煎服。

141.清－改良外科图说－高文晋－卷一－治疡提纲

患乳岩翻花者，则用甘温育阴之剂，如寿脾（煎）、逍遥（饮）、景岳三阴（煎），外加芡枣、阿胶。

142.清－家用良方－龚自璋－家用良方卷五－治外科各症并跌打损伤

乳岩：凡乳中初起坚硬一粒如豆大，渐长至如蛋大，七、八年必示破，破则难治。急用生螃蟹壳瓦上焙焦为末，绍酒冲服二钱。服之，以消为度。

143.清－顾松园医镜－顾松园－本草必用卷一－草部

蒲公英（甘平，入肝、胃二经。）专治乳岩痈毒，（凉血解毒之功。）主涂恶刺肿疼。（千金方云：余以手背偶触庭木、遂痛难忍，十日疮高大，以此涂之即愈。）

144.清－本草汇笺－顾元交－卷之六－陈皮（山果之五，合青皮、橘叶、橘核）

橘叶能散阳明、厥阴二经滞气。其治妇人妒乳、内外吹乳、乳痈、乳岩之症，盖乳房属阳明，乳头属厥阴故耳。

145.清－本草汇－郭佩兰－卷十七－药鳞部（十四种）

疗蚁瘘（即漏也，以其食蚁，故治蚁漏），散疗毒乳岩。

146.清－本草汇－郭佩兰－卷四－外科门忌宜药

乳岩乳痈内外吹：宜散结气，和肝凉血，活血，清热解毒。

贝母、橘叶、连翘、栝楼根、山慈菇、山豆根、蒲公英、紫花地丁、黄连、甘草、柴胡、白芷、青皮、橘皮、牡鼠粪、王不留行、乳香、没药、漏芦、夏枯草、忍冬藤、栝楼仁、头垢、人爪、鲮鲤甲、半枝莲、茜根。

147.清－外科明隐集－何景才－卷四－膏药诸方

化核膏（专贴乳岩结核瘰疬痰疱等证，神效）：生地（五钱），薄荷、元参、苦参、何首乌、僵蚕（各二钱），木红花子（研）、白芥子、当归（各三钱），白蔹、蜗牛、川军（各一钱），丁香（五分），木香（四钱），再以炸过马前子的香油（一斤半），将生地、元参、苦参煎枯成炭，去渣。再将净油熬至滴水成珠，入炒章丹（七两）。下火片时，再将前余薄荷、首乌等味，预研细末，投入油内，冷水浸去火毒。贴用时，加麝香，甚效。原方若加活壁虎十余条，更效。

148.清－外科明隐集－何景才－卷四－溃后主治诸方

四君四物加减方

四君子汤：人参，茯苓，白术，甘草，治溃后气虚之主方。

四物汤：当归，川芎，杭芍，生地，治溃后血虚之主方。

以上二方并用，名为八珍汤，专治气血两虚。若加黄芪、肉桂，名曰十全大补汤，主治溃后诸虚之总方也。若将十补汤内减去川芎，加陈皮、远志、五味子，治溃后面黄血少之证，名曰人参养荣汤。若将十补汤内减去白术，加陈皮、远志、麦冬，治溃后津液燥耗而作干渴者，名曰内补黄芪汤。

按：溃后疼硬之理，应有辨解详列此后。

方歌：四君参术茯苓草，四物芎归芍地黄。二方并用八珍是，若加芪桂十补汤。荣去芎加陈远味，内去术加远冬良。溃后疼硬当分辨，轻用山甲恐致伤。

乳岩，治法有此下段之四物加味之托里定痛之方，酌量加减，寻情施治可也。

149.清－外科明隐集－何景才－卷四－医方

阳和解凝汤：怀熟地（一两）、鹿角胶（三钱）、白芥子（二钱，炒）、麻黄、姜炭（各五分）、肉桂、甘草（各一钱）。

方歌：阳和汤治阴顽疽，骨槽流注并鹤膝。乳岩结核石疽证，无名阴疽漫肿异。皮常坚硬色白暗，解凝除邪消痰奇。熟地一两鹿胶三，芥子二钱肉桂一。麻黄姜炭各五分，甘草一钱生用宜。煎服微汗疽消解，红肿阳热莫用之。

此方内鹿角胶，现今物假价贵，（余）每以鹿角霜、当归（各三钱），以代鹿角胶之力。每用亦皆有效。

150.清－妇科良方－何梦瑶－乳证

乳岩，由其人中气虚寒，或抑郁不舒，致气血凝滞，宜早服十六味流气饮或逍遥散，外以木香、生地捣饼敷上，热器熨之。鹿角胶一味消岩圣药，隔蒜灸亦佳。不时以青皮、甘草为末，煎浓姜汤调服亦可。宜戒七情厚味，便可消散。若溃后惟宜培补，十全大补汤、八珍汤、归脾汤、人参养荣汤酌用。

151.清－簳山草堂医案－何书田－下卷－乳岩

乳岩之候，不易消去也。拟方候外科名家酌之。

羚羊片、冬桑叶、川贝母、郁金、山栀、夏枯草、石决明、牡丹皮、瓜蒌仁、橘络、蒲公英汁。

又方：生香附、冬桑叶、甘菊花、夏枯草、鲜荷叶、鲜首乌、牡丹皮。七味蒸露代茶，每日服二次。

营虚肝络不和，乳中结核，治以滋肝兼通络化痰法。

制首乌、牡丹皮、瓜蒌仁、川郁金、青皮、茯苓、全当归、石决明、化橘红、白蒺藜、蒲公英。

152.清－妇科备考－何应豫－卷一－产后章

乳岩，宜早为治疗，益气养荣汤、加味逍遥散（列方），多服渐散。气虚，必大剂人参，专心久服，周季芸云：乳癖、乳岩，结硬未溃，以活鲫鱼同生山药捣烂，入麝香少许，涂块上，觉痒极勿搔动，隔衣轻轻揉之。七日一涂，旋涂渐消。若荏苒岁月，以致溃腐，渐大类岩，色赤出水，深洞臭秽，用归脾汤（列方）等药，可延岁月。

153.清－经验选秘－胡增彬－卷二－痈疽总论

乳岩，其初起以犀黄丸每服三钱，酒送；十服全愈，或以阳和汤加土贝母五钱煎服，数日可消。倘误以膏贴药敷，定主日渐肿大，内作一抽之痛，已觉迟治。若皮色变异、难以挽回，勉以阳和汤日服，或以犀黄丸日服，或二药每日早晚轮服，服至自溃。用大蟾六只，每日早晚取蟾，破腹连杂，以蟾身刺孔贴于患口，连贴三日。内服千金托里散，三日后接服犀黄丸，十人之中可救三四，溃后不痛而痒极者，断难挽回。大忌开刀，开则翻花最惨，万无一活，男女皆有此症。

154.清－经验选秘－胡增彬－卷三

阳和汤：治鹤膝风、贴骨疽，及一切阴疽。如治乳癖、乳岩，加土贝五钱。

熟地（一两）、肉桂（二钱，去皮研末）、麻黄（五分）、鹿角胶（三钱）、白芥子（一钱）、姜炭（五分）、生甘草（一钱），煎服。

千金内托汤：治乳岩溃者，并治一切溃烂红痈最效。阴症忌服。

党参（或用人参）、黄芪、防风、官桂、川朴、白芷、川芎、桔梗、当归、生甘草，分两随时斟酌，煎服。

犀黄丸：治乳岩横痃，瘰疬痰核，流注肺痈，小肠痈等症。

犀黄（三分）、麝香（钱半）、乳香、没药（各去油，各一两），各研极细末，黄米饭一两，捣烂为丸，忌火烘，晒干，陈酒送下三钱。患生上部临卧服；下部空心服。

小金丹：治一切流注、痰核、瘰疬、乳岩、横痃、贴骨疽、鳝痃头等症。

白胶香、草乌、五灵脂、地龙、木鳖（各一两五钱，为细末）、乳香、没药（各去油）、归身（俱净末，各七钱半）、麝香（三钱）、墨炭（一钱二分，亦各研细末），用糯米粉一两二钱，同上药末糊厚，千捶打融为丸，如芡实大，每料约二百五十粒，临用陈酒送下一丸，醉盖取汗。如流注将溃及溃久者，以十丸均作五日服完，以杜流走不定，可绝增入者。如小儿不能服煎剂，以一丸研碎，酒调服之。但丸内有五灵脂与人参相反，断不可与参剂同日服也。

洞天救苦丹：治一应久烂不堪，并瘰疬、乳痈、乳岩溃烂不堪者。

155.清 – 经验选秘 – 胡增彬 – 卷一

生蒲公英（一两）、忍冬藤（一两），捣烂，水二盅，煎一盅，食前冲酒服，睡片时，渣敷乳上，数次即愈。此为乳痈圣药，屡著神奇，不可轻视。按《本草》乳岩，以此亦可治。

156.清 – 古今医彻 – 怀抱奇 – 卷之三杂症 – 乳症

乳疖溃后不敛，人参养荣汤、归脾汤，八珍汤调养之。余毒未解，入忍冬花。

乳岩溃后，须前方久服勿辍，调和情性。若郁结不舒者，不治。

157.清 – 金匮启钥（妇科） – 黄朝坊 – 卷五 – 乳少论

又有名乳岩者，多服加味逍遥散，佐服神效瓜蒌散，或服加味归脾汤，久调可消。连翘金贝散亦可用之。若溃出清水，肉溃如岩，苟能大补气血，参、芪、当归、熟地等药，重投数月，或者十可一生，不然，徒破毒攻伐之药，则益促其亡，令人抚膺而长叹也，医者慎之。

乳岩，小核内生肉不腐。内热肌肤渐瘦羸，月水不调谁怜汝。仍宜瓜蒌（散）与逍遥（散），（连翘）金贝（散）归脾（汤）均受补。痈溃如岩水出清，大补气血为先矩。重投熟地及参归，犹或生肌看栩栩。破毒攻伐速其亡，所愿医人宜则古。

158.清 – 寿身小补家藏 – 黄兑楣 – 卷之五 – 乳痈乳岩两证（指方）

乳岩，初起用加味逍遥散、加味归脾汤，二方并服，亦可内消。

159.清 – 笔花医镜 – 江涵暾 – 卷四女科证治 – 肝气

乳岩者，逍遥散、归脾汤二方间服。

治妇人乳岩方：用蒲公英、金银花二味等分，用无灰好酒煎，尽量饮，数次全愈。

160.清 – 医宗说约 – 蒋示吉 – 卷之四 – 女科乳疾

乳岩溃后病难当。软温饮子是煎方，总治乳疾能接命，柴胡赤芍并木通，黄芩瓜蒌青皮顺，甘草桔梗共当归，乳香没药山甲进，广胶三钱酒水煎，痛甚角刺橘叶渗，托里黄芪及防风，解毒银花（连）翘贝（母）顺。

乳内有块防成乳岩：每日用山慈姑（一钱），胡桃肉（三枚），酒服，以散为度。

乳痈乳岩：黄瓜蒌大者（一个，去皮，焙为末。子多者有力），甘草（生用）、当归（酒浸，焙，各五钱），乳香、没药（另研，各二钱半），为末，酒三升，入瓦罐内，慢火熬一升半，分三服。食后良久服之，乳岩可以绝根，名瓜蒌神效散。

乳岩初起，急用葱白（寸许），半夏（一枚），打烂为丸芡实大，绵裹。如患左乳塞右鼻，患右乳塞左鼻，二宿而消。

山豆根，治乳岩。

161.清－药镜－蒋仪－拾遗赋

吹乳、乳岩统治，水醮无根，霜丸百齿。

乳岩，须于初起时即知其为肝脾亏损而成，勿用攻伐之药，加味逍遥、归脾、益气养荣三汤酌用。鹿角胶一味，消岩圣药。隔蒜炙亦可愈。

《本草经疏》忌宜

乳岩、乳痈、内外吹，忌（补气、升，辛温燥酸敛）。宜（散结气、和肝、凉血、活血、清热解毒）。贝母、橘叶、连翘、花粉、山慈菇、山豆根、紫花地丁、黄连、甘草、柴胡、白芷、橘皮、牡鼠粪、乳香、没药、漏芦、夏枯草、金银花、瓜蒌仁、头垢、人爪、鲮鲤甲、半枝莲、茜根。

162.清－订正医圣全集－李缵文－保寿经针线拾遗－乳针线无

乳头直上一寸许，皮里膜外生一核，按之似酸，不红肿，此乳岩初起结核也，消岩汤主之。方：水炒柴胡、白芍各一钱，大麦芽一两，全瓜蒌（破）大者一只，煎去渣，加陈酒一盏，每饮半饭碗，用手有意无意隔布衫在核上揉之。必服至消尽为止。若穿溃，难治。（亲）

乳病，豆腐店做豆腐板下之水，一大桶，熬成膏，凉透，厚涂，干即再敷。统治乳病。（待）

栝蒌，治胸上实主药。余加柴胡、白芍、生甘草各一钱，大麦芽一两，水和酒各半煎服，治乳岩初起小核、乳痈、妬乳、乳胀，三服全愈。

乳岩初起结核也，消岩汤主之。方：水炒柴胡、白芍各一钱，大麦芽一两，全瓜蒌（破）

大者一只，煎去渣，加陈酒一盏，每饮半饭碗，用手有意无意隔布衫在核上揉之。必服至消尽为止。若穿溃，难治。

乳岩列方

加味阳和汤（热补）：治乳岩初起，日久亦宜，此乃阴症圣药。须间日服二陈汤。

熟地（八钱）、肉桂（去皮，另炖，六分）、泡姜（五分）、真鹿胶（炒珠，三钱）、麻黄（四分）、甘草（炙，一钱），水煎服，服后饮好酒一二杯。谨戒房事，服至病愈为止。泡姜、肉桂，看症任加，制附子亦宜。

加味逍遥散（热补）：治乳岩。

白术（净，二钱）、当归（三钱）、白芍（酒炒）、香附（杵）、柴胡（各一钱五分）、泡姜、茯苓（各一钱）、炙草（七分）。

163.清－类证治裁－林佩琴－卷之八－乳症

乳岩，初起小核，（用生蟹壳爪数十枚，砂锅内焙，研末酒下，再用归、陈、枳、贝、翘、姜、白芷、甘草节，煎服数十剂，勿间。）可消。（蟹爪灰与煎剂间服，曾经验过。）若未消，（内服益气养荣汤，外以木香饼熨之。）阴虚晡热，（加味逍遥散去焦术，加熟地。）寒热抽痛，（归脾汤。）元气削弱，（大剂人参煎服）可消。若用攻坚解毒，必致溃败不救。（凡溃后，最忌乳没等药。）

何氏，乳岩，八珍汤去炒术，加生芪、五味、麦冬、大贝，数服脓稠痛缓。入夏延秋，患内作痒者肉腐蛆生。（以乌梅肉腊雪水浸，雄黄末，鸡羽蘸抹。）其弟妇张氏，并系早孀，亦患乳核，二十余年未溃，坚大如胡桃，劳则抽痛，脉来沉缓。症属郁损心脾，用归脾汤加香附汁、炒熟地、牡蛎粉、大贝、忍冬藤，数十服而核渐软。

164.清－类证治裁－林佩琴－卷之三－郁症

乳岩（仲圭曰：本病若在未成溃疡以前，以香附饼治之良效。方用香附细末一两，麝香二分，研匀，以蒲公英二两，酒煎去渣，以酒调药，乘热敷患处，日数次。如已成溃疡者，应受外科之治疗，特本症之病原既由肝脾抑郁而起，则怡情悦情又为至要。汤剂以逍遥散与归脾汤间服。至于性情如何怡悦，则莫如披阅内典，以了解人生观为上策）。

165.清－本草害利－凌奂－肝部药队［凉肝次将］

夏枯草，治瘰疬、鼠瘘、瘿瘤、乳痈、乳岩，目珠夜痛，能散厥阴之郁火故也。土瓜为使，伏汞砂。

［修治］此草夏至后即枯，四月采，晒干用

166.清－饲鹤亭集方－凌奂－外科

内消瘰疬丸：治男妇忧思郁怒，积于肝胃两经，致生瘰疬乳岩诸毒。此丸能开郁清热，消肿涤痰。

元参、连翘、当归、制军、花粉（各三两）、生地、海石粉（各四两）、薄荷、白蔹、川贝（各二两）、朴消、青盐、生甘草（各一两）、夏枯草（四两），煎汤泛丸。每服四五钱，开水送下。

瘰疬疏肝丸：缪仲淳治忧思郁怒，气积于肝胃两经，而成瘰疬乳岩等症。是方解郁结，清血热，涤痰火，消肿毒。

昆布（四两）、海石、川贝、牡蛎（各二两）、天葵子（五钱），共细末，夏枯草汤法丸。

小金丹：专治瘰疬痰核，乳岩，横痃流注等症。未成即消，已成即溃。并杜流走窜生之患。

麝香（三钱）、墨炭（一钱五分）、乳香、没药、归身（各七钱五分）、草乌、木鳖、白胶香、地龙、五灵脂（各一两五钱），共末，曲糊丸，每丸湿重五分，辰砂为衣。每服一丸，早晚温酒送服，被盖出汗为度。

167.清－济阴宝筏－刘常荣－方论上卷－定岩散

猬鼠粪（三钱，去两头尖）、土楝实（三钱，经霜有核者佳，不用川楝）、露蜂房（三钱），上煅存性，各取净末三钱，和匀，每服三钱，酒下，间两日一服。

王晋三曰：定，止也，溃岩服之，痛定而烂止也。猬鼠粪性主走阴，专入厥阴血分，通经下乳。楝实用土者，取其微苦力薄，走中焦乳间泄热，不似川楝力厚，直行下焦。露蜂房入阳明经，驱肝经风毒犯胃，有收敛之性，凡外疡之毒根在脏腑者，非此不愈。故乳岩溃烂经年，仅存内膜者，服之痛止脓干，收敛合口。

168.清－外科学讲义－刘恒瑞－痈疽所发部位分别难治易治论

妇人乳岩，用青皮四钱，水一盏半煎一盏，徐徐服之，日一服，或用酒服。

169.清－医学集成－刘仕廉－卷三－乳证

乳岩初起，丹栀逍遥散、柴栀归脾汤，俱加鹿胶，轮服。

乳岩，灸顶心。或隔蒜灸患处，痛至不痛，不痛至痛为止。

又治乳岩（此病先因乳中一粒大如豆，渐大如鸡子，七八年后方破，破则不可治矣，急宜服此）：生蟹壳，砂锅内焙焦为末，每服二钱，酒调下，须日日服之。

乳岩，皆为难治。

党参、香附、川贝、当归、白芍、青皮、橘核、狗脊、杜仲、砂仁。

时珍曰：冰者，去热烦，熨人乳石发热肿。

170.清－鲟溪单方选－陆锦燧－卷上－乳门

乳岩，先乳中一粒，大如豆，渐大如鸡子，七八年后方破，则不可治。急服生蟹壳数十枚，砂锅内焙焦为末。每服二钱，好酒调服，勿间断。

又方：陈年老南瓜蒂。烧炭。无灰酒冲服。外再用麻油调炭涂。

又方：土贝母五钱。煎服。

乳起结核，久之成岩，初起不疼痛，最恶之症。日用山慈菇一钱，胡桃三枚。捣，酒送服。

乳岩已破者。土贝母五钱，胡桃隔、银花、连翘各三钱。酒、水煎服。

又方：溃烂已久者。用雄鼠粪（经霜）、土楝子、露蜂房各三钱。俱煅存性，各取净末，和匀。每服三钱，酒下，间二日一服，即止痛收口。

171.清－鲟溪外治方选－陆锦燧－卷上－乳门

女人乳岩。蒲公英。捣烂，盦患处，妙。

172.清－文集－陆懋修－卷十二·文十二－合论珠黄散、苏合香丸、至宝丹、紫雪丹

犀黄丸与当门子同用，则治横痃乳岩等证者也。

《王氏全生集》消核膏，曾试用之，蕴热重者，转至红肿，盖药品多毒烈也。因以控涎丹为主，加入麻黄煎成膏药，普施甚效。故友汤绪云：又加入数味，嗣后求者踵至。不独瘰病，凡痰核乳岩贴之，初起即消，久者纵不能消，亦不再大。

六十二、刺蒺藜，疗肺痈、乳岩、湿疮（能消风解毒）。妊妇忌用。

夏枯草，郁怒所成乳岩乳痈，一切肿痛俱效（解内热，散结气）。

有乳岩者，用加味逍遥散（方在上第九内）、瓜蒌散（方在本条），多自消散。若积久渐大，巉岩色赤，内溃深洞为难疗。但用归脾汤等补药，多服可愈。若误用攻伐，危殆迫矣。是病初起，用青皮、甘草为末，以白汤或少加姜汁调服，以消为度。

外治仙方：于初起时，急用葱白寸许，生半夏一枚捣为丸，以绵裹之，患左塞右鼻，患右塞左鼻，每日更换，日久可消。

乳头生疮，汁出切痛，用鹿角三分，甘草一分为末，和以鸡子黄，于铜器中温热敷之。日再易即愈。

乳悬奇证：产后瘀血上攻，忽两乳伸长如肠，痛不可忍，用当归、川芎各一斤，浓煎汤，不时温服，以瘥为度。或再二斤三斤可也。

初起乳岩（《玉历》）：橘叶一味，或瓜蒌（一个）煎浓汤，冲酒服，立消。

乳中初起，坚硬一粒，如豆大，渐至如蛋大，七八年必破，破则难治，用生螃蟹壳，瓦上焙焦研末，酒冲，每服二钱，以消为度。

乳岩已破（丁氏）：荷叶蒂（七个，烧末），酒调下。（按：不效再服。）

治乳岩（《证治》）：青蛙皮烧存性末之，蜜和敷。（青蛙即田鸡，冬月无此，桑树下掘三尺即有。）

又方（《玉历》）：枸橘李（切片，炙研末），每日酒调服（二钱），服半月愈。

又方：瓜蒌（一个，研碎）、当归（五钱）、蒲公英（三钱）、乳香、没药（并去油，各一钱）、生甘草（二钱）、鲜橘叶（每岁一叶），酒煎服立消。

173.清－马培之医案－马培之－乳岩

乳岩破溃，乳房坚肿、掣痛，定有翻花出血之虞。难治之症。姑拟养阴清肝。

中生地、当归、白芍、黑栀、生甘草、羚羊片、丹皮、瓜蒌、大贝母、连翘、蒲公英。

乳岩一年肿突，红紫甫溃，两目筋脉掣痛，难治之症。勉拟养阴清肝。

北沙参、麦冬、大贝、丹皮、当归、羚羊片、黑栀、连翘、甘草、泽兰、夏枯草、藕。

肝郁乳核气化为火，抽引掣痛，恐酿成乳岩大症，宜清肝汤主之。

当归、瓜蒌、丹皮、夏枯草、连翘、大贝、黑山栀、泽兰、北沙、白芍、金橘叶。

血不养肝，肝气郁结，右乳胀硬，乳头掣痛，势成岩症。

全瓜蒌、青皮、甘草、白术、薄荷、当归、柴胡、白芍、黑栀、丹皮、蒲公英、橘叶。

暴怒伤阴，厥气火偏旺，与阳明之痰热交并于络，以致乳房坚肿，颈颜连结数核，或时掣痛，已成岩症，脉数右洪，气火不降，谨防破溃。急为养阴清肝。

羚羊片、天门冬、全瓜蒌、大贝、丹皮、黑栀、鲜石斛、连翘、泽兰、赤芍、黑元参、蒲公英。

气虚生痰，阴虚生热，气火夹痰交并络中，乳岩坚肿，痛如虫咬。此阳化内风，动扰不宁，每遇阴晦之日，胸闷不畅，阴亏液燥。宜养阴清气化痰，缓缓图之。

天冬、羚羊、夜合花、橘叶、郁金、海蜇、蒌仁、茯苓、川贝母、泽兰、连翘、勃荠

乳核掣痛已减，肝火未清，脉尚弦数，仍以前法。

全瓜蒌、白芍、当归、丹皮、夏枯草、连翘、北沙参、大贝、黑栀、泽兰、合欢花、橘叶。

肝气夹痰，左乳房结核三月，幸未作痛，可冀消散。宜清肝散结。

当归、柴胡、连翘、赤芍、香附、僵蚕、青皮、大贝、夏枯草、瓜蒌、蒲公英、橘叶。

174.清－医略存真－马文植－六神丸不可轻服说

六神丸，乳岩，皆命服之。观其丸之形色，疑是《正宗》所载黍米寸金丹，犹未能决。今于门人处得到是方阅之，果《正宗》寸金丹也。按此方治痈疽发背、对口疔疮初起者，可一二服，如大毒甚，体气虚者不宜，其余诸症概不可服，而内症喉痧尤不可轻试。

175.清－医略存真－马文植－乳岩乳核辨

犀黄丸：治一切骨槽风，并患乳岩瘰疬，痰核横痃，肺痈小肠痈流注等症。

犀牛黄（三分）、真麝香（一钱五分）、乳香（一两，灯心同炒，去油）、没药（一两，制同上），共为细末，取粟米饭一两，捣为丸，如绿豆大。晒极干，忌烘。每服三钱，用热陈酒送下。饮醉盖被取汗，醒后痈消，而痛亦息矣。

乳岩，法主理脾涤饮开郁散结，方用六君子汤加石菖蒲、远志、南星、白蔻。若虚而寒者，更加姜、附。

飞龙阿魏化坚膏：治失荣症，及乳岩瘿瘤，瘰疬结毒，初起已成，但未破者，用此贴之。

用蟾酥丸药末一料，加金头蜈蚣五条，炙黄去头足末研匀。用西圣膏（见首卷）二十四两，顿化。入前末药，搅匀。以红绢摊贴，半月一换。轻者渐消，重者亦可停止。常贴可以保后无虞。

乳岩之渐也。由肝脾虚者，用四君子汤加芎、归、升麻、柴胡。由郁结伤脾者，用归脾汤，轻者蒌贝散。

乳岩

若自能清心涤虑以静养，兼服神效栝蒌散、益气养荣汤，只可苟延岁月而已。

女子多发于乳，盖由胎产忧郁，损于肝脾。中年无夫者，多有不治。男子多发于腹，必由房劳、恚怒伤于肝肾。治宜六君子汤加芎、归、柴胡、栀子数十剂。元气复而自溃，仍痛而恶寒者，气血虚也，易十全大补汤加柴、栀、丹皮，兼六味地黄丸。若两目连睫，肝脉微弦者，前十全大补汤更加胆草。

神效瓜蒌散（见内痈）：治乳岩，久服可绝病根。

致和散：治乳岩溃烂，脓水不干者。

蜂房、雄鼠粪、川楝子（经霜者佳），各等分，瓦煅存性，为末掺之，即干。

乳岩：玄胡索、薏苡仁（各五钱），黄酒二盏，煎二盏，空心服，出汗即验。

琥珀丸对症药也。灸肩髃穴、足三里穴，各二七壮。

内痈主治方

神效瓜蒌散：治内痈，脑疽背腋诸毒，瘰疬便毒，乳痈、乳疽、乳劳、乳岩等症，悉效。

大瓜蒌（一个，子多者佳，子少者用二个）、当归（五钱）、甘草（四钱）、没药（三钱）、乳香（一钱），用黄酒二碗，煎八分服，或去当归，加皂角刺一两六钱半生半熟炒，名立效散。与原方兼服之，尤佳。服将愈，加参、芪、芎、术，以培其元。

加减栝蒌散：治内痈脑疽背腋诸毒，瘰疬便毒，乳疽乳岩等症，未成者即消，已成者速溃。

大栝蒌（一个，子多者佳，少者用二个，杵烂）、当归（三钱）、没药（二钱）、乳香（一钱）、甘草（三钱）、金银花（五钱）、生姜（五钱），用无灰酒二碗，煎一碗服。将溃者，加皂角刺五钱。乳痈脑疽，加蒲公英、土贝母各五钱。溃后用参、芪补之。

治乳疖及乳岩效过方：用败龟板煅存性，每服三钱，糖拌酒下，尽量饮之，即消。

爪甲，筋之余，其味甘咸（时珍），其性锐利（石顽），故能催生下胞，下利小便（时珍）。治尿血及阴阳易病（思邈），散乳痈、乳岩、虱症有效（仲淳）。

治乳岩（此病先因乳中一粒大如豆，渐渐大如鸡蛋，七八年后方破，破则难治，宜急服此药）：生蟹壳（砂锅内焙焦）为末，每服二钱，酒调下。日日服之，不可间断。

又方：大瓜蒌一个（半生半炒），酒二盅，煎一盅，食后服。

治乳岩已破，用荷叶蒂（七个，烧灰存性）研末酒下。

又方：用贝母、核桃槅、金银花、连翘（各三钱），酒、水煎服。

乳岩已破二方：荷叶蒂七个，烧灰存性，研末酒下。

贝母、核桃槅、金银花、连翘各三钱，酒、水煎服。

176.清－青霞医案－沈登阶－方大人喆嗣仲侯

乳岩（宜十六味流气饮或加味逍遥散）。或以追风逐湿膏贴而散之，亦称神剂。鹿角胶一味，消岩圣药，隔蒜灸亦妙。总当以初起时选用。而丹溪治乳岩法，用青皮四钱，水盏半，煎一盏，徐徐咽之，日一服，论者谓此方还应加贝母、橘叶、连翘、自然铜等药，良是，但如体弱人，终当酌量施治也。

[乳痈乳岩证治]丹溪曰：一妇年六十，性急多妒，忽左乳结一核，大如棋子，不痛，即以人参汤调青皮、甘草末，入姜汁细细呷，一日夜五六次，至六七日消矣。又一妇性躁，难于后姑，乳生隐核，以单煮青皮汤，间以加减四物汤，加行经络之药，治两月而安。此皆乳岩初起之证，故易治。单煮青皮汤用青皮四钱，水煎，日三服。

177.清－沈氏女科辑要－沈又彭－卷下－第四十节吹乳

缪仲淳云，妒乳、内外吹乳、乳岩、乳痈，不外阳明、厥阴两经之病，橘叶最妙。又用生半夏一个，研末，生葱头一段，研裹，左右互塞鼻，神验。又于山中掘野芥菜（去叶用）根，洗净捣烂，无灰酒煎数滚，饮一二次，即以渣罨患处。凡乳痈未成，或肿或硬、或胀痛者，无不立消，屡次经验。野芥菜一名天芥菜，又名鹦哥草，似芥菜而略矮小，其根数出如兰根，用以治乳，想其形似乳囊也，故用有验。（春甫附载）

178.清－沈氏女科辑要－沈又彭－卷下－第四十三节乳岩

王鸿绪《外科全生集》大夸其阳和一方，妄谓是乳岩瘰疬，必用良药。又吾嘉秦骥云：制一末药施送，说治乳痈、乳癖、乳岩，一服必减，三服必痊。用石首鱼背上鳍生剥撕下，贴壁上，阴干积久，炒研末，每一两，对以小青皮末一两，每服三钱，热陈酒调服。

179.清－片石居疡科治法辑要－沈志裕－卷上－乳岩

乳岩治法：初起多服犀黄丸，或服阳和汤，自能消散而愈，最忌膏药敷药，并忌刀开。若因循失治，已经发觉，勉以阳和汤、犀黄丸二方，日日早晚轮服，服至自溃，再用大蟾六只，每日取蟾破腹，连杂将蟾身刺孔，贴于疮口，连贴三日，内服千金托里散，三日后仍服犀黄丸，可救十中三四耳。

一方：治乳岩硬如鼓。

槐花炒为末，每日陈酒调服三钱即消。

180.清－惠直堂经验方－陶承熹－卷三乳病门－乳吹乳岩方

瓜蒌（一个，去皮，子多者有力）、生甘草、当归（酒炒，各五钱）、乳香、没药（去油，各二钱半），共为末，用无灰酒三升，砂锅文火煎一升，分三次，食后良久服。如有乳岩，服此可断根，如毒气已成，能化脓为黄水。如未成即于大小便中通利。如痰甚者，再合服以退为度。

181.清－惠直堂经验方－陶承熹－卷三乳病门－乳癖乳岩方

蒲公英、金银花、夏枯草（各五钱）、土贝母（三钱），白酒二碗，煎一碗，空心热服愈。一方加当归一两，花粉三钱，生甘二钱，山甲一片炙，同上煎服。

又方：治乳岩乳痈。葫芦巴（三钱，捣碎）、酒煎服，渣敷之。未成散，已成溃愈。

182.清－惠直堂经验方－陶承熹－卷四膏药门－金锁比天膏

治乳癖乳岩。不论已破未破，并用葱椒汤洗净贴之。如初发势凶，将膏剪去中心，留头出气，不必揭起。一膏可愈一毒，摊时不可见火，须重汤化开。

紫花地丁、刘寄奴（去泥根）、野麻根、苍耳草（连根叶子）、豨莶草（各一斤）、山甲（一具，或净甲一斤）、蛤蟆皮（一百张，或干蟾一百只更妙）。

真麻油（十二斤）内将（四斤）先煎穿山甲枯焦，余药入（八斤）油内，加老酒葱汁各二碗，文武火煎药枯去渣，复煎至滴水成珠。每药油一斤，加飞丹八两，看嫩老得所，离火，不住手搅，下牙皂、五灵脂（去砂）、大黄（各四两，皆为末），待温，下白胶香，即芸香末（四两），或膏，水浸三四日用。

乳起结核：久之成乳岩，初起并不疼痛。最恶之症，每日用山慈菇（一钱），核桃肉（二枚），其捣碎，酒送，以散为度，否则变患莫测。

小金丹：专治一应痰核瘰疬，乳岩，横痃流疰等症。

白胶香（即芸香水，煮三度，手扯油净，磨粉，一两五钱）、草乌（制净，一两五钱）、五灵脂（研末，酒飞日干，一两五钱）、地龙（制净，一两五钱）、番木鳖（制净，一两五钱）、制没药（七钱五分）、制乳香（七钱五分）、当归身（七钱五分）、麝香（三钱）、墨炭（一钱二分）。

上药十味，各制，称准。以糯米粉一两二钱为厚糊，和入诸末，捣千捶为丸，如芡实大。此一料约为二百五十丸。晒干，忌烘，固藏。临用取一丸布包，放平石上，隔布敲细。入杯内，取好酒几匙浸药，用小杯合盖，约浸一二时。以银物加研，热陈酒送服，醉盖取汗。如一应证候初起，服消乃止。孩儿不能服煎剂及丸子者，服之甚妙。如流疰等症，成功将溃。溃久者，当以十丸作五日早晚服。服则以杜流走，患不增出。但丹内有五灵脂与人参相反，不可与有参之药同日而服。

制药法：草乌，有烈毒，去皮取白肉。每斤用绿豆半升同煮，豆开花去豆，取乌切晒磨粉，留黑皮炙研，醋拌调。治蛀发癣。

地龙，药铺有卖。破腹去泥，以酒洗晒干。每四两配糯米、花椒各一两同炒，炒至米黄透为度。去椒、米磨粉。

　　木鳖，水浸半月，入锅煮数滚，再浸热汤中数日。刮去皮、心，入香油锅中，煮至油沫尽，再煮百滚，透心黑脆，以铁丝筛捞出，即入当日炒透土基细粉内拌。拌至土粉有油气，入粗筛，筛去油土。再换炒红土粉拌一时，再筛去土。如此三次油净，以木鳖同细土锅内再炒，入盆中拌罨一夜，取鳖去土，磨粉入药。独有木鳖之功，而无一毫之害。

　　黑豆：味甘性平，色黑体润。此肾之谷也，入肾祛风散热，利水下气，活血解毒，明目镇心，泽肌补骨，止渴生津。去水则治身面浮肿，水痢不止，痘疮湿烂；下气则治脚气攻心，胸胁卒痛；解热则治热毒攻眼，乳岩发热；活血则治便血赤痢，折伤堕坠；解毒则治风瘫疮疥，丹毒蛇盅；益肾则治腰膝疼痛，妊娠腰痛，胎动不安，产后中风危笃等症。下产后余血，熬令烟尽，以酒淋服。又能解毒，同甘草则解百药毒。稀痘方以此煮食。治痘疮火毒发狂，同人中黄煮水饮，立平。生则性平，炒食极热，煮食甚寒。作豉极冷，造酱及生黄卷则平。牛食之温，马食之冷。但性壅多服，令人身重。忌厚朴，犯之则动气。畏五参、龙胆草、猪肉。得前胡、杏仁、牡蛎、石蜜、诸胆汁良。

　　蒲公英：专入胃、肝。味甘性平，微寒无毒。清胃热，凉肝血。化热毒，解食毒，散滞气，消肿核，专治疔毒乳痈，亦为通淋妙品。擦牙，染须发，壮筋骨。白汁，涂恶刺、狐尿刺疮，即愈。缘乳头属肝，乳房属胃，乳痈乳岩多因热盛血滞，用此直入胃、肝二经，故妇人乳痈水肿，煮汁饮及外敷立消。用忍冬同煎，入酒少许服尤良。内消须同夏枯、贝母、连翘、白芷等药同用。又能入肾凉阴，故于须发可染。独茎一花者是，有桠者非。茎断有白汁。凡螳螂诸虫游诸物上，必遗精汁，干久则有毒。人手触之成疾，名狐尿刺，惨痛不眠，百疗难效，取汁厚涂即愈。《千金》极言其功。

　　夏枯草：专入肝。辛苦微寒，无毒。散结消瘿明目，缓肝火，解内热，治瘰疬湿痹，目珠夜痛，头疮鼠瘘，破癥散瘿，乳肿乳岩，脚痛。多服伤胃，如内有火亦忌。目白珠属阳，故昼点苦寒药则效；黑珠属阴，故夜点苦寒药反剧。一人至夜目珠疼，连眉棱骨痛，及头半边肿痛，用黄连膏点之反甚，诸药不效。灸厥阴少阳，疼随止旋作，乃以夏枯草二两，香附二两，甘草四钱，为末，每服一钱半，茶清调服，下咽则疼减半，至四五服全愈矣。

　　青皮：专入肝。苦辛性燥烈，本陈皮之嫩者。行肝气滞。陈皮浮而上，入脾肺气分；青皮沉而降，入肝胆气分，平下焦肝气，仍兼疏泄。疏肝胆，泄肝气，发汗，破坚癖积结气滞，除痰消痞，治胸膈气逆，胁痛，左胁积气，并气郁久怒久疟，疝痛乳肿，去下焦诸湿，引诸药至厥阴之分。但有汗气虚切忌，醋炒用。肉生痰聚饮。核治疝痛，腰肾冷痛。乳房属阳明，头属厥阴，或因忿怒郁闷，厚味酿积，致肝气不行闭窍，胃血腾沸化脓，亦或子有滞痰膈热，含乳而摇嘘气所致者，治法以青皮疏肝滞，石膏清胃热，甘草节行浊血，栝楼仁消肿导毒，或加没药、橘叶、金银花、蒲公英、皂角少许，若于肿毒处灸三五壮尤佳。久则凹陷成乳岩，难治。

乳痈乳岩，多属肝胃热起，宜用蒲公英以疗之。

183.清－寿世新编－万潜斋－疮毒门－神效瓜蒌散

治乳痈及乳岩神效。

瓜蒌（大者一枚，去皮，焙为末，子多者有力）、生甘草、当归（酒浸，焙。各五钱）、乳香、没药（并另研，各二钱半），共为末。好酒三升，于银石器内，慢火熬至乙升半，去滓，分作三服，食后良久服之，如乳岩服此，可杜病根，如毒已成，能化脓为黄水，毒未成，则即于大小便中通利，病甚则再合服，以瘥为度。

又方，水酒各半煎服。

184.清－本草易读－汪昂－本草易读卷八－鲫鱼（三百七十六）

乳岩隐痛，活鲫鱼取肉，用白鲜、山药共捣如泥，加元香敷之，七日一换，痒极无动。（第六）

乳中结核，久久不愈，轻则乳劳，重成乳岩。均宜：木香（五钱。）、生地（一两），捣合饼帖之，或熨斗间日熨之。（诸方第一）

化岩汤：乳痈病久失治，或更伤于酒色热物，致溃烂如蜂窠状者，曰"乳岩"，最难治。黄芪（一两）、当归（五钱。此补血汤也）、白术（三钱。理脾胃）、人参（一钱。补气以生血）、茯苓（五分。渗脾湿）、防风（五分。行肝木以疏脾土）、白芥子（八分。行胁痰，去皮里膜外之痰，亦所以行肝气）、红花（三分。使之去瘀生新）、金银花（五钱。解毒，兼能补养），水煎服。

乳溃成岩，非大补气血，无以能攻毒而收溃也。此与托里黄芪汤法同，但主经行肝胃耳（防风、白芥子、红花皆行肝，参、术、茯苓皆主脾胃）。

185.清－望诊遵经－汪宏－望诊下－诊乳望法提纲

乳岩五七年不散，青皮四钱水煎，徐徐服，壮人尤宜。

妇人乳岩，归尾（五钱）、半夏（一钱）、贝母（一钱）、白芷（一钱，炒）、远志（一钱）、甘草（一钱）、木香（三分）、蒲公英（三钱）、金银花（二钱）、橘红（一钱）、乳香（五分）、没药（五分）、大瓜蒌（一个，捣烂），用酒二碗，煎服二剂，无不愈者。

乳痈、乳岩、吹奶，并以穿山甲（炙焦）、木通各一两，自然铜半两，为末。每服二钱，酒下。

妇人乳岩，五七年不散。用青皮四钱，水一盏半，煎一盏，徐徐服，日一服。或用酒服。

丹雄鸡全骨一副（生取）、千里奔（即驴马骡修下蹄甲也，五钱）、紫降香（五两）、当归、生甘草（各一钱）、槐树枝（三十寸）。先以鸡骨，入麻油锅内微水煎枯，入后药，亦用微火煎枯去渣，二油一丹，收成膏，浸冷水中，拔去火气，不论已破未破，量大小贴之，以愈为度。兼治乳岩亦效。

乳岩：大瓜蒌一个（半生半炒），酒三钟，煎一钟，食后服。生蟹壳，砂锅内焙焦为末，每日二钱酒下，勿间断，以愈为度。橘核一两，炙存性研，分三服酒下。甘草水（洗净，二钱）、白蜡（三钱），酒煎去渣，服五七次效。圆蛤壳研末，加皂荚末少许，醋煎去火气，傅。此证初起，不痛不痒，坚硬如岩，必数年始溃，溃后难愈。始觉即用活壁蟢，以针捍住，乘活用竹纸包作小球，食后白汤下，日一服，不过数日，患处即痒，如蟢行之状，坚块自消。初起以葱白寸许，嵌入梅花点舌丹一粒，另用旋覆花三钱煎汤，和醇酒少许吞下，日服一粒，不旬而愈。

缪仲淳云：妒乳、内外吹乳、乳岩乳痈，不外阳明、厥阴二经之病，橘叶最妙。

186.清－潜斋简效方附医话－王孟英－潜斋简效方－乳病

乳岩：土贝母五钱，煎服，数日可消。已破者加胡桃膈、银花、连翘各三钱，酒水煎服。溃烂已久者，用雄鼠粪、经霜土楝子（不用川楝）、露蜂房各三钱，俱煅存性，各取净末和匀，每服三钱酒下，间二日一服，即止痛收口。

187.清－医方简义－王清源－卷六－乳痈乳岩

乳岩宜归脾汤、逍遥散二方，始终守服，切勿求其速效。

芎归疏肝汤（自制）：并治乳痈乳岩，凡胎前不宜。

川芎（二钱）、当归（四钱）、制香附（二钱）、炒青皮（一钱）、王不留行（三钱）、延胡（三钱）、蒲公英（二钱）、鹿角霜（二钱）、麦芽（三钱，炒）、柴胡（二钱）、漏芦（一钱）、夏枯草（二钱）。

加路路通四个，枇杷叶五片，去毛，水煎，入酒少许冲。

逍遥散（见调经门）：治乳岩初起，并治乳痈已愈。

归脾汤（见心经症）：治乳岩初起。

香附饼：并治乳痈乳岩初起者。

香附（一两）、麝香（二分），共研细末，另用蒲公英二两，酒煎去渣，以酒调药末，乘热敷于患处可也。

188.清－潜斋医话－王士雄－乳病

乳岩：土贝母五钱煎服，数日可消。已破者，加胡桃膈、银花、连翘各三钱，酒水煎服。

溃烂已久者，用雄鼠粪、经霜土楝子（不用川楝子）、露蜂房各三钱，俱煅存性，各取净末和匀，每服三钱酒下，间二日一服，即止痛收口。

连翘金贝煎（方见前吹乳）：此方无论乳痈、乳疽、乳岩，凡初起，俱可服。

复元通气散：此方无论乳痈、乳疽、乳岩，凡初起肿硬不消，皆由毒气壅塞，俱宜服，通气散毒。

青皮、陈皮（各三钱）、瓜蒌子（去壳捶油）、穿山川（炒捣，各三钱）、金银花、连翘（各一钱半）、生甘草（七分，炙）、甘草（七分），水七分，酒三分，煎服。

托里透脓汤：此方无论乳痈、乳疽、乳岩，并诸毒服药不散肿，患处内觉时时跳动，势将溃脓者，宜服。

生黄芪（三钱）、当归（二钱）、人参、白术（炒）、穿山甲（炒捣）、白芷（各一钱）、皂角刺（一钱半）、升麻、甘草节、青皮（各五分），水煎服。

大凡乳症，无论乳吹、乳痈、乳疽、乳岩，一切等病，若溃后久不愈者，惟宜培补气血，或十全大补汤、八珍汤、归脾汤，择其宜而用之。

十全大补汤、八珍汤、归脾汤（三方俱见补益门）。

一妇，两乳皆患乳岩，两载如桂圆大，从未延医。以五通、犀黄丸，每日早晚轮服，九日全消。又，男子乳亦患，因邻送鲫鱼膏贴上，两日发大如拳，色红始来。令其揭下，与服阳和四剂，倘色转白可救。色若仍红，无救矣。四日，患色仍红，哀恳求治，以犀黄丸、阳和汤轮服，服至十六日，四余皆消，独患顶溃，用蟾拔毒三日，半月收功。

189.清－外科全生集－王维德－卷四－煎剂类

阳和汤：治鹤膝风，贴骨疽，及一切阴疽。如治乳癖乳岩，加土贝五钱。

熟地（一两）、肉桂（一钱，去皮，研粉）、麻黄（五分）、鹿角胶（三钱）、白芥子（二钱）、姜炭（五分）、生甘草（一钱），煎服。

马曰：此方治阴症，无出其右，用之得当，应手而愈。乳岩万不可用。阴虚有热及破溃日久者，不可沾唇。

千金内托汤：治乳岩溃者，并治一切溃烂红痈，最效。阴症忌服。

党参（或用人参）、黄芪、防风、官桂、川朴、白芷、川芎、桔梗、当归、生甘草，分两随时斟酌，煎服。

犀黄丸：治乳岩、横痃、瘰疬、痰核、流注、肺痈、小肠痈等症。

犀黄（三分）、麝香（一钱半）、乳香、没药（各去油，各一两，各研极细末）、黄米饭（一两），捣烂为丸，忌火烘，晒干，陈酒送下三钱。患生上部，临卧服；下部，空心服。

小金丹：治一应流注、痰核、瘰疬、乳岩、横痃、贴骨疽、善痆头等症。

白胶香、草乌、五灵脂、地龙、木鳖（各一两五钱，俱为细末）、乳香、没药（各去油）、归身（俱净末，各七钱半）、麝香（三钱）、墨炭（一钱二分），亦各研细末，用糯米粉一两二钱，同上药末，糊厚，千槌打融为丸，如芡实大，每料约二百五十粒，临用陈酒送下一丸，醉盖取汗。如流注将溃及溃久者，以十丸均作五日服完，以杜流走不定，可绝增入者。如小儿不能服煎剂，以一丸研碎，酒调服之，但丸内有五灵脂，与人参相反，断不可与参剂同服也。

洞天救苦丹：治一应久烂不堪，并瘰疬、乳痈、溃烂不乳岩堪者。

有子蜂窠（露天者佳）、尖鼠粪、楝树子（立冬后者佳）、青皮（各等分），炙研细末，每服三钱，陈酒送下，隔二日再服，愈。

马曰：此丹治藜藿之辈则可，然溃烂不堪者，亦不相宜。

190.清－外科全生集－王维德－卷一－阴症门

其初起以犀黄丸，每服三钱，酒送，十服痊愈。或以阳和汤加土贝五钱煎服，数日可消。倘误以膏贴药敷，定主日渐肿大，内作一抽之痛，已觉迟治，若皮色变异，难以挽回。勉以阳和汤日服，或以犀黄丸日服，或二药每日早晚轮服，服至自溃，用大蟾六只，每日早晚取蟾破腹连杂，以蟾身刺孔，贴于患口，连贴三日，内服千金托里散，三日后接服犀黄丸。

191.清－外科全生集－王维德－自序

便是乳岩。皆为难治。

党参（三钱）、香附（二钱）、川贝（二钱）、当归（三钱）、白芍（二钱）、青皮（钱半）、橘核（三钱）、狗脊（三钱）、杜仲（三钱）、砂仁（五分）。

[诒按] 论病简洁老当。

二诊：乳岩川连（五分，吴萸三分拌炒）、盐半夏（钱半）、东白芍（二钱）、火麻仁（三钱）、朱茯神（三钱）、金橘叶（数片）、人参（一钱，另煎冲）。

三诊：前方加炙黑草五分、乌梅肉三分。

另金橘饼，过药。

乳岩之根也。消之不易，必须畅怀为佳。用缪氏疏肝清胃法。

当归（三钱）、川石斛（三钱）、川楝子（三钱，炒打）、白芍（一钱半）、大贝母（三钱）、甘草（四分）、茜草（一钱）、山慈菇（五钱）、昆布（一钱半，洗淡）、制没药（五分）、乳香（五分）。

二诊：前方化块软坚，此方养营舒郁，宜相间服之。

党参（三钱）、归身（一钱半，酒炒）、白芍（一钱半）、石决明（五钱，打）、茯神（三钱）、炒枣仁（三钱）、远志肉（五分，甘草汤制）、刺蒺藜（三钱）。

丸方：川楝子（一钱，炒）、当归（一钱，酒炒）、两头尖（一两，炒）、制首乌（一两，炒）、带子露蜂房（三钱，炙），共研末蜜丸，每服三钱，开水下。

另附乳岩丸方：党参（三两）、熟地（四两）、白芍（三两）、归身（二两）、茯神（三两）、枣仁（三两，炒）、阿胶（二两）、冬术（三两）、香附（三两）、茜草炭（三两）、山药（四两）、陈皮（一两）、丹皮（二两）、沙苑子（三两）、山慈菇（三两），共为末，用夏枯草半斤，煎极浓汁一大碗，滤去渣，将汁再煎滚，调下真藕粉四两为糊，和上药末，捣为丸，每朝服五钱，建莲、红枣汤送下。

192.清－绛雪园古方选注－王子接－下卷女科－定岩散

猯鼠粪（三钱，两头尖）、土楝实（三钱，经霜有核者佳，不用川楝）、露蜂房（三钱），上煅存性，各取净末三钱，和匀，每服三钱，酒下，间两日一服。

定，止也，溃岩服之，痛定而烂止也。露蜂房入阳明经，驱肝经风毒犯胃，有收敛之性。凡外疡之毒根在脏腑者，非此不愈。故乳岩溃烂经年，仅存内膜者，服之痛止脓干，收敛口合。

193.清－雪堂公医学真传－魏瑶－卷二－妇女杂病歌

蟹壳（散）乳岩日日爨（此治乳岩）。

乳岩乳疖：败龟板煅存性，每服三钱，糖拌好酒，送下尽醉即消。

乳岩证治

《心悟》云：乳岩初起，若用八味逍遥散（见郁病）、加味归脾汤（即归脾汤去木香、加栀仁、丹皮），二方间服，亦可内消。及病势已成，虽有卢扁，实难为力，但当确服前方补养气血，亦可延生。若妄用行气破血之剂，是速其危也。

舒驰远曰：乳岩法主理脾涤饮，开郁散结，方用六君子加石菖蒲、远智、白蔻、南星，虚寒者更加姜、附。

十六味流气饮：治乳岩。当归、白芍、人参、黄芪（二钱）、川芎、防风、苏叶、白芷、枳壳、桔梗（一钱）、槟榔、甘草（五分）、乌药、厚朴、官桂、木通（八分），每五钱，水煎服。外以木香、生地捣饼，以热气熨之。

黑大豆，乳岩发热，服之则愈。

乳岩，初宜神效栝楼散（见后），次宜清肝解郁汤（见后），外贴鲫鱼膏（见后），其核或消。若反复不应，疮势已成，不可过用克伐，致损胃气，宜香贝养荣汤（见瘰疬）；或心烦不寐，归脾汤（见血门）；潮热恶寒，逍遥散（见后），稍可苟延。如于肿核初起时，即加医治，用豆粒大艾炷，当顶灸七壮，次日起疱，挑破，用三棱针刺入五六分，插入冰螺散（见后）捻子，外用纸封糊至十余日，其核自落。外贴绛珠膏、生肌玉红膏（俱见痈疽外治），内服舒肝养血理脾之剂，生肌敛口，自愈。

鲫鱼膏（季芝）：治乳岩。活鲫鱼肉、鲜山药（去皮，等分），捣如泥，加麝香少许，涂核上。觉痒极，勿搔动，隔衣轻轻揉之。七日一换，旋涂即消。

冰螺捻：治乳岩。硇砂（二分）、大田螺（五枚，去壳，线穿，晒干）、冰片（一分）、白砒（一钱二分，面裹煨热，去面用砒）。将螺肉切片，同白砒研末，再加硇砂、冰片，同研细，以稠末糊搓成捻子，瓷罐密收。用时将捻插入针孔，外以纸糊封贴核上，勿动。十日后，四边裂缝，其核自落。

乳痈、乳岩

由核而痈而岩，以致气血败坏，为难疗之疾。勉用加味归脾汤，以延岁月。

致成疮如岩穴。法在难治，幸年轻质赋尚壮，宜服归脾汤加丹皮、炒山栀，常以药水葱汤熨洗，搽以茅草灰药，间以神效瓜蒌散、八味逍遥散，日渐见效。嗣用八珍、十全大补等汤，调理年余，计用人参二斤，竟获全愈。

消石，时珍曰，又方治乳石发动、烦闷及诸风热，朴硝五钱，研如粉，每服以蜜水调下一钱匕，日三服。

青皮，诚斋曰：乳岩初起，如棋子大，便以青皮、人参等分末之，每日以食后酒调服方寸匕，俟消止药。或用加味逍遥散入青皮末之酒煮，丸如小麦大。每夜卧时温水服七十丸或百丸，皆验。

194.清–质问本草–吴继志–质问本草内篇卷之三–白芷

白芷：主治乳岩，功效如神。

绛珠膏：此膏治溃疡诸毒，用之去腐、定痛、生肌，甚效。

天麻子肉（八十一粒）、鸡子黄（十个）、麻油（十两）、血余（五钱）、黄丹（水飞，二两）、白蜡（三两）、血竭（三钱）、朱砂（二钱）、轻粉（三钱）、乳香（三钱）、没药（三钱）、儿茶（三钱）、冰片（一钱）、麝香（五分）、珍珠（三钱），上将麻油炸血余至焦枯；加麻子肉、鸡子黄、再炸枯去渣；入蜡候化，离火少时，入黄丹搅匀，再加细药和匀，收用摊贴。

［方歌］绛珠化腐主生肌，麻肉鸡黄油血余，丹蜡竭砂轻乳没，儿茶冰麝共珍珠。研细和匀随证用，乳岩须要入银朱（乳岩加银朱一两）。

莹珠膏：此膏治溃疡，去腐、定痛、生肌，并杨梅疮、杖、臁疮、下疳等证。

白蜡（三两）、猪脂油（十两）、轻粉（末，一两五钱）、樟冰（末，一两五钱）。先将白蜡脂油溶化，离火候温，入轻粉樟冰搅匀候稍凝；再入冰片末一钱，搅匀成膏，罐收听用。凡用先将甘草、苦参各三钱，水煎，洗净患处，贴膏。

杖疮用荆川纸摊极薄贴之，热则易之，其疗瘀即散，疼痛立止。杨梅疮加红粉二钱。顽疮、乳岩，加银朱一两。臁疮，加水龙骨三钱，或龙骨四钱。

[方歌] 莹珠膏用治溃疮，定痛生肌功效强，白蜡猪脂樟冰粉，杨顽乳杖并臁疮。

195.清－医宗金鉴12外科心法要诀－吴谦－医宗金鉴卷六十六－胸乳部

季芝鲫鱼膏：活鲫鱼肉、鲜山药（去皮，各等分），上共捣如泥，加麝香少许、涂核上，觉痒极，勿搔动，隔衣轻轻揉之，七日一换，旋涂即消。

[方歌] 鲫鱼膏贴乳岩疾，肿如覆碗似堆栗，山药同研加麝香，涂于患处七日易。

冰螺捻：硇砂（二分）、大田螺（去壳，线穿晒干，五枚）、冰片（一分）、白砒（即人言。面裹煨熟，去面用砒，一钱二分）。将螺肉切片，同白砒研末，再加硇片同碾细，以稠米糊，搓成捻子，瓷罐密收。用时将捻插入针孔，外用纸糊封，贴核上勿动，十日后四边裂缝，其核自落。

[方歌] 冰螺捻消诸核病，硇砂螺肉煨白砒，再加冰片米糊捻，乳岩坚硬用之宜。

乳岩证治

十六味流气饮、青皮甘草散。

乳岩郁怒损肝脾，流气饮归芍参芪，芎防苏芷枳桔草，槟榔乌朴桂通随。外熨木香生地饼，青皮甘草服无时。溃后不愈须培补，十全八珍或归脾。

[注] 乳岩之证，初起结核如围棋子大，不痛不痒。五七年或十余年，从内溃破，嵌空玲珑，洞窍深陷，有如山岩，故名乳岩。皆缘抑郁不舒，或性急多怒，伤损肝脾所致。宜速服十六味流气饮，其方即当归、白芍、人参、黄芪、川芎、防风、苏叶、白芷、枳壳、桔梗、甘草、槟榔、乌药、厚朴、官桂、木通。外以木香、生地捣饼，以热器熨之，且不时以青皮、甘草为末，煎浓姜汤调服。戒七情，远荤味，解开郁怒，方始能愈。若溃后久不愈，惟宜培补其气血，或十全大补汤、八珍汤、归脾汤选用之。

十全大补汤、八珍汤、归脾汤（方俱见首卷）。

又由忧思抑郁，脾气消阻，肝气横逆所致，不痛不痒，如棋子大一核，数年后方破者，名乳岩。

196.清－本草经疏辑要－吴世铠－卷四－草部下

贝母同郁金、橘叶、连翘、栝楼根、鼠粘子、夏枯草、山慈菇、山豆根、元参，消一切结核、乳岩、瘰疬。

山豆根得土之冲气，兼感冬寒之令。甘能和毒，寒能除热，为解毒清热之上药。

入散乳毒药中，能消乳岩。

夏枯草得连翘、忍冬藤、贝母、元参、薄荷、栝楼根、蓖麻子仁、甘草，治一切瘰疬有效。得蒲公英，治一切乳痈、乳岩，方具蒲公英条下。

王不留行同漏芦、贝母、穿山甲、青皮、没药、山慈菇、山豆根、栝楼根，治乳岩乳痈。同穿山甲、白芷、通草、猪蹄汁，煮服下乳。为末，和蟾酥，治疗疗疮，酒服取汁。

197.清－本草经疏辑要－吴世铠－卷一－治病序例

乳岩、乳痈、内外吹，忌补气，升，温补，辛热，燥，酸敛。宜散结气，和肝，凉血活血，清热解毒。如贝母、橘叶、连翘、栝楼根、山慈菇、山豆根、蒲公英、紫花地丁、黄连、甘草、柴胡、白芷、青皮、橘皮、牡鼠粪、王不留行、乳香、没药、漏芦、夏枯草、忍冬藤、瓜蒌仁、头垢、人爪、鲮鱼甲、半枝莲、茜根。

198.清－本草从新－吴仪洛－卷三草部隰草类－夏枯草

治瘰疬鼠瘘，瘿瘤瘰坚，乳痈乳岩，目珠夜痛，（夜痛，及点苦寒药反甚者，火为阴寒所郁故尔。夏枯能厥阴之郁火）。久用亦伤胃家。

199.清－本草从新－吴仪洛－卷十果部五果山果夷果味类蓏类水果－青皮

治法俱宜以青皮疏肝滞为主，再加石膏清胃热，栝蒌消肿，甘草节解毒。余如没药、橘叶、金银花、蒲公英、皂角刺、当归，皆可随宜用之，少佐以酒。久则凹陷，名乳岩，不可治矣。

200.清－吴氏医方汇编－吴杖仙－吴氏医方汇编第二册－乳症

乳岩：泽兰叶（四钱）、地丁（四钱）、白及（四钱）、蒲公英（四钱）、生甘草（一钱）、木瓜（四钱）、当归（三钱）。水酒各一碗，煎一中，候饥时热服。渣再煎浴乳，汗出即愈。如患重者，再一剂，痛止肿消矣。

乳岩久不愈：桦皮（烧灰存性）、油核桃（烧灰存性）、枯矾（各等分）、轻粉（减半），为末，香油调敷。

乳岩：蟹壳砂锅内炒炭，为细末，每服二钱，黄酒调服，日则良之，勿令间断，以消尽为度，神效无比。

201.清－女科经纶－萧埙－卷八－热入血室症

乳证

薛立斋曰：宜益气养荣汤、加味逍遥散，可以内消。若用行气破血，则速其亡矣。

乳岩属郁气有用药法

武叔卿曰：乳岩之病，大都生于郁气。盖肝主怒，其性条达。郁而不舒，则屈其挺然之质。乳头属厥阴，其气与痰，时累积而成结核。兹以风药从其性，气药行其滞，参、芪、归、芍补气血，枳实、乌药、木通疏利壅积，柴、防、苏叶表散，白芷腐脓通荣卫，槟榔通滞下行，官桂行和血脉。且曰木得桂而枯，为伐肝之要药。

薛立斋曰：若乳岩属肝脾二脏郁怒，气血亏损。故初起小核结于乳内，肉色如故，五心发热，肢体倦瘦，月经不调，加味归脾汤、加味逍遥散、神效栝蒌散，多服自消。若迁延日久渐大，岩色赤，出水，腐溃深洞，用前归脾汤等药可延岁月。若误攻伐，则危殆矣。

202.清－救生集－虚白主人－卷三－妇人门

乳岩：此病先因乳中一粒如豆大，渐渐大如鸡蛋，七八年后方破，破则难治，宜急服此药。

生蟹壳锅内焙焦，要用砂锅佳，为末。每服二钱，酒调下，日日服之，不可间断。

又方：用瓜蒌一个（半生半炒），酒二杯，煎一杯。食后服。

乳岩已破：荷叶蒂七个（烧灰存性），研末。酒下。

又方：川贝母、核桃隔、金银花、连翘各三钱，酒水煎服。

乳岩已破方：当归、川芎、白芍（酒炒）、白术（土炒）、茯苓、陈皮、法半夏、砂仁（炒）、香附（炒）、川芎（姜汁炒）各一钱，甘草三分。生姜引，煎服。

203.清－外科选要－徐葊鈺－卷五－乳岩

乳岩，治法：焮痛寒热初起，即发表散邪，疏肝之中兼以补养气血之药，如益气养荣汤、加味逍遥散之类，以风药从其性，气药行其滞，参芪归芍补气血，乌药木通疏积利壅，柴防苏叶表散，白芷腐脓通荣卫，肉桂行血和脉。轻者多服自愈，重者尚可苟延。若以清凉行气破血，是速其亡也。

内消乳岩、乳癖方：将壁上活壁蟢，用针扦住，乘活以竹纸包如小毬，食后白汤吞下。每日服一次，不过数日，乳内即痒，如蟢蛛走状，其核渐消。

又方：生蟹壳，砂锅内炒脆，磨极细末，热酒调服二钱，或打糊为丸，每服三钱，酒下，不可间断，消尽为止。

乳吹乳痞乳岩，并一切无名大毒：黄牛大角内嫩角（火煅存性、一两）、鹿角（火焙黄色、八钱）、枯白矾（三钱）。和研极细末，热酒调服三钱。

204.清－外科证治全书－许克昌、毕法－卷三－乳部证治

乳岩须于初起时用犀黄丸，每服三钱，酒送下，十服即愈。或用阳和汤加土贝母五钱，煎服数剂，即可消散。如误服寒剂，误贴膏药，定致日渐肿大，内作一抽之痛，已觉迟治。再若皮色变紫，难以挽回，勉以阳和汤日服，或犀黄丸日服，或二药早晚兼服，服至自溃而痛，则外用大蟾六只，每日早晚取蟾破腹连杂，将蟾身刺数十孔，贴于患口，连贴三日，内服千金托毒散，三日后，接服犀黄丸、十全大补汤，可救十中三四。如溃后不痛而痒极者，无一毫挽回，大忌开刀，开刀则翻花，万无一活，男女皆然。

205.清－外科证治全书－许克昌、毕法－卷五－通用方

犀黄丸：治乳岩、瘰疬、痰核，横痃、流注、肺痈、肠痈等证。

于醒消丸内去雄精加犀黄三分，如前法为丸。每服三钱，热陈酒送下。患生上部临卧服，下部空心服。

紫元丹：治一切阴疽、阴发背、失荣、乳岩、恶核、石疽、贴骨、流注、龟背、

痰核等证。凡初起皮色不异，或微痛或不痛，坚硬漫肿，俱可用此消之。

当归、独活、红花、羌活、秦艽、穿山甲（焙）、川断、僵蚕（生）、牛膝、延胡索、川郁金、香附、苍术、杜仲、川乌（姜汁制）、草乌（姜汁制）、麻黄（去根节，炒）、制乳香、制没药、全蝎（各一两）、骨碎补（四两，去毛炒）、蜈蚣（十条，炙）、蟾酥（五钱，酒化拌药）共为细末番木鳖（一斤半，麻黄、绿豆煎水浸透，去皮心，入麻油内煎老黄色取起，拌土炒筛，去油另为末）。

上将制过木鳖末同前药末各半对和，水法跌为丸。每服八分，身弱者五六分，临卧热陈酒送下，出汗避风。如冒风发麻，姜汤、热酒可解。服法每间一两日再服。凡红肿痈毒及孕妇忌此。

小金丹：治一切阴疽、流注、痰核、瘰疬、乳岩、横痃等证。

白胶香、草乌、五灵脂、番木鳖（另有制法）、地龙（各一两五钱，末）、乳香（去油）、没药（去油）、归身（各七钱五分，末）、麝香（三钱）、墨炭（一钱二分。即陈年锭子墨，略烧存性研细）。

上各末秤足，共归一处和匀，用糯米一两二钱研粉为厚糊，和入诸末，捣千椎为丸，如芡实大。此一料约为二百五十丸，晒干固藏。临用取一丸布包，放平石上隔布敲细入杯内，取好酒几匙浸药，用小杯合盖，约浸一二时，以银物加研，热陈酒冲服，醉盖取汗。凡流注等证初起，服消乃止。如成脓将溃、溃久者，当以十丸作五日早晚服，杜其流走，庶不增出。但方内五灵脂与人参相反，不可与有参之药同日服。孕妇忌此。

206.清－得配本草－严西亭－卷七－木部（乔木类二十七种）

土楝子（根白皮）：配猯鼠粪、露蜂房，治已溃之乳岩。配红枣，煮汁常饮，治未溃之乳岩。

207.清－胎产心法－阎纯玺－卷之下－乳岩论

妇人乳岩一证，宜早为治疗。益气养荣汤、加味逍遥散，多服渐散。气虚必大剂人参，专心久服，其核渐消。周季芝云：乳癖、乳岩，结硬未溃，以活鲫鱼同生山药捣烂，入麝香少许，涂块上，觉痒极，勿搔动，隔衣轻轻揉之。七日一涂，旋涂渐消。若荏苒岁月，以致溃腐，渐大类岩，色赤出水，深洞臭秽，用归脾汤等药，可延岁月。若误用攻伐，危殆迫矣。曾见一妇，乳房结核如杯数年，诸治不效，因血崩后，日服人参两许月余，参尽二斤，乳核霍然。此证有月经者尚轻，如五六十岁无经者，不可轻易看也。

208.清－弄丸心法－杨凤庭－卷八－乳岩

妇人乳岩与乳痈不同，急用逍遥散以开郁行其血，后用归脾汤，每日三服，庶可全愈。若既溃之后，脓血淋沥，六脉沉数无力，此系不治之症。无已先用养荣汤，加参、芪、夏枯草，服至十数剂。若浓血少减，疮势稍平，即用十全大补汤，重加附子，尤妙。

209.清－本草述钩元－杨时泰－卷九－隰草部

夏枯草得连翘、贝母、元参、薄荷、忍冬藤、栝蒌根、紫背天葵、蓖麻仁、甘草，治一切瘰疬有效。得蒲公英，治一切乳痈乳岩。

210.清－本草述钩元－杨时泰－卷七－山草部

贝母，同郁金、连翘、橘叶、栝蒌根、大力子、夏枯草、山慈菇、山豆根、元参，消一切结核、乳岩、瘰疬。

211.清－本草述钩元－杨时泰－卷十七－山果部

乳岩，用青皮四钱，水一盏半，煎一盏，徐徐服之，日一服，或用酒服。

橘叶：乳岩乳痈，用之皆效。

212.清－伤寒瘟疫条辨－杨璿－卷六－本草类辨

再如苦菜、（用苗五两，水十盅，煎三盅，分三次连服，治产后腹痛如锥刺，并腰脚刺痛者。）茅根、芦根、苎根、艾叶、柳叶、苘叶、柏叶、茶叶、竹叶、竹茹、槐花、榆皮、大青、小蓟、小盐（化水洗乳岩及瘰疬极验。）。

213.清－经验良方全集－姚俊－卷二－乳痈

乳岩者，宜服逍遥散、归脾汤等药，虽不能愈，亦可延生。若妄行攻伐是速其危也。

治乳岩已破：荷叶蒂七个，烧灰存性，研末，酒下。

又方：贝母、核桃、郁金、银花、连翘各三钱，酒水煎服。

治乳癖乳岩方（不拘老幼）：紫背天葵一味，研末，老酒冲服。渣敷患处，历试立验。

214.清－未刻本叶天士医案－叶桂－保元方案

此乳岩也，女科之最难治者。开怀怡养，斯为第一要策。药味缓图，勿戕胃气是属第二义矣。

漏芦、穿山甲、乳香、土贝、大麦芽、红花。

215.清－证治合参－叶盛－卷之十八－古今治验食物单方

田鸡，乳岩，青蛙皮烧存性，末之，蜂蜜调敷。

216.清－种福堂公选良方－叶天士－卷四－杂症

治乳岩方：生蟹壳数十枚，放砂锅内焙焦为末，每服二钱，好酒调下，须日日服，不可间断。

乳痈乳岩及外吹：螃蟹蒸熟，取脚上指甲，砂锅内微火炙脆，研末一两，配鹿角锉末二钱。如遇此症，用陈酒饮一杯，将药一钱或八分放在舌上，以酒送下，再饮一杯，俱食后服。

217.清－外科备要－易凤翥－卷四方药－肿疡溃疡敷贴汇方

鲫鱼膏：治乳岩结核、坚硬疼痛。活鲫鱼去鳞刮净肉二两、新鲜山药二两共捣成膏，加麝香末二分，和匀再捣，油纸摊涂，厚分许，贴患处。如觉痒极，切勿揭动，只隔衣轻揉，七日一换。

莹珠膏：猪板油（十两）、白蜡（三两），入锅煎溶滤去渣，预研轻粉、樟脑细末（各两半）、煅龙骨末（四钱）、冰片末（一钱），调匀油内，搅冷成膏听用。

贴杖疮用纸摊极薄贴之；贴臁疮，加水龙骨细末（三钱）。

杨梅溃烂，加水粉（三钱）调匀贴之；顽疮乳岩，加银朱（一两）调涂；贴下疳一切溃烂疮疡，能去腐消肿，定痛生肌。

阿魏化坚膏：贴失荣症、瘿瘤、乳岩、瘰疬结毒，初起坚硬如石，皮色不红，日渐肿大，但未破者贴此自消。

218.清 – 外科备要 – 易凤翥 – 卷一证治 – 乳部

乳岩速宜用豆粒大艾壮，当顶灸七壮，次日起疱挑破用三棱针刺入五六分，插入冰螺散捻子（李），外用纸封糊，至十余日，其核自落，外贴绛珠膏（潜），生肌玉红膏（羽）。内服调肝理脾、舒郁化坚之剂，以免内攻。若患者果能清心涤虑，静养调理，庶可施治，初宜服神效栝蒌散（来），次服清肝解郁汤（寒），外贴季芝鲫鱼膏（李），其核或可望消。若反复不应者，疮势已成，不可过用克伐峻剂，致损胃气，常服香贝养荣汤（宿）。或心烦不寐，服归脾汤（丽）。潮热恶寒，服逍遥散（丽）。外治按去腐生肌膏药汇方，稍可苟延岁月而已。

219.清 – 外证医案汇编 – 余景和 – 卷三 – 乳胁腋肋部

乳岩

浏河冯，左乳结核，积久方痛，肝郁成岩。宜襟怀宽解，庶可带病延年。姑拟益气养荣汤，以观机宜。

人参、茯苓、陈皮、川贝、当归、川芎、黄芪、熟地、白芍、桔梗、於术、甘草、制香附。

盛泽许，乳中结核多年，不疼不痒，日渐高肿，脉来细涩，左关弦甚，此乃肝脾气郁而成，难以消散。且以归脾汤常服，庶不致溃。

党参、冬术、归身、陈皮、远志、黄芪、茜草、川贝、甘草、茯苓。

嘉定林，乳疡之中，岩为难治。

党参、白芍、茅菇、川贝、归身、天葵、苏子、蒌仁、夏枯草。

枫泾许，乳岩之症，皆由情志不遂，肝脾积郁而成。现在溃烂，失血如墟，治之颇属掣肘，倘能怡养性情，即延年上策。乞灵药石，诚恐无补。

清阿胶、合欢花、枣仁、黄绢灰、金石斛、北沙参、茯神、白芍。

浒关孙，乳房为少阳行经之地，气血皆少。加以情怀失畅，气血痹郁，有形而痛。治当在络，脉涩，无寒热。非痈脓之候，恐年齿日加，必成岩症。

柴胡、佩兰、川贝、夏枯草、当归、茯苓、甘草、白芍。

吴江徐，乳岩溃腐，勉拟补益，聊作支持之计。

党参、黄芪、川贝、远志、川郁金、白芍、当归、冬术、茯苓、甘草。

常熟张，三阴疟后，两乳坚肿，此由肝脾气郁，防成岩症。

柴胡、威灵仙、归身、川石斛、白芍、制首乌、牡蛎、木樨叶。

无锡秦，乳岩多由肝脾气郁所致，不疼不痒，似乎小恙。然非轻浅之症，宜情怀宽解，庶几免溃烂之虞。

党参、枣仁、丹参、茜草、清阿胶、黄芪、川贝、续断、白芍。

荆溪俞，乳岩四十载，溃烂如墟，秽水淋漓，甚则出血。证属棘手，殊难图治，且以止血。

黄绢灰、地榆灰、陈棱灰、丝绵灰、藕节灰、蒲黄灰、艾叶灰、马尾灰、血余灰、莲房灰。

各药醋炙为末，糯米汤下。

昆山王，年已五旬，乳岩经久，不能全消。宜涤虑除烦，胜于苦口药石。

全香附、川贝、山楂核、广皮、白芍、山慈菇、当归、煅牡蛎。

220.清－喻选古方试验－喻嘉言－卷四－乳病

妇人妒乳，内外吹乳，乳岩，乳疮，乳痈，用橘叶入药，皆效，以叶能散阳明厥阴经滞气也。

221.清－绛囊撮要－云川道人－妇人科

治乳岩未破：螃蟹壳（焙焦），研细末，每服二钱，黄酒温下。隔半日再进，调气交通阴阳之法，如是行之，以消尽为度。

222.清－绛囊撮要－云川道人－外科

犀黄丸：治乳岩瘰疬，痰核流注，横痃肺痈，小肠痈，一切腐溃阴疽，神效。

乳香、没药（各一两）、麝香（一钱五分）、犀黄（三分），共为细末，取黄米饭（一两），捣烂研和为丸，如卜子大，晒干忌烘，每服二钱，热陈酒送下，患生下部，空心服，上部临卧服。

附制乳香没药法：每药一斤，用灯草心四两，摘寸段，同炒至圆脆可粉为度，扇去灯心，磨粉用。

223.清 – 思远堂类方大全 – 臧应詹 – 卷十五女科 – 乳病

一方：乳栗破，则少有生者，宜大补或可救。

四物（去地）、人参、黄芪、白术、连翘、草节，水煎。一方有青皮、瓜蒌，无白术。乳岩小破，加柴胡。

神效瓜蒌散：治乳痈，乳岩。

瓜蒌（连皮，焙干研）、当归、甘草（各五钱）、乳香、没药（各二钱半），酒煎，疾甚者二服，效。

立效散：与上方间服。即上方去当归，加角刺一两六钱。

究原五物汤：治同上。

瓜蒌（炒，一枚）、角刺（半烧带生）、没药（各半两）、乳香、甘草（各半两），酒煎服，止疼。

乳岩

青皮散：治乳岩初起，如鳖棋子，不疼不痒，须早服之。

青皮、甘草、人参，煎汤入姜汁调，细细呷之，一日夜五六次，消已。年少妇人，只用白汤调下；又中年无夫妇人，死尤速，用葱白寸许，生半夏一枚，捣烂，芡大，绵裹，随左右患，塞左右鼻，二宿消。

十六味流气饮：治乳岩。

四物（去地）、黄芪、人参、官桂、厚朴、桔梗、枳壳、乌药、木通、槟榔、白芷、防风、紫苏、甘草。水煎，临卧频服。外用痔漏门五灰膏去其腐肉。

224.清 – 本草便读 – 张秉成 – 昆虫部 – 昆虫类

露蜂房虽其功能治一切附骨、疔疽、乳岩等证，毒根连及脏腑者可用此拔之，但总属有毒之品，不必为此侥幸之图而为内服之药耳。

225.清 – 揣摩有得集 – 张朝震 – 女科 – 通乳消肿汤

妇人乳岩，积滞成块，红肿疼痛，身上发烧发冷。总属气血凝滞，服之出汗自愈。

泽兰叶（五钱）、青皮（钱半，炒）、贝母（钱半，去心）、白芷（五分）、当归（钱半）、甲珠（三分）、蒲公英（三钱）、乳香（一钱，去油）、没药（一钱，去油）、瓜蒌（钱半）、生草（一钱）、地肤子（钱半，炒），水煎温服。

226.清－千金方衍义－张璐－卷二十二痈肿毒方（凡六类）－痈疽第二（脉七首论一首方八十七首禁法二首灸法三首）

地黄煎：补虚除热，散乳岩毒痈疽痔疾，悉宜服之方。

生地黄随多少，三捣三压，取汁令尽，铜器中，汤上煮，勿盖复令泄气，得减半，出之，布绞去粗滓，再煎令如饧，丸如弹丸许，酒服，日三，勿加，百日痈疽永不发。

227.清－张氏医通－张璐－卷十一－妇人门下

乳岩，益气养营汤、加味逍遥散，多服渐散。气虚必大剂人参，专心久服，其核渐消；服攻坚解毒，伤其正气，必致溃败，多有数年不溃者最危，溃则不治。周季芝云：乳癖乳岩结硬未溃，以活鲫鱼同生山药捣烂，入麝香少许，涂块上，觉痒极，勿搔动，隔衣轻轻揉之。七日一涂，旋涂渐消。若荏苒岁月，以致溃腐，渐大类蔥岩，色赤出水，深洞臭秽，用归脾汤等药，可延岁月，若误用攻伐，危殆迫矣。曾见一妇乳房结核如杯，数年诸治不效，因血崩后，日服人参两许，月余参尽二斤，乳核霍然。

228.清－古今医诗－张望－第二十八卷－乳岩方诗

乳岩停饮协郁气，病在气分膺间横。六君南蔻菖蒲远（主此药），（若证显）虚寒（则加）姜附与同盟。

229.清－医学要诀－张志聪－草诀－别录下品

鲮鲤甲治乳吹乳岩，痈疽瘰疬，疔肿肠痔，中风瘫痪，痘疮变黑，耳鸣耳聋，下痢里急；盖能通经络而行营卫气血也。（眉批：味咸微寒，有毒，尾甲力胜。）

230.清－医学要诀－张志聪－药性备考－木部

石楠一名风药，叶。辛苦平，有毒。主养肾气，内伤阴衰脚弱，利筋骨皮毛。古方为疗风痹要药，今人绝不知用。又治鼠瘘乳石，小儿对睛。

231.清－医门补要－赵濂－卷中－流注初起治法

风寒与痰湿，走窜脉络，结为流注，愈者将愈，发者又发，延绵不已，多进阳和汤可效。若皮色红者，不可用热药。

附方：熟地（一两）、白芥子（二钱，研）、鹿角胶（三钱）、肉桂（一钱）、炮姜（五分）、麻黄（五分）、生甘草（一钱乳岩加土贝母五钱）、陈酒（一杯）。

232.清－医门补要－赵濂－卷中－乳心疳

妇女乳中心生结核，初如梅，渐如李，不大痛，延久始能化脓，名乳心疳。若寡居室女，便成乳岩，并男子患此，均难治，当以化坚汤多服。

党参、当归、青皮、玉竹、香附、僵蚕、白芍、佛手、郁金。

233.清－本草求原－赵其光－卷二十七人部－头垢（梳上者名百齿霜）

乃相火之余气所结。咸走下，苦温开结。专祛胃中积垢，治吹乳，（同白芷、川贝、半夏，或同胡椒为丸，酒下取汗。）乳疬，（单用酒下。）乳痈乳岩。

234.清－本草求原－赵其光－卷十二果部－柑叶（古名橘叶，谓柑大、橘小，误也）

苦，治乳岩，胁痛。用之行经，治肺痈，（绞汁一盏服，吐出脓血愈。）熨伤寒胸痞。（捣烂，和面熨。）

235.清－本草求原－赵其光－卷之三隰草部－蒲公英（即黄花地丁）

甘而微苦，平而微寒，补肝、肾、心、胃之血，以合于冲任。化热毒，消恶肿，结核，疗肿，乳痈，（同银花服。）乳岩。

236.清－本草求原－赵其光－卷之三隰草部－王不留行

王不留行：即剪金花，一名禁宫花，一名金盏银台。（苦泄辛散。）乳岩、乳痈。

237.清－本草求原－赵其光－卷之三隰草部－夏枯草

（皆肝胆阳结不化。）破癥，散瘿，结气，乳痈，乳岩。

238.清－本草求原－赵其光－卷之一山草部－葳蕤（即玉竹）

（同芭蕉根煎，调滑石末。）乳石发热。

239.清－本草求原－赵其光－卷之一山草部－浙贝母

（同连翘。）一切结核，瘰疬，乳岩。

240.清－本草纲目拾遗－赵学敏－卷七－花部

瑞香花：稀痘，治乳岩初起。

《药性考》：瑞香花馥，糖饯芳甘，清利头目，齿痛宜含。

241.清－本草纲目拾遗－赵学敏－卷五－草部下

土贝母：治乳岩。《叶氏验方》：阳和汤，加土贝母五钱煎服，数日可消。姚希周《济世经验方》：治乳岩已破，用大贝母、核桃榔、金银花、连翘各三钱，酒水煎服。

乳岩硬如石者：槐花炒黄为末，黄酒冲服三钱，即消。

此病乳中先生硬块，初起大如豆，渐大如鸡卵，七八年后方破烂。一破之后，即不可治矣。宜服后方。

生蟹壳数十枚，放砂锅内焙焦，研细末，每服二钱，陈酒冲服，不可间断。

庚生按蟹壳方颇有效，惟不宜多服。多则每至头昏作呕，不可不知。且蟹壳及蟹爪最能堕胎，有娠者慎勿误投。尝见吾师马培之先生治此症，每以逍遥散为主，量为加减，应手辄愈。盖乳头属肝，乳房属胃，此症之成，胥由二经致疾耳。杭妇郑姓者患此症，后得一方，服之奇验。方用龟板数枚，炙黄研细，以黑枣肉捣和成丸，每服三钱，以金橘叶煎汤下。

乳岩症状说明：乳岩初起，内结小核，如棋子，不赤不痛，积久渐大，形如熟榴，内溃深洞，血水淋漓，有巉岩之势，故名乳岩。此属脾肺郁结，气血亏损，最为难治，初起治法，速敷香附饼。（《心悟》）

敷法：用香附饼（新增）。

江苏时逸人君，因母亲患乳岩，一年有余，服煎药百余帖，敷药末方法五十余种，终未见效，后用香附饼一方而愈。

香附饼：敷乳痛，即时消散，一切痛肿，皆可敷。

[处方] 香附（一两研末）、麝香（一分）、蒲公英（一两），用烧酒二碗，煮蒲公英数沸，去渣取酒，和香附末作饼，将麝香置饼中，趁热敷患处，以布扎之。

[实验用法] 按：一饼可分作四五次用。余家用法，将香附末研净，蒲公煮成，每日用酒少许，蒸热，取香附末少许和匀，摊布上，中加麝香少许，敷患处，外以布扎定，四五日见效，一月内全愈，此鄙人试之真，故言之切云。

时逸人谨识

乳岩方：蒲公英，约买四文钱，鲜的更好，无则用干，炖老酒半提，服一盏，将所剩之酒，用夏布裹渣，净洗患处，再将白凤仙花揉软，贴五六遍即愈，不用服药。

乳肿奇方：蒲公英、泽兰叶、金银花、香白芷、宣木瓜、生甘草（各三钱），共为末，每服二钱，水酒各一钟，煎服，出汗即消。

242.清－重楼玉钥－郑梅涧－卷上－证治汤头

犀黄丸：治一切骨槽风，并患乳岩、瘰疬、痰核、横痃、肺痈、小肠痈、流注等症。

犀黄（三分）、乳香（一两，灯心炒去油）、没药（一两，制同上）、真麝香（钱半），共研细末，取粟米饭一两，捣为丸，如绿豆大，晒干，忌烘。每服三钱，热陈酒送下，饮醉。盖被取汗出。醒后痈消而痛自息矣。

243.清－彤园医书（妇人科）－郑玉坛－卷六－乳疾门

乳岩初起即服神效散，兼服清肝解郁汤，方俱见前。外贴鲫鱼膏。

活鲫鱼去头尾鳞甲，刮取净肉，新鲜山药去皮等分，共捣成膏，加麝香少许再捣匀，涂肿硬处，上用油纸盖定。如痒极时，切勿搔动，只隔衣轻轻揉之。七日一换，数次必消。

如用前法仍反复不消者，其疮势已成，不可过用克伐峻剂攻损胃气，常服香贝养荣汤，见上结核。若心烦不寐用归脾汤，潮热恶寒用逍遥散。要之溃后终难痊可。

乳岩附法：乳岩症，当于肿核初起即加医治用。艾壮豆粒大，当头顶处隔姜片灸七壮，次日必起疱，用三棱针当疱处刺入三五分。

米螺散：硇砂（二分）、冰片（一分）、白砒霜（一钱，另用面裹煨熟，去面取白砒）。大螺狮净肉五枚，线穿晒干切碎，同白砒先研细，再合硇片，同研细末，煮面糊调细，搓成条子，每用一条插入针孔内。外用绵纸糊涂结核上，勿动，十日后四边裂缝，其核白消。

绛珠膏：天麻子肉（八十一粒）、鸡子黄（十个）、血余（五钱）、白蜡（三两）、黄丹（二两）。煎滚麻油十两，先炸焦血余，次炸枯麻子肉、鸡子黄，滤去滓，方入白蜡溶化，住火片时，筛下黄丹搅匀，随下后药末，拔扯成膏。

药末法：血竭（三钱）、朱砂（二钱）、轻粉、乳香、没药、儿茶、珍珠（各三钱）、冰片（二钱）、麝（五分）。共研极细，住火后筛入搅匀，尽扯成膏，听其摊贴。内服舒肝养血、理脾开郁之剂，生肌敛口，自愈。

《要诀》云：乳岩初起，结核如围棋，不作肿痛，久则呚疼，或五六年或十余年，从内溃破，嵌空玲珑，洞窍深陷，如山岩之状。皆由抑郁不舒或性急躁怒，伤损肝脾。初起速用木香饼贴法，见结核门。内服十六味流气饮。

人参、生芪、当归、白芍（各二钱）、川芎、白芷、防风、苏叶、枳壳、桔梗、木通、炒朴（各一钱）、乌药、甘草、槟榔、桂心（各五分），煎汤频频温服。

青皮甘草散：乳岩初起，常服前汤，每用此散间服。

炒青皮、粉甘草，等分研极细，姜汤每调二钱，日二服。初能戒七情禁荤腥，调养得法，不使成脓为妙。若日久溃破不能收功，法只补培气血，用十全大补汤、八珍汤、归脾汤缓缓取效。外用方法同后乳痈、乳疽。

244.清－彤园医书（外科）－郑玉坛－卷之六肿疡－应用膏药方

淡字号

莹珠膏：猪板油（十两）、白蜡（三两），入锅煎溶，布滤去渣。预研轻粉、樟脑细末（各两半），煅龙骨末（四钱），冰片末（一钱），调匀油内搅冷成膏，听用。

贴杖疮用纸摊极薄贴之，干则再换。臁疮内加水龙骨细末（三钱）。杨梅溃烂内加水粉（三钱）调匀贴。顽疮乳岩内加银朱（一两）调涂。贴下疳，一切溃烂疮疡，能去腐消肿，定痛生肌。

羽字号

阿魏化坚膏：贴失荣证，瘿瘤、乳岩、瘰疬、结毒，初起坚硬如石，皮色不红，日渐肿大，但未破者贴此自消。

用蟾酥丸（见五卷黄字号）取末一料，加炙焦蜈蚣五条研极细拌匀，取乾坤一气膏二十四两（见前鳞字号），坐滚汤中炖化，调匀前药，搅成膏，红缎开贴，半月一换。

《金鉴》曰：腐不去，则新肉不生。因腐能侵坏好肉，当速去之。如过气实之人，方可用刀割取，若气虚者，惟恃药力以化之。盖去腐药乃疮科要剂也。

又曰：大疮溃烂，内毒未尽，若骤生肌，则外实内溃，重者□毒内攻，轻者反加肿烂，口虽收而旁边必又生疽。须知腐未尽，不可猝用生肌药也。

245.清－彤园医书（外科）－郑玉坛－卷之六肿疡－肿疡溃疡敷贴汇方

李字号

鲫鱼膏：治乳岩、结核，坚肿疼痛。

活鲫鱼（去鳞刮净肉，二两）、新鲜山药（二两），共捣成膏，加麝香末（二分）和匀再捣。油纸摊涂，厚分许贴患处。如觉痒极切勿揭动，只隔衣轻揉，七日一换。

246.清－彤园医书（外科）－郑玉坛－卷之三外科病症－乳部

乳岩，若患者清心涤虑，静养调理，庶可施治。初服神效括蒌散；次服清肝解郁汤（见五卷寒来字号），或可消散，外贴鲫鱼膏（见六卷李字号），数次必消。若反复不消者，疮势已成，不可过用克伐之剂，致损胃气，常服香贝养荣汤（见五卷宿字号）；或心烦不寐，服归脾汤；潮热恶寒，服逍遥散（俱见六卷丽字号）；外治，按六卷去腐生肌膏药汇方；但疮势至此，不过苟延岁月而已。

凡治乳岩，当于结核初肿渐大渐痛时，即用艾壮豆粒大，当顶灸七壮，次日顶必起泡，用三棱针刺入五六分插入冰螺散（见六卷李字号）；待四边裂缝，其核落时，外贴绛珠膏（见六卷潜字号）；照前次序服药自愈。

247.清－秘珍济阴－周诒观－卷之三－妇人杂病

乳岩初起宜用葱白、生半夏共捣烂，将棉花裹塞鼻，兼服青皮散。若虚弱宜用益气养荣汤（见汇方）、十全大补汤（见前）。

青皮散：青皮、甘草。

248.清－临证一得方－朱费元－附录－外科应用经验要方

膏药类

小金丹：治流注、流痰、瘰疬、痰核、乳岩及一切阴疽初起，服之即能消散，内有五灵脂，不可与人参、高丽、党参同日服。

麝香（一钱）、五灵脂（两半）、制没药（七钱半）、白胶香（一两半）、地龙干（一两半）、草乌（一两半）、制乳香（七钱半）、制木鳖（一两半）、白归身（七钱半）、京墨（一钱二分）。用糯米粉一两二钱，煎稠，和入各药末，捣千锤，为丸如梧桐子大，晒干，听用。每服一丸，陈酒冲服，下部空心服，上部临睡服。

249.清－外科真诠－邹岳－卷上－胸乳部

乳岩初起时，果能清心涤虑，静养调理，内服和乳汤、归脾汤等药，虽不能愈，亦可延生。若妄行攻伐，是速其危也。此症即俗名石榴翻花发。

归脾汤：黄芪、党参、白术、当归、茯神、枣仁、远志、木香、甘草。